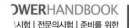

POWERHANDBOOK

시험 | 전문의시험 | 준비를 위한

Neurology
Neurosurgery

신경과 | 신경외과학

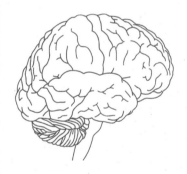

군자출판사

Power 핸드북 신경과학 신경외과학

Neurology & Neurosurgery

첫째판 1쇄 인쇄	|	2008년 8월 28일
첫째판 1쇄 발행	|	2008년 9월 5일
첫째판 2쇄 발행	|	2010년 1월 25일
둘째판 1쇄 발행	|	2015년 9월 18일
둘째판 2쇄 발행	|	2018년 3월 26일

지 은 이 군자출판사 학술국
발 행 인 장주연
편집디자인 군자편집부
표지디자인 군자표지부
발 행 처 군자출판사(주)
　　　　　등록 제4-139호(1991. 6. 24)
　　　　　본사 (10881) **파주출판단지** 경기도 파주시 회동길 338(서패동 474-1)
　　　　　전화 (031) 943-1888　팩스 (031) 955-9545
　　　　　홈페이지 \| www.koonja.co.kr

ISBN 978-89-6278-326-1

정가 20,000원

신경과학 & 신경외과학 # Contents

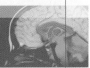

1 신경계의 구조와 기능
Structure and Function of Nervous system

신경계의 구조

1) 중추신경계 (central nervous system) ── 뇌 (brain)
                                        └─ 척수 (spinal cord)

2) 말초신경계 (peripheral nervous system)
    ┌─ 자율신경계 (autonomic nervous system)
    │   – 교감신경계 (sympathetic nervous system)
    │   – 부교감신경계 (parasympathetic nervous system)
    └─ 감각체성신경계 (sensory-somatic nervous system)
        – 뇌신경 (cranial nerve) (12쌍)
        – 척수신경 (spinal nerve) (31쌍)

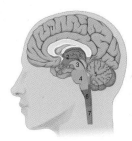
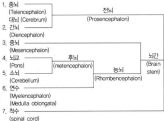

1. 종뇌
   (Telencephalon)
   대뇌 (Cerebrum)
2. 간뇌
   (Diencephalon)
3. 중뇌
   (Mesencephalon)
4. 뇌교
   (Pons)
5. 소뇌
   (Cerebellum)
6. 연수
   (Myelencephalon)
   (Medulla oblongata)
7. 척수
   (spinal cord)

전뇌
(Prosencephalon)

후뇌
(metencephalon)

능뇌
(Rhombencephalon)

뇌간
(Brain stem)

중추신경계
Central nervous system

1. 대뇌피질

- 대뇌피질 표면면적 : 약 4,000cm^2
- 신경세포 : 100~300억개, 아교세포 : 500~1,500억개
- 신경세포의 연접 : 10^{12}개 이상
- 대뇌피질의 단면층 (위 → 아래)

  ① Molecular layer (분자층)

  ② External granular layer (바깥쪽 과립층)

  ③ External pyramidal layer (바깥쪽 피라미드 세포층)

  ④ Internal granular layer (안쪽 과립층)

  ⑤ Ganglionic layer (신경절층)

  ⑥ Multiform layer (다형층)

  (고위기능을 수행하는 피질일수록 이 6층의 구분이 덜 뚜렷하다)

- Betz cell : ganglionic layer에 가장 많이 존재하는 세포로 여기로부터 corticospinal tract을 구성하는 운동성 신경섬유가 유래된다.

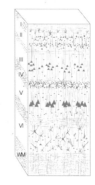

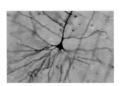

[Betz cell : V층 ganglionic layer에 존재하는 대표적인 상위운동세포]

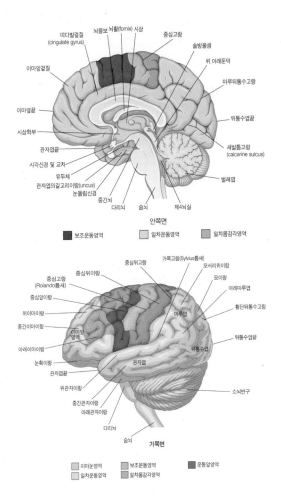

안쪽면

■ 보조운동영역　　□ 일차운동영역　　□ 일차몸감각영역

가쪽면

□ 이마눈영역　　■ 보조운동영역　　■ 운동앞영역
□ 일차운동영역　　□ 일차몸감각영역

1) Frontal lobe (이마엽, 전두엽)
- 뇌 피질 중 가장 큰 부위로 상, 중, 하 전두회로 구성되며, 기능적으로 motor cortex (운동 피질), premotor cortex (전운동 피질), prefrontal association cortex (전전두 연합 피질)로 구분된다.

Motor cortex (운동 피질)	근육 운동을 조절
Premotor cortex (전운동 피질)	각 근육의 협응 운동을 관장
Prefrontal association cortex (전전두 연합 피질)	두뇌의 여러 부분에서 오는 정보를 통합, 계획, 결정, 새로운 생각 창출

- 고위대뇌피질기능은 다양한 인지기능들을 조절하는 <u>executive(실행)기능</u>이 있으며 이를 통해 문제를 해결하기 위한 전략을 구상, 선택한다.
- 이러한 과정은 상황의 변화에 따른 경험을 바탕으로 과제수행의 능력을 제공하며 수행해야 할 일에 대한 동기와 실행의 자발성을 통제한다.

BA 4 (principal motor area)	• 자극 : convulsion, Jacsonian seizure, Todd's paralysis • 파괴 : contralateral flaccid paralysis
BA 6 (premotor area)	• extrapyramidal circuit, fine, skilled motor • 파괴 : <u>forced grasping reflex</u>
BA 8 (frontal eye field)	• 자극 : lesion 반대방향으로 conjugated eye deviation • 파괴 : lesion 방향으로 conjugated eye deviation
BA 9, 10, 11, 12 (frontal association area)	• high intellectual & psychic activity
BA 13, 24, 47	• autonomic activity 조절
BA 44, 45 (Broca's area)	• 자극 : logorrhea(다변증), slow speech • 피괴 : motor aphasia
frontal medial surface	• cingulate gyrus : emotional expression • superior frontal gyrus의 medial surface : micturation에 관여 (양측이 모두 파괴시 <u>incontinence</u>)

- forced grasping reflex
  손바닥을 수근부쪽에서 손가락끝 쪽으로 문질러 가면 손가락이 구부러져 손가락에 걸리게 되며, 손등을 문지르면 손가락은 원래대로 돌아간다.

2) Temporal lobe (관자엽, 측두엽)
- 언어, 기억, 정서 등과 밀접한 관련이 있고 감정, 감각, 행동을 조율하는 역할을 하며 주위와 자신에 대한 인식에 근거한 감정과 행동반응에 핵심적인 역할을 한다.

- 본능과 감정이 밀접하게 연관되어 있는 과정은 주로 이곳에서 이루어진다.
  - 기억(memory) : 특히 hippocampus(해마)
  - sexual & aggressive behavior : 측두 피질의 내측의 변연계(limbic system)와 관계
  - 언어의 이해 : Wernicke 영역
  - 미각, 후각의 해석

BA 41 (primary auditory area)	• 파괴 : deafness
BA 41, 42 (Wernicke's sensory area)	• 파괴 : sensory aphasia
olfactory receptive area	

3) Parietal lobe (마루엽, 두정엽)
- 시각, 촉각, 청각적 자극을 연합하여 각종 감각 정보의 통합과 연상을 주관
  (좌측은 주로 언어적 정보, 우측은 시각-공간 정보)

BA 3, 1, 2 (primary sensory area)	• 자극 : contralateral paresthesia • 파괴 : objective impairment, pain localization(-)
BA 5, 7 (sensory associated area)	• 파괴 : astereognosis, two point discrimination(-), displacement, atopognosia, agraphism
BA 39, 40	• angular gyrus & supramarginal gyrus로 구성 • sensory signal interpretation

- Gerstmann syndrome (게르스트만 증후군)★
  - dominant parietal lobe lesion
    - 증상 : ① agraphia ② acaculia ③ finger agnosia[1] ④ Rt.-Lt. disorientation
- two point discrimination(-) : 단단함, 부드러움 등 사물의 질감을 알 수 없게 된다.

4) Occipital lobe (뒤통수엽, 후두엽)
- visual input의 primary sensory cortex

BA 17 (primary visual area)	• 파괴 : macular sparing contralateral homonymous hemianopsia

---

[1] '엄지손가락' 등 손가락의 이름을 모른다.

- Anton syndrome

  후뇌동맥의 양측성 폐색과 연관된 피질맹(cortical blindness)으로 <u>blindness의 부정(denial)</u>을 초래한다. 예를 들어 물체가 시각적으로 보이지 않음에도 불구하고 자신은 안보여서가 아니라 어두워서 또는 안경을 안껴서 그런 것이라는 평계를 대면서 자신은 볼 수 있다는 인식을 가진다.

- Balint syndrome

  양측성 후두엽 병소에 기인하며, 시각실조증(optic ataxia), 시각무시(visual inattention), 시각실인증(optic apraxia), 동시실인증(simultanagnosia)등을 초래한다.

❑ Regional Functions of the human brain

Frontal lobe	Parietal lobe
voluntary movement	tactile sensation
language product (Lt.)	visuospatial function (Rt.)
motor prosody (Rt.)	reading (Lt.)
comportment	calculation (Lt.)
executive function	
motivation	

Temporal lobe	Occipital lobe
audition	
language comprehension (Lt.)	vision
sensory prosody (Rt.)	visual perception
memory	
emotion	

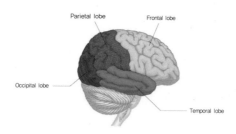

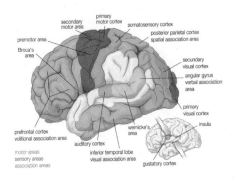

2. 운동신경계 (motor nervous system)

1) Primary motor cortex (일차운동피질)
- 일차운동피질은 다른 대뇌피질, 기저핵, 소뇌로부터 전달된 운동정보를 처리하여 척수로 전달하는 기능을 한다.
- 위치 : frontal lobe의 precentral gyrus (BA4)
- 이곳의 신경세포들은 인두와 혀를 지배하는 신경세포들은 바깥쪽 가장 아래에 위치하며 그 위쪽으로 얼굴, 손가락, 허벅지, 다리를 지배하는 신경세포들이 위치한다. (motor homunculus)

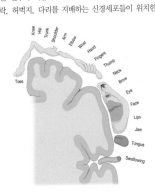

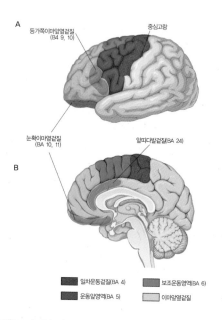

A
등가쪽이마앞엽겉질
(BA 9, 10)   중심고랑

눈확이마엽겉질
(BA 10, 11)   앞띠다발겉질(BA 24)

B

■ 일차운동겉질(BA 4)	■ 보조운동영역(BA 6)
■ 운동앞영역(BA 5)	□ 이마앞엽겉질

2) Descending spinal tracts

(1) Lateral corticospinal tract (= Pyramidal tract)

• motor cortex(precentral gyrus) → internal capsule의 posterior limb를 통과
→ peduncle of midbrain(basis pedunculi)의 middle 3/5을 통과
→ <u>caudal medulla</u> 내에서 75~80%는 반대로 교차[2]
(교차되지 않은 일부 20~25%는 anterior corticospinal tract을 통해 동측 척수로 주행)

(2) Corticobulbar tract

• corticospinal tract 축돌기 중 일부는 얼굴을 수의적으로 움직이는데 관여하는 여러
brainstem nucleus(trigeminal nucleus, facial nucleus, ambiguus nucleus, hypoglossal
nucleus)으로 곁가지를 낸다.

---

2) medulla에서 pyramid라는 구조를 통과하기 때문에 피라미드로(pyramidal tract)라고 부른다.

(3) Medulla의 pyramide를 거치지 않고 척수로 주행하는 tract들

- corticoreticulospinal tract, corticotectospinal tract, corticorubrospinal tract, corticovestibulospinal tract 등

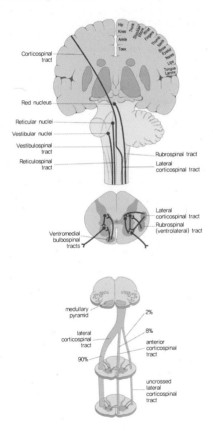

(4) Corticospinal tract의 손상

- 해당되는 팔다리를 수의적으로 움직이는데 필요한 근력이 감소하거나 소실되어 마비 (paralysis)가 발생

- medulla의 pyramid를 제외한 다른 descending motor pathway들도 가까이 주행하기 때문에 순수하게 corticospinal tract만 손상되는 경우는 드물다.

- 따라서 internal capsule(속섬유막)에 병변이 생기면 corticostriatal tract, corticorubral tract, corticoreticular tract, corticothalamic tract 등의 다른 하행운동로가 함께 손상된다.

- 증상 (upper motor neuron sign)
  이환된 신체부위의 paralysis, stretch reflex↑, spasticity, clasp-knife 현상, Babinski sign(+), clonus(+), superficial reflex(−)

	upper motor neuron lesion	lower motor neuron lesion
Paralysis type	spastic	flaccid
Muscle tone	↑	↓
DTR	↑	↓ or (−)
Babinski's reflex	(+)	(−)
Atrophy	(−)	(+)
Fasciculation	(−)	(+)
Contraction	(−)	(+)
Superficial abdominal reflex	(−)	(+)

┌ 상위운동신경세포(UMN) : 대뇌피질에서 시작된 신경세포
└ 하위운동신경세포(LMN) : 뇌신경운동핵이나 척수전각세포에서 골격근으로 내려가는 신경세포

- 반신마비(hemiplegia) 또는 불완전반신마비(hemiparesis)
  한쪽 측면으로 상지 마비가 있는 경우로 신경학적 결손으로 인해 응급실로 내원하는 가장 흔한 원인이다.
  이는 corticospinal tract의 손상 증거이며 가장 흔한 원인은 stroke(허혈성 혹은 출혈성 뇌혈관질환)이다.

3) 전두엽피질-기저핵 순환회로 (Cortico-basal ganglia circuit)

- 운동이 원활하게 조절되려면 그 운동에 관여하는 작용근(agonist)이 활성화되어야 하고 대항근(antagonist)는 억제되어야 한다. 따라서 원활한 운동을 위해서는 조절(regulation)이 필요한데 그 조절을 담당한다.

• Basal ganglia의 구조

Corpus striatum (몸통줄무늬체)	Striatum (줄무늬체) = caudate nucleus + putamen (꼬리핵 + 조가비핵)	caudate ↑	OCD, Tic, Huntington disease
		caudate ↓	Parkinsonism의 bradykinesia
	Globus pallidus (창백핵)	CO poisoning, Wilson's disease
Substantia nigra (흑색질)		Parkinson's disease
Subthalamic nucleus (시상밑핵)		ballism

(lentiform nucleus (렌즈핵) = putamen (조가비핵) + globus pallidus (창백핵))

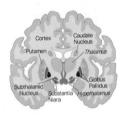 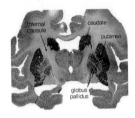

▶ Cortico–Basal ganglia circuit

(1) 직접경로

• 대뇌피질의 정보 → 줄무늬체(STR, corpus striatum)
  → 내부창백핵(GPi, globus pallidus pars interna)과 흑색질그물부(SNpr, substantia nigra)를 통해 → 시상배가쪽신경핵(VL) → 대뇌피질로 다시 순환 (**피질활동의 증가**)

(2) 간접경로

• 대뇌피질의 정보 → 줄무늬체(STR; corpus striatum)
  → 외부창백핵(GPe, globus pallidus pars externa), 시상밑핵(STN)
  → 내부창백핵(GPi, globus pallidus pars interna)과 흑색질그물부(SNpr, substantia nigra)를 통해 → 시상배가쪽신경핵(VL) → 대뇌피질로 다시 순환 (**피질활동의 억제**)

• 줄무늬체(STR, corpus striatum)에서 오는 신호는 흑색질치밀부(SNpc, substantia nigra pars compacta)로부터 줄무늬체(STR, corpus striatum)로 분비되는 <u>dopamine</u>에 의해 활성도가 조절된다.

• 흑색질치밀부(SNpc, substantia nigra pars compacta)에서 분비된 dopamine은 줄무늬체(STR, corpus striatum)의 dopamine <u>D1수용체</u>와 결합하여 GPi/SNpr로 투사되는 억제신호를 증가시키며, <u>D2수용체</u>와 결합하여 GPe로 투사되는 억제신호를 감소시킨다.

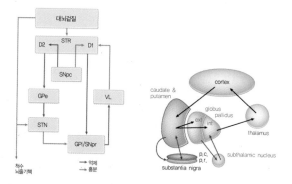

- 이에 따라 GPe에서 시상밑핵으로 투사되는 억제신호가 더욱 증가되어 시상밑핵 신경세포 (STN)의 활성도가 감소한다.
- dopamine의 이러한 작용은 보상이 있을 것으로 예측되는 운동은 강화하고, 보상이 없을 것으로 예측되는 운동은 억제하여 운동에 대한 학습능력을 증강시킨다. (reinforcement mechanism)

(3) 기저핵 회로의 손상

- 작용근의 작용을 강화하지 못하고 대항근을 억제하지 못한다.
- 파킨슨병(Parkinson's disease)
  흑색질치밀부(SNpc; substantia nigra pars compacta)에 있는 dopamine을 함유한 신경세포의 소실로 인하여 기저핵회로의 이상반응
- 증상 (Extrapyramidal tract Sx.)
  크게 일차성기능장애에 의한 negative Sx.과 손상받지 않은 부위의 탈억제나 유리에 다른 positive Sx.으로 나타난다.

Negative Sx.	bradykinesia, postural disturbance
Positive Sx.	rigidity(lead pipe), dystonia, tremor, chorea

- extrapyramidal tract ≒ corticospinal tract(pyramidal tract)이외에 척수로 가는 하행로
- extrapyramidal system ≒ extrapyramidal tract, cerebellum, basal ganglia를 포함하는 운동조절계 전체

	Pyramidal tract Sx.	Extrapyramidal tract Sx.
근육긴장형태	강직(spasticity) (clasp-knife type)	경직(rigidity) (lead-pipe type)
과다근육긴장의 분포	상지의 flexor, 하지의 extensor	전신 (팔다리와 몸통의 flexor에서 더 흔함)
shortening & lengthening reaction	(+)	(−)
불수의운동	(−)	(+)
DTR	↑↑↑	정상 혹은 약간↑
Babinski sign	(+)	(−)
수의운동의 마비	(+)	(−) or 약간(+)

4) 소뇌(Cerebellum)의 운동조절

- 소뇌는 말초에서 들어온 감각정보를 통합하여 운동 중 관절의 위치, 속도, 가속도 등을 결정함으로써 운동에 관여하는 여러 근육들이 효율적이고 조화롭게 수축하고 이완되도록 한다.
- 반면 기저핵(basal ganglia)은 이러한 외부로부터의 정보입력이 거의 없이 오히려 정적인 상태 즉, 일정한 자세를 유지하고 있거나 가만히 있는 상황에서 신전근과 굴곡근 사이의 근긴장의 균형을 조절하는데 적합하다.

소뇌 (cerebellum)	**동적**인 제어 (dynamic) · 소뇌기능이 실조되면 동적인 조절장애인 운동실조가 나타난다
기저핵 (basal ganglia)	**정적**인 제어 (static) · 장애가 생기면 추체외로(EPS) 증상으로 정적인 조절장애가 나타난다

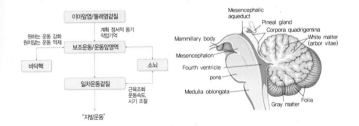

(1) 소뇌의 구조

Vermian zone (벌레영역)	• 주로 안뜰신경핵(vestibular nucleus)으로부터 구심신호를 받는다. • 머리, 눈, 몸의 위치를 유지시키고 신체의 평형을 조절한다.
Paravermian zone (벌레주변영역)	• 주로 spinocerebellar tract과 연결되어 있다.
Lateral zone (가쪽영역)	• 대부분의 소뇌반구에 해당하는 부위로 대뇌운동피질과 되먹임고리를 이룬다. • 피질교뇌소뇌경로(cortico-ponto-cerebellar fiber)를 통해 일차운동피질, 전두엽피질, 운동앞피질영역, 뒤쪽 두정엽피질 등에서 정보를 받아 소뇌시상경로(cerebellothalamic tract)를 통해 다시 일차운동피질, 전두엽피질, 운동앞피질영역 등으로 정보를 전달한다.

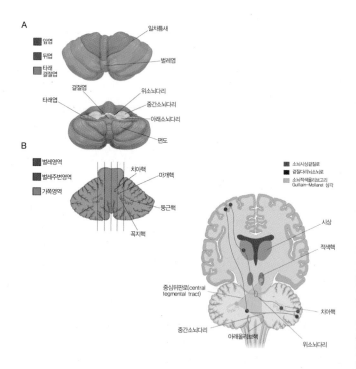

(2) 소뇌 혹은 소뇌와 연결된 순환고리의 손상

- clumsiness

  외부에서 들어오는 운동에 필요한 시각 또는 몸감각을 통합하지 못하기 때문에 운동이 매끄럽지 못하고 아둔하게 된다.

- dyssynergia, asynergia(근육협동장애)

  근육상호간 협동장애로 인하여 복잡하고 조화로운 운동을 수행하지 못한다.

- dysdiadochokinesia(상반운동되풀이장애)

  반복적이거나 연속적인 움직임에서 근수축의 속도나 시간조정의 장애로 인하여 불규칙한 운동을 하게 된다.

- 근긴장도의 저하, nystagmus(안진)[3], intentional tremor(의도떨림), scanning speech (단속언어), truncal ataxia(몸통실조증 : 벌레영역의 이상으로 평형감각상실)

3. 감각신경계 (sensory nervous system)

1) 중추신경계로 향하는 구심자극의 종류

일반내장구심감각 (general visceral afferant, GVA)	• 점막, 장막, 내장 평활근에서 오는 무의식적 감각 • 내장기관의 수용체에서 발생한 정보를 중추신경계로 전달하여 내부환경 변화에 대한 적절한 반응을 유도한다.
일반체성구심감각 (general somatic afferant, GSA)	• 피부, 골격근, 관절에서 오는 감각 • 자극특성에 따라 구분촉각(discriminative touch sensation), 진동, 위치감각, 고유감각, 통각, 온도각, 비구분촉각 등으로 나누어진다.
특별내장구심감각 (special visceral afferant, SVA)	• 맛, 냄새와 관련된 감각
특별체성구심감각 (special somatic afferant, SSA)	• 시각, 청각, 평형기관에서 오는 감각

2) Ascending spinal tract

(1) Dorsal column-medial lemniscus pathway (등쪽뿌리-안쪽섬유띠 경로)

- <u>쭉 올라가서 교차</u>
- <u>진동(vibration)</u>, <u>위치감각(position)</u>을 전달하는 경로★

---

3) nystagmus : 정상적인 안구조절능력의 장애로 양쪽 안구가 어떤 한쪽 방향으로 서서히 쏠렸다가(slow drift) 다시 빠르게 제자리로 돌아오는(corrective movement) 특징적인 안구움직임.

- 입체감각인식(stereognosis), 두점구분(two-point discrimination), 피부그림감각(graphesthesia), 감각소거(sensory extinction) 등의 대뇌감각식별기능에 필요한 감각을 제공하고 미세운 동조절에 중요한 역할을 한다.
- 이 경로의 신경섬유는 전도속도가 빠르며 연접숫자가 적으며 정확한 몸순서배열을 갖기에 구분촉각이 가능하다.

---

dorsal column entry zone → dorsal column
→ lower medulla의 nucleus gracilis(하지), nucleus cuneatus(상지)
→ internal arcuate fiber를 거쳐 교차 → medial lemniscus
→ thalamus의 ventral posterolateral nucleus → internal capsule의 posterior limb
→ postcentral gyrus

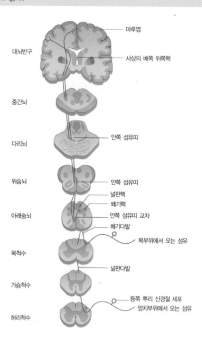

마루엽

대뇌반구 —— 사상의 배쪽 뒤쪽핵

중간뇌

다리뇌 —— 안쪽 섬유띠

위숨뇌 —— 안쪽 섬유띠
—— 널판핵
—— 쐐기핵

아래숨뇌 —— 안쪽 섬유띠 교차
—— 쐐기다발
—— 목부위에서 오는 섬유

목척수

—— 널판다발

가슴척수

—— 등쪽 뿌리 신경절 세포
허리척수 —— 엉치부위에서 오는 섬유

(2) Lateral spinothalamic tract (척수시상로)

- 들어가자마자 교차
- 통증(pain), 온도감각(temperature), 비구분촉각을 전달하는 경로★

┌ 직접감각경로 (neospinothalamic pathway)
│ : 국소화가 가능한 통증, 온도감각을 척수에서 곧바로 thalamus를 통해 대뇌피질로 전달
└ 간접감각경로 (paleospinothalamic, spinomesencephalic pathway, 척수그물경로)
    : 통증과 관련된 내분비, 자율신경, 각성 및 감정반응과 관련이 있고 중추성통증억
     제반응에도 관여

dorsal root entry zone → Lissauer's tract을 따라 몇 분절씩 위,아래로 왕래
→ dorsal horn의 dorsal aspect → spinothalamic tract, lateral lemniscus
→ thalamus의 ventral posterolateral nucleus
→ internal capsule의 posterior limb → postcentral gyrus

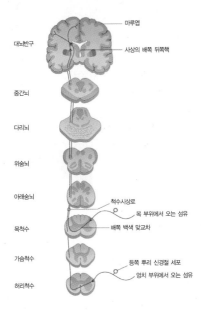

마루엽

대뇌반구

사상의 배쪽 뒤쪽핵

중간뇌

다리뇌

위숨뇌

아래숨뇌

척수시상로

목 부위에서 오는 섬유

목척수

배쪽 백색 맞교차

가슴척수

등쪽 뿌리 신경절 세포

엉치 부위에서 오는 섬유

허리척수

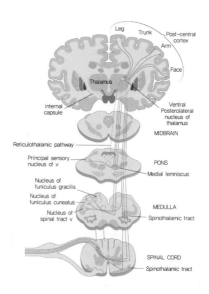

(3) Trigeminothalamic tract (삼차신경시상경로)

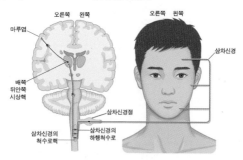

(4) Spinocerebellar tract (척수소뇌로)

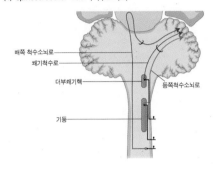

배쪽 척수소뇌로
쐐기척수로
더부쐐기핵
등쪽척수소뇌로
기둥

4. 자율신경계 (autonomic nervous system)

* 자율신경계는 내분비계와 더불어 심혈관, 호흡, 소화, 비뇨기 및 생식기관의 기능을 조절해 신체의 항상성(homeostasis)을 유지하는 역할을 한다.
* 내분비계의 반응은 천천히 일어나고 효과는 길지만, 자율신경계반응은 빨리 일어나고 효과가 짧다.

1) 중추성 자율신경계를 이루는 중요 구조

Supratentorial level (천막위수준)	
• 뇌섬엽겉질(insular cortex)	내장감각신호와 미각을 받는 일차내장감각영역
• 앞띠다발이랑, 배안쪽 이마앞엽겉질	감정과 인지기능이 관련된 자율신경조절
• 편도(amygdala)	감정반응에 중요한 역할
• 교차위핵(suprachiasmatic nucleus)	하루주기리듬(circadian rhythm)에 관여
• 뇌실곁핵(paraventricular nucleus)	스트레스반응에 관여
• 활꼴핵(arcuate nucleus)	뇌하수체전엽의 호르몬분비의 조절
• 시각교차앞핵(preoptic nucleus)	체온조절에 관여
• 앞핵(anterior nucleus)	심혈관기능에 관여
• 시각교차위핵(supraoptic nucleus)	호르몬분비에 관여
• 배안쪽핵(ventromedial nucleus)	포만중추(satiety center)
• 등안쪽핵(dorsomedial nucleus)	스트레스에 대한 심혈관계 작용에 관여
• 융기유방핵(tuberomammillary nucleus)	각성과 관련
• 앞뇌다발(forebrain bundle)	동기화된 행위에 관련

Brainstem level (뇌줄기수준)	
• 뇌수도관주위회백질	스트레스에 대한 운동과 자율신경계 반응의 조절, 중추성통증억제작용
• 고립로핵	입력, 화학, 심폐 및 위장관 수용기에 의한 자율신경반사에 관여
• 배가쪽숨뇌	동맥압유지, 교감신경반사의 매개 역할
• 미주운동핵(vagal motor nucleus)	심박동수를 떨어뜨리는 기능

Spinal cord level (척수수준)	
• 신경절이전신경세포(preganglionic neuron)	
• 몸운동신경세포(somatic motor neuron)	

2) 말초신경수준의 자율신경계 (교감, 부교감신경계)

(1) **교감신경계 (Sympathetic nervous system)**
  • 신경절(ganglion)이 척수주위에 위치하여 신경절이후섬유(postganglionic fiber)의 주행길이가 길고 작용이 전신적으로 나타난다.
  • 가슴–허리계(thoracolumbar system)
    preganglion 교감신경세포는 T1~L2 회색질의 intermediolateral cell column에 분포
  • 교감신경계의 척수주위 신경절의 기능적 구성
    혈관주위섬유는 동맥을 따라 주행하고, 척수섬유는 회색교통가지(gray rami commucans)를 통해 척수신경과 합쳐져서 주행하며 혈관운동, 땀샘운동 및 털운동기능을 한다. 내장섬유는 신경얼기를 형성해서 장기에 분포한다.

척수분절	신경절	경로	표적장기	기능
T1	윗목(superior cervical)	속목동맥을 따라	동공	확대
T2	윗목(superior cervical)	바깥목동맥을 따라	얼굴 땀샘	땀분비
T2–T6	위섬[stellate(아래목 +제 1 가슴척수)]	위팔신경얼기를 따라	상지	혈관수축(피부)
T2–T8	윗가슴(upper thoracic) 폐신경얼기(pulmonary plexus)	심장신경얼기 기관지	심장 확장	자극
T9–L1	허리엉치신경얼기(lumbosacral)	허리엉치신경얼기를 따라 혈관주위	하지	혈관확장(근육)

  • 신경전달물질

신경절이전섬유의 신경전달물질	acetylcholine
신경절이후섬유의 신경전달물질	acetylcholine (땀샘) epinephrine (부신) norepinephrine (나머지 모두)

(2) 부교감신경계 (Parasympathetic nervous system)

- 신경절(ganglion)은 말단기관 근처에 있어서 신경절이전섬유가 길고 신경절이후섬유는 짧기 때문에 부교감신경계는 대개 한정된 부위에서만 효과를 나타낸다.
- 뇌엉치계 (craniosacral system)
  부교감신경절이전신경핵은 brainstem과 S2~4에 분포한다.
- 부교감 신경계의 말초성 경로 및 기능

	핵	신경	신경절	기능
머리부위				
중간뇌	Edinger-Westphal	III	섬모체(ciliary)	동공축소, 조절
다리뇌	위침샘	VII 아래턱밑	날개입천장(pterygopalatine) 침샘분비(턱밑샘, 혀밑샘)	눈물분비
숨뇌	아래침샘 등쌤운동	IX X	귀(otic) 목적장기근처 위장관 연동운동, 분비 촉진	침분비(귀밑샘, parotid gland) 기관지 수축, 분비 촉진
	모호	X	목적장기근처	심박동수, 심전도 억제
엉치부위				
S2~S4 척수	중간가쪽	골반신경	목적장기근처	소변, 대변 배설, 발기

- 신경전달물질 : 신경절이전 및 이후섬유 <u>모두 acetylcholine</u>
  (ACh이 분비된 후 곧 cholinesterase에 의해 분해되므로 작용시간이 짧다)

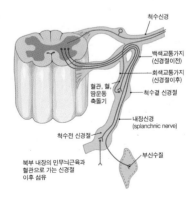

척수신경

백색교통가지
(신경절이전)

회색교통가지
(신경절이후)

척수곁 신경절

내장신경
(splanchnic nerve)

혈관, 혈,
땀운동
축돌기

척수전 신경절

부신수질

복부 내장의 민무늬근육과
혈관으로 가는 신경절
이후 섬유

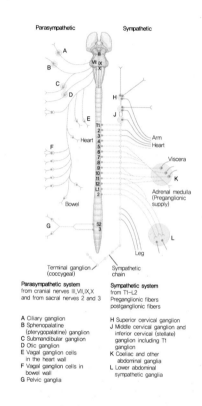

Parasympathetic   Sympathetic

Parasympathetic system
from cranial nerves III, VII, IX, X
and from sacral nerves 2 and 3

A Ciliary ganglion
B Sphenopalatine
  (pterygopalatine) ganglion
C Submandibular ganglion
D Otic ganglion
E Vagal ganglion cells
  in the heart wall
F Vagal ganglion cells in
  bowel wall
G Pelvic ganglia

Sympathetic system
from T1–L2
Preganglionic fibers
postganglionic fibers

H Superior cervical ganglion
J Middle cervical ganglion and
  inferior cervical (stellate)
  ganglion including T1
  ganglion
K Coeliac and other
  abdominal ganglia
L Lower abdominal
  sympathetic ganglia

5. 뇌줄기 (brainstem)

- 구성 : midbrain(중뇌), pons(교뇌, 다리뇌), medulla oblongata(연수, 숨뇌)
- 바로 위로는 forebrain(앞뇌), 뒤로는 cerebellum(소뇌), 아래로는 spinal cord(척수)와 연결되
  어 있다.

• CN Ⅲ~Ⅻ 10쌍의 뇌신경이 드나들며, 대뇌반구의 고위중추와 척수, 소뇌를 연결하는 신경로와
뇌줄기(brainstem) 각 부위의 신경세포들이 연합하여 여러 중요한 기능을 수행한다.

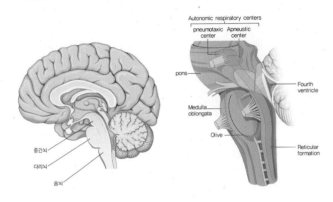

1) 앞(A)과 뒤(B)에서 관찰되는 구조물

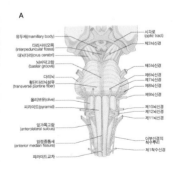

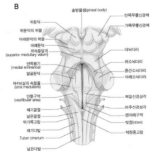

2) 수평단면구조물

A. 중간뇌의 수평단면 구조물

1) 위둔덕 수준

2) 아래둔덕 수준

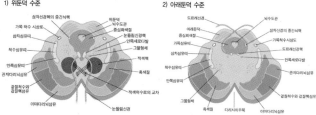

B. 다리뇌의 수평단면 구조물

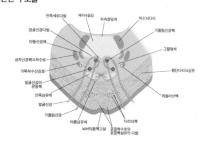

C. 숨뇌의 수평단면 구조물

1) 가쪽섬유띠 수준

2) 안쪽섬유띠 수준

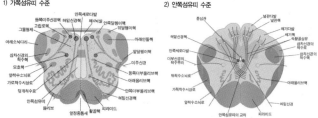

6. 뇌신경(cranial nerve)의 구조와 검사

• 뇌신경핵에는 각각 운동기둥(GSE, GVE, SVE)과 감각기둥(GSA, SSA, GVA, SVA)이 존재한다.

분류	기능	뇌줄기 핵	뇌신경
감각			
일반 몸 감각 general somatic afferent (GSA)	얼굴, 코곁굴(paranasal sinus), 뇌내막의 촉각, 통각, 온각, 위치 및 진동감각	삼차신경핵	CN V, VII, IX, X
특별 몸 감각 special somatic afferent (SSA)	시각, 청각, 안뜰감각	안뜰신경핵, 달팽이신경핵	CN VIII
특별 내장 감각 special visceral afferent (SVA)	맛	고립핵	CN VII, IX, X
일반 내장 감각 general visceral afferent (GVA)	심폐및 소와기능조절을 위한 입력	고립핵	CN IX, X
운동			
일반 몸 운동 general somatic efferent (GSE)	눈바깥근육, 혀내재근육	눈돌림신경핵, 도르래신경핵, 가돌림신경핵, 혀밑신경핵	CN III, IV, VI, XII
일반 내장 운동 general visceral efferent (GVE) –부교감	머리와 왼창자굽이(splenic flexure) 위쪽 가슴배내장의 부교감 신경분포 미주신경의 등쪽 신경핵	Edinger–Westphal핵, 위침샘핵, 아래침샘핵,	CN III, CN VII, CN IX, CN X
특별 내장 운동 special visceral efferent (SVE)	씹기, 얼굴표현, 중간귀, 인두, 후두의 근육과 목빗근육,	삼차신경의 운동핵, 얼굴신경핵, 모호핵,	CN V, CN VII, CN IX, X, CN XI
등세모근육의 윗부분	더부신경의 척수핵		

• 12쌍의 뇌신경중 CN I, II를 제외한 나머지는 brainstem에 존재한다.

brainstem 외의 부위 (2)	CN I II
midbrain (2)	CN III IV
pons (4)	CN V VI VII VIII
medulla (4)	CN IX X XI XII

CN I II VIII	순수 감각신경
CN III IV VI XI XII	순수 운동신경
CN V VII IX X	감각과 운동의 혼합신경
CN III VII IX X	부교감신경*

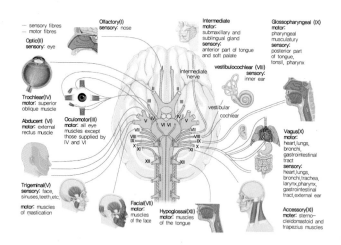

□ 뇌신경의 기능

뇌신경	운동	감각	주요 기능	경유 구멍
앞뇌(forebrain)				
후각 (I)		(SVA)	후각	체모양판(cribriform plate)
시각 (II)		(SSA)	시각	시각구멍(optic canal)
중간뇌				
눈돌림 (III)	Edinger-Westphal핵(GVE) 눈돌림신경핵(GSE)		눈운동 동공 수축	위눈확틈새
도르래 (IV)	도르래신경핵(GSE)		눈운동	위눈확틈새
다리뇌				
삼차 (V) 눈 (V1) 위턱 (V2) 아래턱 (V3)	삼차신경운동핵(SVE)	중간뇌핵(mesencephalic) 주요 감각핵(main sensory) 척수핵(GSA)	얼굴감각, 씹기근육	V1 위눈확틈새 V2 원형구멍(foramen rotundum) V3 타원구멍(foramen ovale)
가돌림 (VI)	가돌림신경핵(GSE)		눈운동	위눈확틈새

얼굴 (VII)	얼굴신경핵(SVE) 위침샘핵(GVE)	고립핵(SVA)	얼굴표현근육, 맛, 눈물, 침분비	청각구멍(auditory canal =stylomastoid foramen)
속귀 (VIII)		안뜰신경핵(SSA) 달팽이신경핵 (SSA)	청각, 평형 감각	청각구멍

숨뇌

허인두 (IX)	아래침샘핵(GVE) 모호핵(SVE)	고립핵 (SVA, GVA, GSA)	인두근육, 목동맥토리반사 (carotid body reflexes), 침분비	목정맥구멍(jugular foramen)
미주 (X)	모호핵(SVE) 등쪽운동핵(GVE)		대부분 장기의 부교감기능, 후두근육	목정맥구멍
더부 (XI)	더부신경의 척수핵(SVE)		고개운동 등세모근육과 목빗근육	목정맥구멍 큰구멍을 통해 두개골내로 들어 옴
허밑 (XII)	허밑신경핵(GSE)		허운동	허밑구멍(hypoglossal canal)

Olfactory nerve (후각신경) (CN I)	olfactory function
Optic nerve (시각신경) (CN II)	light reflex의 afferent
Oculomotor (눈돌림신경) (CN III)	light reflex의 efferent
Trochlear (도르래신경) (CN IV)	superior oblique muscle
Abducens (가돌림신경) (CN VI)	corneal reflex의 afferent
Trigeminal nerve (삼차신경) (CN V)	lateral rectus muscle
Facial nerve (얼굴신경) (CN VII)	corneal reflex의 efferent facial muscle lacrimination, salivation
Vestibulocochlear nerve (속귀신경) (CN VIII)	vestibular & cochlear function
Glossopharyngeal nerve (허인두신경) (CN IX)	tongue의 posterior 1/3의 general & taste sense gag reflex의 afferent
Vagus nerve (미주신경) (CN X)	gag reflex의 efferent
Accessory nerve (더부신경) (CN XI)	sternocleidomastoid & trapezius muscle
Hypoglossal nerve (허밑신경) (CN XII)	tongue muscle

1) Olfactory nerve (후각신경) (CN Ⅰ)

• bipolar cell → central process of bipolar cell → cribriform plate → olfactory bulb
→ mitral & lateral olfactory striae → hypothalamus, thalamus, brainstem nuclei

(후각신경세포는 감각수용기 세포이지만 스스로 직접 axon(축삭)을 뻗어 중추신경인 2차 신경
세포에 연접한다)

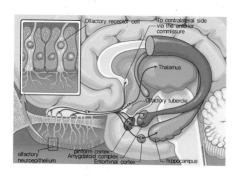

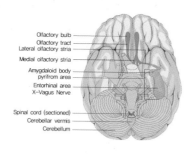

(1) 검사방법

- 후각신경은 냄새를 맡는 신경으로 담배, 커피, 바닐라 혹은 민트향을 이용하여 한쪽 콧구 멍을 막고 한쪽씩 냄새를 맡을 수 있는지 확인한다.
- 자극이 심한 물질(예를 들면 암모니아)은 후각신경 이외에 삼차신경까지 자극할 수 있어 사용하지 않는다.

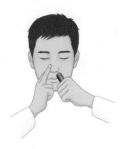

(2) 이상소견

- anosmia(후각상실증) : 냄새를 못 맡는 상태

bilateral anosmia	• rhinitis (mc) • cribriform plate의 외상
unilateral anosmia	• Foster-Kennedy syndrome* ┌ unilateral anosmia + 동측의 optic atrophy + 반대측의 papilledema └ olfactory groove나 inner sphenoidal meninges에 발생한 tumor가 원인

(central lesion이 생겨도 anosmia가 생기지 않는 이유는 olfactory fiber가 anterior commissure에서 교차하기 때문이다)

- olfactory hallucination(후각환각) : 관자엽의 후각겉질지역의 tumor로 인한 간질발작시 에 나타날 수 있다. (uncinate fit)

2) Optic nerve (시각신경) (CNII)

- retina → optic chiasm(교차) → optic tract → lateral geniculate nucleus →
  - Meyer's loop → visual radiation to lingual gyrus → visual cortex area17
  - visual radiation to cuneus → visual cortex area17

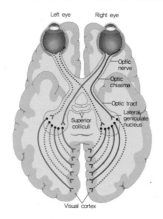

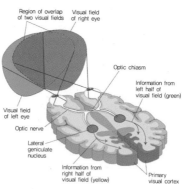

▸ Pupillary light reflex (대광반사)의 기전

<u>optic nerve</u> → optic chiasm → 양측의 optic tract → pretectal region

→ ┌ Edinger-Westphal nucleus
   └ posterior commissure에서 교차한 후 Edinger-Westphal nucleus

→ <u>oculomotor nerve</u> → ciliary ganglion → short ciliary nerve → sphincter pupillae

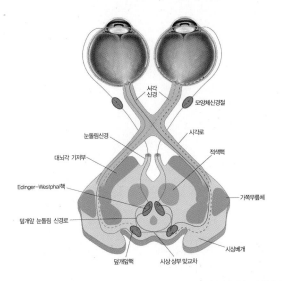

시각신경	모양체신경절
눈돌림신경	시각로
대뇌각 기저부	적색핵
Edinger-Westphal핵	가쪽무릎체
덮개앞 눈돌림 신경로	
덮개앞핵 시상 상부 맞교차	시상베개

• 시각신경에 대한 검사는 시력검사, 시야검사, 안저검사, 시각반사검사로 구성된다.

(1) 시력 (Visual acuity)
- Snellen chart를 이용

(2) 시야검사 (Visual fields)*

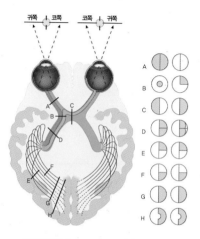

A : total blindness
B : binasal hemianopsia
C : bitemporal hemianopsia
D : right hemianopsia
E : right upper quadrant anopsia
F : right lower quadrant anopsia
G : right hemianopsia without macular sparing
H : right hemianopsia with macular sparing

- occipital pole의 central vision을 담당하는 부위는 이중으로 혈액공급을 받는다(PCA + MCA). 따라서 occipital lobe의 병변으로 peripheral vision은 반대쪽 homonymous hemianopsia를 초래하나 central vision은 보존되는데 이를 황반보존(macular sparing) 이라 한다.

- <u>bitemporal hemianopsia</u>는 <u>pituitary adenoma</u>에 의한 optic chiasm의 압박으로 나타나는 경우가 많다*

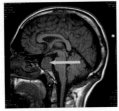
[pituitary adenoma]

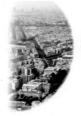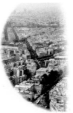
[bitemporal hemianopsia]

(3) 안저검사 (Ocular fundus examination)
- 시신경 유두(optic disc), 망막(retina), 망막혈관(retinal vessel), 황반(macula)의 순서로 검사

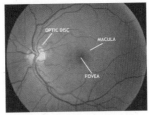

(4) 시각반사검사
- light reflex를 유발하기 위해서는 약간 어두운곳에서 먼곳을 주시하게 한 후 한쪽 눈에 빛을 비추어 양쪽 동공의 수축을 각각 관찰한다.

직접빛반사 (direct light reflex)	• 빛을 받은 쪽의 동공이 수축
간접빛반사 (indirect or consensual light reflex)	• 빛을 받은 반대쪽의 동공이 수축

```
┌ 구심신경 : 시각신경(CN Ⅱ, optic nerve)
├ 중추 : Edinger-Westphal nucleus
└ 원심신경 : 동안신경(CN Ⅲ, oculomotor nerve)
```

normal-
both pupils
constrict

CN III lesion -
loss of consensul
pupillary light reflex

CN II lesion -
loss of direct pupillary
light reflex

(5) 동공의 크기와 반응의 이상

산동 (mydriasis) (〉 5mm)	• dilator pupillae muscle의 활성 (교감신경) • 부교감신경(동안신경)장애, 뇌사, ICA-PCA의 동맥류, Weber's syndrome[4], superior orbital fissure syndrome 등
축동 (miosis) (〈 2mm)	• sphincter pupillae muscle의 활성 (동안신경(부교감신경)) • 교감신경장애, Horner's syndrome, 교뇌출혈, morphin 중독 등

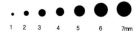

1   2   3   4   5   6   7mm

▸ Marcus Gunn 동공 (Marcus-Gunn 현상)

• 빛반사의 구심신경인 optic nerve(시각신경)은 병변이 있고 원심신경에는 이상이 없는 경우 직접빛반사(direct light reflex)에는 이상이 생기고, 간접빛반사(indirect or consensual light reflex)에는 이상이 없는 경우를 말한다.

• 좌측 시각신경에 이상이 있는 경우에 우측 눈에 불빛을 비추면 우측눈은 직접빛반사에 의해 동공이 수축하고, 좌측눈은 간접빛반사에 의해 동공이 수축한다.

---

4) Weber's syndrome : 동측 동안신경마비 + 반대측 강직성 편마비

- 그러나 불빛을 좌측눈으로 옮기면 구심계의 이상으로 직접반응과 간접반응이 모두 일어나지 않기 때문에 양쪽 눈의 동공이 모순적으로 확장된다. (swinging flashlight test)
- 원인질환 : multiple sclerosis, optic neuritis, retrobulbar neuritis, optic atrophy

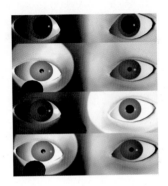

▶ Argyll-Robertson 동공*

- 동공증상 : light reflex에는 동공반응이 뚜렷하지 않으나 가까운 물체를 보면 정상적으로 동공이 축소된다.

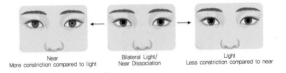

| Near
More constriction compared to light | Bilateral Light/
Near Dissociation | Light
Less constriction compared to near |

- 원인 : Edinger-Westphal nucleus 및 posterior commissure에 관계되는 신경섬유의 기능이상

most common	neurosyphilis (신경매독)
frequent	종양성, 혈관성, 감염성, 탈수초성 중뇌병변
rare	당뇨병성 병변, 알코올성 말초신경병증, 전염성 단핵구증

▶ Adie's tonic pupil ★

• 동공증상 : 동공이 확대되어 있고 이는 light reflex에 의해서도 동공이 반응하지 않는다. 그러나 가까운 물체를 주시할 경우 매우 서서히 동공이 축소된다.

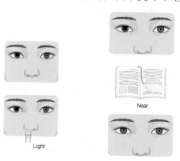

Near

Light

• 만일 dorsal root ganglion의 신경세포수의 감소에 의해 DTR 저하를 동반한 경우 Adie syndroem이라 한다.

• 진단 : 정상인에서는 반응하지 않는 매우 낮은 농도의 pilocarpine(0.1~0.05%)을 점적하면 동공이 수축하는 탈신경과민(denervation hypersensitivity)이 관찰된다.

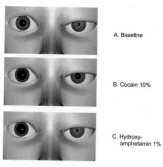

A. Baseline

B. Cocain 10%

C. Hydroxy-amphetamin 1%

[Lt. Adie's tonic pupil]

3) Oculomotor(동안), Trochlear(활차), Abducens (외전) nerve (CNⅢ Ⅳ Ⅵ)

(1) Oculomotor nerve (동안신경) (CNⅢ)

- nucleus(cerebral aqueduct의 ventral에 위치) → posterior cerebral artery와 superior cerebellar artery의 사이 → carvenous sinus의 lateral wall → superior orbital fissure 통과
  → ┌ superior branch : levator palpebrae, superior rectus muscle
     └ inferior branch : medial rectus, inferior rectus muscle, inferior oblique muscle
- parasympathetic fiber (Edinger–Westphal nucleus)는 ciliary ganglion을 거쳐 ciliary & sphincter papillae를 지배

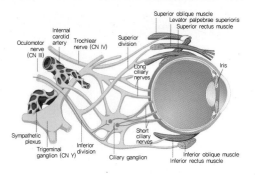

▶ 동안신경의 장애

- CNⅣ, Ⅵ이 지배하는 superior oblique muscle과 lateral rectus muscle만 작용하여 가만히 있으면 안구가 약간 외전하고 하방을 향한다.
- ptosis : levator palpebrae의 부전
- mydriasis : cilliary & sphincter papillae의 부전
- direct & indirect pupillary reflex (−)

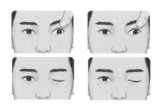

• 동안신경의 중심부는 외안근을 지배하는 운동신경이며, 바깥부분은 동공으로 가는 부교감신경으로 구성되어 있다. 또한 동안신경의 혈류공급은 중심에서 신경의 중심에서 공급된다. 따라서 당뇨병에 의해 혈관장애시에는 중심부의 외안근 지배 운동신경의 장애로 인해 ptosis와 안구운동장애만 일어나고 mydriasis는 없으며 light reflex도 정상이다. 그러나 반대로 외부에서 compression으로 인한 동안신경마비는 처음에 동공의 이상이 나타나고 뒤이어 외안근마비증상이 나타난다.

(2) Trochlear nerve (활차신경, 도르래신경) (CN IV)

• nucleus (inferior colliculus level의 midbrain) → superior orbital fissure 통과
  → superior oblique muscle 지배

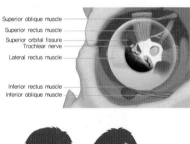

Superior oblique muscle
Superior rectus muscle
Superior orbital fissure
Trochlear nerve
Lateral rectus muscle

Inferior rectus muscle
Inferior oblique muscle

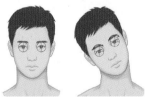

▶ 활차신경의 장애

• superior oblique muscle은 안구를 내향상태에서 아래로 돌리는 운동을 하므로 이 신경이 마비되면 안구는 외상방으로 편위된다.
• 안구를 내하방으로 돌릴 수 없기 때문에 계단을 내려올 때 발밑이 보이지 않아 머리를 숙여 보일 수 있게 하며, 책을 볼 때도 머리를 정상쪽으로 향해 돌리고 턱도 당긴다.

• 활차신경 단독으로 마비가 되는 경우는 드물며, 보통 동안신경마비를 동반한다.

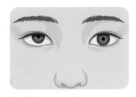

(3) Abducent nerve (외전신경) (CN Ⅵ)

• nucleus(dorsal pons) → superior orbital fissure 통과 → <u>lateral rectus muscle</u> 지배

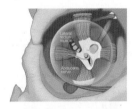

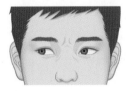

▶ 외전신경의 장애

• lateral rectus muscle의 마비로 안구를 외측으로 움직일 수 없다 (경도의 내사시)
• 외전신경은 뇌저를 길게 주행하기 때문에 ICP가 상승하면 장애를 받게 되며, 외전신경핵이 있는 pons의 뇌혈관장애에도 장애를 받게 된다.
• 외전신경핵을 안면신경이 한바퀴 돌고 있으므로 안면신경과 함께 동시에 장애받기 쉽다.

▶ 안구운동근육의 지배 (L6SO4)
- abducens nerve (CNVI) → Lateral rectus muscle
- trochlear nerve (CNV) → Superior Oblique muscle
- oculomotor nerve (CNIII) → superior, medial, inferior rectus muscle,
  inferior oblique muscle (4,5번 신경 지배근육을 제외한 나머지)

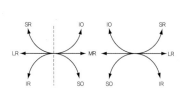

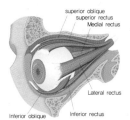

[interior oblique m. superior oblique m.은 이름과는 반대로 안구를 각각 내향상태에서 위를 쳐다보고, 아래를 쳐다보는 기능을 한다]

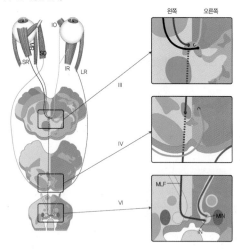

▶ Parinaud's syndrome (dorsal midbrain syndrome)

- upward gaze paralysis (상방주시 마비)
- 원인 : midbrain에서 internal corticotectal 또는 tecto-oculomotor pathway lesion
  (가장 흔한 원인은 <u>pineal gland tumor</u>에 의한 superior colliculi의 compression)

4) Trigeminal nerve (삼차신경) (CN V)

(1) Nucleus

chief sensory nucleus	discriminatory touch information
mesencephalic nucleus	proprioception
nucleus of spinal tract	pain, temperature, crude touch
trigeminal motor nucleus	mastication muscle에 innervation

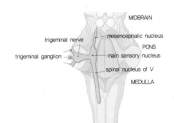

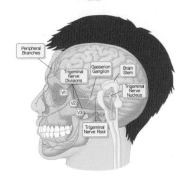

(2) Ascending trigeminothalamic nucleus

- Dorsal trigeminothalamic tract
  chief sensory nucleus → thalamus의 ventral posterior nucleus(VPM)
- Ventral trigeminothalamic tract
  spinal nucleus → ventral posteromedial nucleus

(3) 3 divisions of the trigeminal nerve

Ophthalmic division	경로	• superior orbital fissure
	sensory	• frontal ethmoid sinus, conjunctiva, cornea, bridge of nose, forehead, vertex~scalp
Maxillary division	경로	• foramen rotundume → inferior orbital fissure → inferior orbital canal, foramen
	sensory	• skin of check, sphenoid & maxillary sinus, nose의 lateral aspect, upper teeth, nasal pharynx, hard palate, uvula, nasal cavity의 inferior part
Mandibular division	경로	• foramen ovale
	sensory	• chin & lower jaw, anterior portion of external auditory meatus, tongue의 anterior 2/3, lower teeth, mouth의 gum & floor, check의 bucal surface
	motor	• mastication, tensor tympani, digastri & mylohyoid muscle

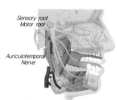

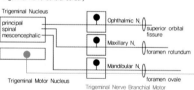

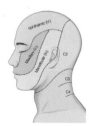

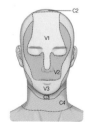

(4) 감각기능검사
- 삼차신경의 감각기능은 얼굴의 <u>통증</u>, <u>온도각</u>을 감지하는 것으로 ophthalmic branch(눈분지)는 이마, maxillary branch(위턱분지)는 빰, mandibular branch(아래턱분지)는 턱을 각각 담당한다.
- 이를 검사할 때는 좌우를 번갈아 자극하면서 검사한다.

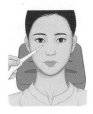

- 삼차신경의 nucleus of spinal tract(척수핵)은 하부뇌교에서 목척수까지 길게 분포하고 있어 병소의 위치에 따라 특징적인 감각장애소견을 보인다. (onion skin pattern)

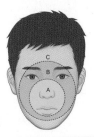

[A : 하부 pons 병소, B : medulla 병소, C : cervical spinal 병소]

- 하악각과 후두부는 C2 지배영역이므로 히스테리나 꾀병에서는 이 부분도 감각마비가 온다.

(5) 운동기능검사★
- <u>설압자로 상하턱을 꽉 다물게 하거나</u> 턱을 좌우로 움직여 보게 하는 등 저작근육(masticatory muscle)의 기능을 평가한다.
- masticatory muscle : temporalis, masseter, pterygoid muscle

(6) 각막반사 (corneal reflex)

- afferent loop : trigeminal nerve의 ophthalmic division
- center : 교뇌척수 삼차신경핵
- efferent loop : facial nerve
- 솜으로 피검자의 한쪽 각막을 건드리고 양쪽 눈둘레근육이 수축하여 눈이 감기는 것을 확인한다.

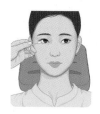

(7) 턱반사 (jaw reflex)

- afferent loop : trigeminal nerve의 mandibular division
- center : pons
- efferent loop : trigeminal nerve의 mandibular division
- 피검자로 하여금 힘을 빼고 입을 반쯤 벌리게 한 후 검사자의 집게손가락을 턱의 중앙 부에 가볍게 댄 후 그 위를 망치로 친다. 그리고 저작근의 기능에 의해 입이 반사적으로 다물어지는 것을 확인한다.

7) Facial nerve (얼굴신경, 안면신경) (CNVII)

① Motor neuron		• motor fiber가 CNVI nucleus를 감싸고 지나듯이 motor nucleus의 dorsally & medially를 지나 internal auditory meatus → facial canal → stylomastoid foramen → face muscle, stylohyoid muscle
② Parasympathetic fiber (from sup. salivary nucleus)	Lacrimal pathway	• greater superficial petrosal nerve → sphenopalatine ganglion → palate, nasopharynx, paranasal sinus의 gland & mucosal membrane
	Submandibular pathway	• corda tympani → submaxillary ganglion → sublingual & submaxillary salivary gland
③ Sensory neuron (geniculate ganglion에 위치)		• lingual, chorda tympani, facial nerve의 short portion → geniculate ganglion → tractus solitarius

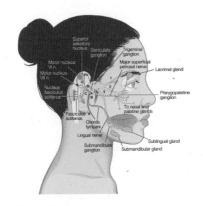

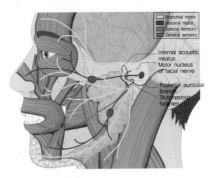

(1) 감각신경검사

- facial nerve의 감각분지는 corda tympani를 거쳐 lingual nerve가 되어 혀의 앞 2/3의 미각을 담당한다.
- 혀의 미각은 설탕, 소금 등을 이용하여 검사한다.

(2) 운동신경검사

- 얼굴표현근육을 확인하며, 미소를 짓게 해보거나 이마의 주름을 짓게하거나, 눈을 꼭 감
게 하거나, 입을 꽉 다물게 하는 것으로 운동기능을 확인한다.

(3) 반사기능검사

- 밝은 빛(bright light) 혹은 위협반사(threatening reflex), 각막반사(corneal reflex), 놀
람반사(startling reflex) 등을 검사한다.

(4) 안면신경 손상부위에 따른 기능장애 (안면신경마비는 12장에서 다룸)

장애 부위	얼굴마비	미각불쾌	청각과민	눈물분비장애
무릎신경절 혹은 무릎신경절 전 부위 (예; Ramsay-Hunt 증후군)	+	+ 혹은 −	+	+
등골근으로 가는 신경이 기시하기 전의 병터	+	+	+	−
등골근으로 가는 신경이 기시한 후의 병터	+	+	−	−
고실끈신경이 기시한 후의 병터	+	−	−	−

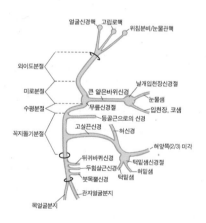

8) Vestibulocochlear nerve (속귀신경) (CNVIII)

(1) Vestibular nerve

```
medial ┐
lateral │ vestibular nucleus → medial longitudinal fasciculus
superior │                    → ┌ cranial nerve nuclei
inferior ┘                      ├ pontine reticular formation
                                └ upper spinal cord motor neuron
```

(2) Cochlear nerve

Ventral cochlear nucleus	→ 동측의 superior olivary nucleus → 동측의 lateral lemniscus
Trapezoid body	→ 반대측의 superior olivary nucleus → 반대측의 lateral lemniscus → 반대측의 lateral lemniscus
Dorsal cochlear nucleus	→ 반대측의 lateral lemniscus → lateral lemniscus → inferior colliculus → medial geniculate body의 brachium → auditary radiation → superior transverse temporal gyri

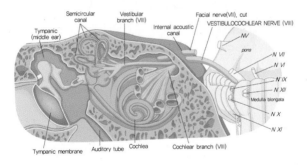

(3) 청력검사 (Cochlear function)

▶ Weber 검사*

• tunning fork를 vertex에 대어 어느쪽에서 더 크게 들리는지를 확인한다.
• 정상에서는 좌우 같은 크기의 울림을 느끼나 좌우의 차이가 있는 경우 다음을 의심한다.

전도난청 (conductive deafness)	전도장애(ex. 중이염)가 있는 경우 병변쪽이 더 크게 들린다.
감각신경난청 (sensorineural deafness)	병변이 있는 쪽에서 적게 들리고, 정상쪽에서 약간 더 크게 들린다.

▶ Rinne 검사*

- 공기전도(air conduction)와 뼈전도(bone conduction)을 비교하는 방법
- tunning fork를 울린 후 피검자의 우측 mastoid process에 접촉시켜 놓으면 소리가 우측에서 들리게 된다.
- 잠시후 피검자가 소리가 안들린다고 하면 즉시 tunning fork를 외이도 입구에 옮겨 놓으면 소리가 계속 들리게 된다. 이를 Rinne(+) 이라 한다.
  (정상에서는 ossicle을 통한 공기전도가 뼈를 통한 전도보다 더 예민하므로 떨림음을 다시 듣게 된다.)
- 그러나 전도난청(conductive deafness)인 경우 tunning fork를 외이도 입구에 옮겨 놓으면 소리가 들리지 않는다. (Rinne(−))
- 감각신경난청(sensorineural deafness)의 경우 뼈에 대든, 외이도에 대든 소리전달이 모두 감소한다.

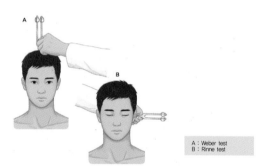

A : Weber test
B : Rinne test

(4) 전정기능검사 (Vestibular function)

▶ Doll's eye phenomenon (인형눈현상, oculocephalic reflex)

- supine position에서 피검자의 머리를 빠르게 회전시킨 후 눈운동을 관찰한다.
- 정상적인 반응은 머리회전의 반대방향으로 눈이 편위되나 혼수환자에서 머리회전에 대해 눈운동이 고정되어 있다면 <u>brainstem, oculomotor nerve</u>의 기질적 이상을 시사
- 만일 혼수상태에서 이 운동이 정상적이라면 혼수가 대사질환일 가능성이 높다.

    ┌ afferent loop : vestibular nerve
    ├ center : brainstem
    └ efferent loop : 안구운동에 관여하는 신경

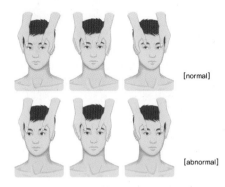

[normal]

[abnormal]

▶ Caloric test (vestibulo-ocular reflex, 온도눈떨림검사)*

- 인형눈현상과 원리 및 경로는 동일하나 자극조건이 좀 더 세분화되었다는 것과 객관적인 평가를 할 수 있다는 장점이 있다.
- 냉수 혹은 온수로 외이도를 자극하여 내림프액의 대류현상을 유발하여 vestibular nerve를 자극하는 검사로 horizontal semicircular canal 자극을 용이하기 위해서 앙와위에서 머리를 약 30도 굴곡시킨 후 외이도를 냉수(30℃)와 온수(44℃)로 자극하여 nystagmus(눈떨림)을 관찰한다.
- 정상적인 반응은 냉수로 자극할때는 자극 반대쪽을 향하는 nystagmus가, 온수로 자극할때는 자극한 쪽을 향하여 nystagmus가 관찰된다.
- (<u>COWS</u> : Cold Opposition Warm Same)
- 수직선상의 반응을 보기 위해서는 양쪽 외이도에 동시에 냉수로 자극하면 위로 향하는 nystagmus가, 온수로 자극하면 아래로 향하는 nystagmus가 관찰된다.

cold water	자극부위로 두 눈이 tonic deviation되고, 20초후 자극반대편으로 nystagmus가 90~120초간 일어난다.
warm water	자극 반대편으로 두 눈이 tonic deviation되고, 20초후 자극편으로 nystagmus가 90~120초간 일어난다.

• 혼수환자에서 어떠한 반응도 일어나지 않는다면 <u>brainstem</u>의 병변을 의미한다.

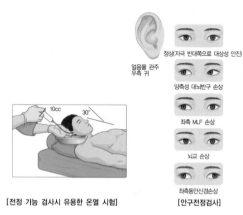

[전정 기능 검사시 유용한 온열 시험]

정상(자극 반대쪽으로 대상성 안진)

양측성 대뇌반구 손상

좌측 MLF 손상

뇌교 손상

좌측동안신경손상

[안구전정검사]

얼음물 관주
우측 귀

10cc   30°

9) Glossopharyngeal nerve (설인신경, 허인두신경) (CNIX)

Motor	nucleus ambiguus, inferior salivary nucleus → jugular foramen → tympanic nerve → lesser superior petrosal nerve → optic ganglion → postganglionic fiber → parotid gland
Sensory	pharynx, tonsil, tongue의 posterior 1/3 → petrosal ganglion → tractus solitarius nucleus

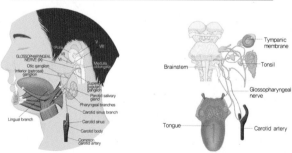

▶ Tongue의 감각과 운동*

Motor	CNⅦ		
		General	Special(taste)
Sensory	anterior 2/3	CN V	CNⅦ
	posterior 1/3	CNⅨ	

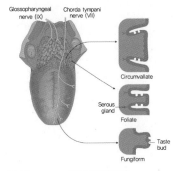

10) Vagus nerve (미주신경) (CNⅩ)

① Dorsal nucleus (parasympathetic fiber)	→ heart, bronchi, esophagus, all abdominal viscera
② Nucleus ambiguus (motor fiber)	• superior laryngeal nerve → pharynx의 inferior constricter, cricothyroid muscle • reccurent laryngeal nerve → larynx의 intrinsic muscle

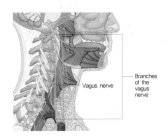

▶ Gag reflex (구역반사)

- glossopharyngeal nerve와 vagus nerve의 기능을 동시에 보는 검사
  - afferent loop : glossopharyngeal nerve
  - center : brainstem
  - efferent loop : vagus nerve
- posterior oropharynx를 설압자로 자극하여 구역을 유발한다.
- vagus nerve의 장애는 palatine, pharynx, larynx의 마비를 유발한다.

unilateral pharyneal paralysis	• 주로 무증상이나 "아"하고 발음을 시키면 병소쪽 인두뒷벽이 **정상쪽**으로 딸려가는 현상을 볼 수 있다.
bilateral pharyneal paralysis	• dysphagia와 입에 침이 고이는 현상
unilateral laryngeal paralysis	• 초기에 약간의 발성장애와 쉰소리(hoarseness)를 보이며 기침시에 폭발적인 반사가 약화된다. (loss of explosiveness, bovine cough)
bilateral laryngeal paralysis	• 질식(asphyxia)을 초래한다.

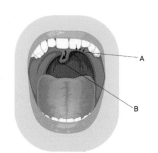

A : 병변이 있는 쪽의 soft palate가 아래쪽으로 처진다.
B : uvula(목젖)가 정상쪽으로 편위된다. (커튼징후)

11) Accessory nerve (더부신경) (CN XI)

① Cranial portion	nucleus ambigus & dorsal motor nucleus of vagus → vagus nerve
② Spinal portion	gray matter의 intermediate column → foramen magnum → posterior fossa → jugular foramen → sternocleidomastoid, trapezius muscle

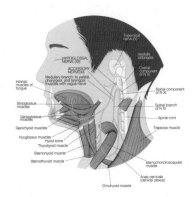

▶ Sternocleidomastoid muscle test

• 환자의 **뺨**에 손바닥을 대고 밀면서 환자에게 고개를 검사자의 손바닥쪽으로 돌려보게 할 때
  유지하는 힘의 정도로 평가한다.
• 이때 반대쪽 sternocleidomastoid muscle의 근육부피를 같이 확인하게 한다.

▶ Trapezius muscle test

• 양쪽 어깨를 올려보게 하여 어느 한쪽이 잘 올라가지 않는지 확인한다.

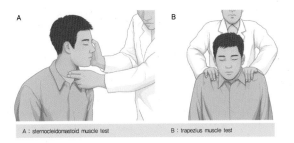

A : sternocleidomastoid muscle test   B : trapezius muscle test

12) Hypoglossal nerve (설하신경, 혀밑신경) (CN XII)

hypoglossal nucleus → 동측의 tongue muscle

- 피검자로 하여금 혀를 내밀고 좌우로 움직이게 하여 혀의 운동을 확인한다.
- 혀밑신경이 손상된 경우 내민 혀가 **손상된 쪽으로 편위**된다.

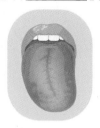

7. 척수 (Spinal cord)

1) 개요

- 척수는 brainstem(뇌간)에서 이어져 내려와 말단이 점점 가늘어져 척수원뿔(conus medullaris) 을 형성하고 여기에서 나온 연질막-지주막섬유(pia-arachnoid feber)인 종말끈(filum terminale) 이 척수를 sacrum에 고정되며, 치아인대(dentate ligament)에 의해 다시 좌우로 고정된다.
- 척수신경은 모두 31쌍으로 구성
  - cervix : 8쌍
  - thorax : 12쌍
  - lumbar : 5쌍
  - sacrum : 5쌍
  - coccyx : 1쌍
- C1은 ventral root로만 구성되어 있으며 감각의 기능은 없고 atlas 위로 주행한다.
- C2~C7은 각각의 해당하는 cervical vertebrae의 위로 주행한다.
- C8은 C7과 T1 척수 사이로 주행한다.
- 이후 T1이하의 척수신경은 모두 해당하는 척추아래로 주행한다.
- 말총(cauda equina) : lumbosacral vertebrae에 이르게 되면 척수에서 기시하는 ventral & dorsal root는 척수강내의 주행이 길어져 종말끈(filum terminale) 주위에 밀집하게 된 구조
- 뇌와 마찬가지로 바깥쪽으로부터 경질막(dura mater), 거미막(arachnoid membrane), 연질막 (pia mater)의 세겹으로 싸여 있다.

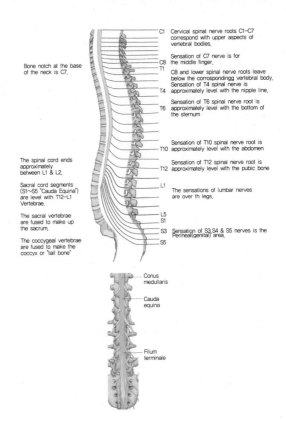

Bone notch at the base of the neck is C7.

C1 Cervical spinal nerve roots C1–C7 correspond with upper aspects of vertebral bodies.

C8 Sensation of C7 nerve is for the middle finger.

T1 C8 and lower spinal nerve roots leave below the corrospondingg vertebral body.

T4 Sensation of T4 spinal nerve is approximately level with the nipple line.

T6 Sensation of T6 spinal nerve root is approximately level with the bottom of the sternum

T10 Sensation of T10 spinal nerve root is approximately level with the abdomen

T12 Sensation of T12 spinal nerve root is approximately level with the pubic bone

The spinal cord ends approximately between L1 & L2.

Sacral cord segments (St~S5 "Cauda Equina") are level with T12–L1 Vertebrae.

The sacral vertebrae are fused to make up the sacrum.

The coccygeal vertebrae are fused to make the coccyx or "tail bone"

L1 The sensations of lumbar nerves are over th legs.

L5
S1
S3 Sensation of S3,S4 & S5 nerves is the Perineal(genital) area.
S5

Conus medullaris

Cauda equina

Filum terminale

2) 척수신경과 피부절(dermatome)

- C1을 제외한 30쌍의 dorsal root는 각각 특정 신체부위의 감각을 담당한다.
- 피부분절은 척수에 병소가 있을때 그 위치를 결정하는 중요한 지표가 된다. 그러나 피부분절이 위, 아래로 중복되기 때문에 단일 신경뿌리 병소에 의해 피부분절 전체의 감각이 완전히 소실되는 경우는 없다.

• 통각이나 온도감각에 비해 촉각은 피부절편이 중복되는 부위가 넓다.

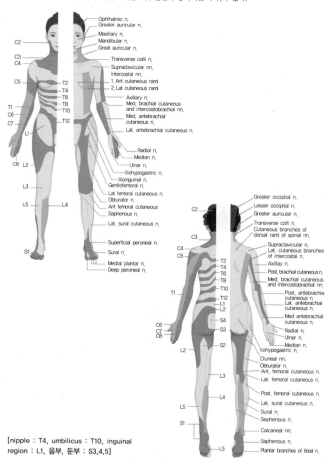

[nipple : T4, umbilicus : T10, inguinal region : L1, 음부, 둔부 : S3,4,5]

3) 척수의 단면구조

• 뇌와는 반대로 겉에 white matter(백색질)이 있고 안에 나비모양의 gray matter(회색질)이
있는 구조

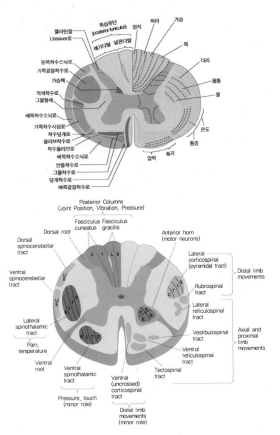

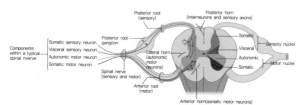

- Rexed laminae
  - laminae I~IV : 외수용감각에 관여하는 신경세포가 분포
  - laminae V~VI : 고유감각에 관여하는 신경세포가 분포
  - laminae IX : 운동신경세포가 분포 (주로 α, γ -운동신경세포)

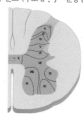

8. 말초신경 (peripheral nerve)

- 뇌와 척수를 싸고 있는 연질막 밖의 모든 신경구조물로 Schwann cell에 의해 둘러싸여 있다.
- 뇌신경(CN I, II 제외), spinal root, dorsal root ganglia, peripheral nerve trunks & terminal ramifications로 구성

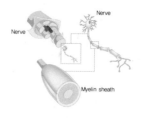

1) 말초신경의 손상

- 말초신경은 세포체가 손상되지 않는한 압박이나 절단등의 외부 손상후에도 다시 <u>재생</u>되는 능력을 가지고 있다.
- 손상받은 부분의 distal과 proximal쪽에서 일련의 변화가 일어난다.
  - 신경세포핵의 부종이 발생하여 세포체의 주변부로 옮아간다.
  - 이후 Nissel체의 염색질용해(chromatolysis)가 일어나는데 이는 축돌기의 재생과 성장에 필요한 물질을 합성하는데 필요한 신경전달물질을 생산하기 위한 과정이며, actin, tubuin과 같은 세포골격을 유지하는 단백질과 지질, mRNA 등이 합성되어 축돌기를 따라 전달된다.
  - 불완전 손상후 약 3주후부터 재생이 시작되어 완전히 재생되기까지는 <u>3~6개월</u>이 소요된다.
  - 손상부위가 세포체와 가까울수록, 손상정도가 심할 수록 완전재생의 가능성은 떨어지며 만일 재생되지 못하면 세포체는 위축되고 glial cell(아교세포)이 대신 자리하게 된다.

❏ 말초신경 병리의 4가지 소견

(A) Wallerian degeneration	• 손상부위 이하로 축돌기(axon)의 손상과 변성이 일어난다.
(B) Neuronopathy	• 세포체와 축돌기가 동시에 변성을 일으킨다.
(C) Axonal degeneration	• 대사질환에서처럼 세포체에 일차적인 손상이 있는 경우에는 신경말단의 축돌기가 먼저 변성되어 distal에서 proximal로 진행한다. (dying-back axonal degeneration; 역행사망축돌기변성)
(D) Demyelinated neuropathy	• 축돌기의 기능은 비교적 유지되면서 수초(myelin sheath)가 일차적으로 파괴

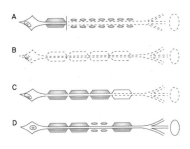

2) 말초신경손상의 분류 (Seddon's classification)

- neurapraxia : 신경구조는 변하지 않은채 신경전도만 차단된 상태
- axonotmesis : 축돌기는 절단되었지만 주위 결체조직에는 큰 손상이 없는 경우
- neurotmesis : 축돌기와 주위 결체조직이 모두 절단된 경우

9. 뇌수막 (meninges)

▶ **뇌수막(meninges)의 구조**

바깥쪽으로부터
- dura mater (경질막)
- arachnoid membrane (지주막)
- pia mater (연질막)

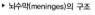

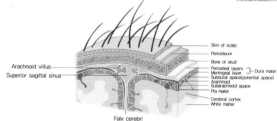

[지주막하강(subarachnoid space)은 CSF로 채워져 있다]

10. 뇌척수액 (Cerebrospinal fluid)

1) 기능

- support & cushion the brain
- nutrition
- removal of waste product
- hormonal pathway

2) CSF pressure*

- lateral recumbent position : 70~200 mmH$_2$O (15~20mmHg)
- sitting position : 400 mmH$_2$O

3) CSF의 생성과 순환*

- 뇌척수액은 뇌와 척수내 공간의 10%내외를 차지
- 두 개내 전체부피는 약 1,700㎖, 뇌실질 12,00~14,00㎖, 뇌척수액 70~160㎖, 두 개내 혈액 150㎖, 척수강의 지주막공간내 척수액 10~20㎖
- 생산량 : 500㎖/day, 20㎖/hour, 0.35㎖/min

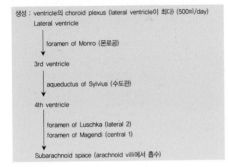

생성 : ventricle의 choroid plexus (lateral ventricle이 최다) (500ml/day)

Lateral ventricle

↓ foramen of Monro (몬로공)

3rd ventricle

↓ aqueductus of Sylvius (수도관)

4th ventricle

↓ foramen of Luschka (lateral 2)
foramen of Magendi (central 1)

Subarachnoid space (arachnoid villi에서 흡수)

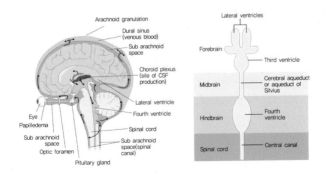

2 신경학적 검사 Neurologic Examination

□ 신경학적 검사의 항목

History
- Chief complaints
- History of present illness
- Neurologic review
- Past medical History
- Family history
- Social history

General Physical Exam

Neurologic Exam

Mental status Exam
- speech, orientation, current events, judgement, insight, abstraction, vocabulary, perception, emotional response, memory, calculation, object recognition, praxis

Cranial nerve Exam
- I. Olfaction
- II. Visual acuity, ophthalmoscopic exam, visual fields
- III, IV, VI, Pupils, eye movements
- V. Corneal reflex; jaw jerk; sensation–face, scalp : motor–mastication
- VII. Motor–facial m; taste–2/3 tongue
- VIII. Hearing, equilibrium
- IX, X. Motor, palate and pharynx, phonation, taste,
- XI. Motor–SCM, trapezius
- XII. Motor–tongue protrusion

Motor
- Inspection, posture, tone and power

Coordination
- Rapid alternating movements
- Finger–to–nose test
- Heel–to–shin test

Gait and Station
- Gait testing
- Tandem gait
- Walking on heels and toes
- Romberg test

Sensory
- Touch
- Pinprick
- Vibration
- Position
- Temperature

Reflexes
- Stretch reflexes
- Plantar response
- Abdominal reflexes
- Release phenomena

□ 신경학적 검사 차트작성의 예

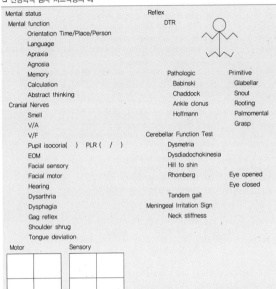

Mental status
  Mental function
        Orientation Time/Place/Person
        Language
        Apraxia
        Agnosia
        Memory
        Calculation
        Abstract thinking
Cranial Nerves
    Smell
    V/A
    V/F
    Pupil isocoria( )　PLR (/)
    EOM
    Facial sensory
    Facial motor
    Hearing
    Dysarthria
    Dysphagia
    Gag reflex
    Shoulder shrug
    Tongue deviation

Motor   Sensory

Reflex
    DTR

Pathologic   Primitive
    Babinski   Glabellar
    Chaddock   Snout
    Ankle clonus   Rooting
    Hoffmann   Palmomental
                       Grasp
Cerebellar Function Test
    Dysmetria
    Dysdiadochokinesia
    Hill to shin
    Rhomberg   Eye opened
                       Eye closed
    Tandem gait
Meningeal Irritation Sign
    Neck stiffness

1. 인지기능과 고위피질기능검사

  1) 지남력 (Orientation)
    • 시간(time) – 장소(place) – 사람(person)

  2) 주의력 (Attension)
    • backward counting : '월, 화, 수, 목, 금, 토, 일'을 역순으로 말하기
    • spell backwards : '대나무'를 거꾸로 읽어보기

3) 기억력 (Memory)

즉각적회상 (immediate recall)	• 어떤 정보를 제시한 뒤 바로 그 정보를 기억해내는 것 • 사과, 자전거, 소나무를 들려주고 바로 따라 할 수 있는지 확인
최근기억 (recent memory)	• 몇 분~수 주전에 받은 정보를 기억해내는 것 • 어제 누가 면회왔습니까? 오늘 무슨 검사를 했습니까? 등으로 확인
원격기억 (remote memory)	• 먼 과거의 사건에 대해 기억하는 것 • 고향이 어디입니까? 언제 이곳으로 이사오셨습니까? 등으로 확인
지연회상 (delayed recall)	• 20~30분 동안 주위를 다른 곳으로 돌렸다가 다시 회상을 시도 • 즉각적 회상 항목의 3 item을 20분 후에 기억하는지 확인

Retrograde amnesia
(후향성 기억장애)
	• 뇌손상 받은 시점의 이전 경험의 회상이 어렵다
	  (본인의 생년월일, 집주소, 전화번호 등)
	• 아주 오래된 과거 상황보다는 발병 시점에 가까운 과거 상황에 대한
	  기억이 더 심하게 상실

Anterograde amnesia (전행성 기억장애)	• 새로운 정보를 학습하는 능력의 장애 • 최근에 일어난 일을 기억하지 못 한다 (진료 중인 병원 이름, 식사 여부 등) • 즉각 기억(immediate memory)에는 손상이 없다

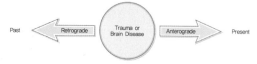

• 실어증은 좌측 뇌반구의 피질 또는 피질하 병변에 의해 주로 일어난다.
• 그러나 언어중추는 오른손잡이에서 4%, 왼손잡이에서 15%는 우측에 위치한다.

4) 실어증 (aphasia)*

(1) 대뇌피질의 주요언어부위

Broca's area (브로카 영역)	• 전두 피질(frontal cortex)의 44 area에 위치 • 언어 표현을 하는 곳으로 논리적으로 표현하고 유창하게 말을 할 수 있도록 하는 역할 • 장애 시 : 말이 앞뒤가 맞지 않거나 더듬거리거나 문법이 틀린 말을 한다. (Broca's aphasia)
Wernicke's area (베르니케 영역)	• 측두 피질(temporal cortex)의 22 area에 위치하며 청각연합 피질이라고도 한다. • 청각적인 형태로 들어온 정보를 해석하는 역할 • 장애 시 : 언어의 의미를 잊어버려 잘 이해하지 못하고, 조리 있게 말을 하지 못하며 말 비 빔(word salad), 은어실어증(jargon aphasia) 등의 언어이해 상태 (Wernicke's aphasia)
Angular gyrus (각회)	• 장애 시 청각적 이해 혹은 자발적 언어 표현에는 문제가 없으나, 읽고 쓰는 능력에 장애
Arcuate fasciculus (활꼴다발)	• 위의 주요부분들을 연결하는 구조 • 장애시 전도실어증(conduction aphasia) 발생

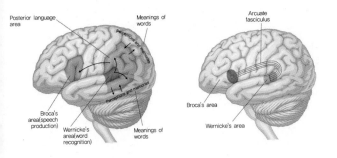

(2) 실어증의 종류 (8가지)

Broca 실어증 (Broca's aphasia)	• 말을 알아듣는데는 지장이 없으나 유창하게 말을 하지 못한다. • 모든 표현에 장애 (복창, 음독, 필기장애)
Wernicke 실어증 (Wernicke's aphasia)	• 스스로 말은 할 수 있으나 남의 말을 이해하기가 힘들다. (복창, 음독 장애) • 그러나 문법의 오류나 틀리게 말하는 경우가 많으며 자신이 무엇을 말하고 있는지 모르는 것이 특징
완전실어증 (global aphasia)	• Broca & Wernicke 영역을 모두 침범한 실어증으로 말을 알아듣기와 스스로 말을 하기 모두 장애
전도실어증 (conduction aphasia)	• arcuate fasciculus(활꼴다발)에 국한적으로 손상이 온 것으로 따라말하기(복창)가 유난히 안된다. • 언어, 문자 이해는 가능, 자발언어는 가능하지만 착어가 많다.
초피질운동실어증 (transcortical motor aphasia)	• 유난히 따라말하기(복창)를 잘하는 특징 • 언어, 문자이해는 가능하나 자발언어는 장애 • Broca 영역의 손상없이 그 주변(superior frontal gyrus)의 병변에 있을때 나타난다.
초피질감각실어증 (transcortical sensory aphasia)	• 유난히 따라말하기(복창)를 잘하는 특징 • 언어, 문자이해 불가능하며, 글쓰기, 음독도 장애 • Wernicke 영역의 손상이 tempo-occipital stroke 또는 temporo-parietal area를 손상시키는 알츠하이머병에서 나타난다.
혼합초피질실어증	• 초겉질운동실어증과 초겉질감각실어증이 동시에 나타난 실어증 • 언어, 문자이해, 자발언어, 음독, 글쓰기의 장애가 있으나 따라말하기(복창)만이 가능하다.
명칭실어증	• 병소의 위치가 매우 다양하고 다른 유형의 실어증이 회복되는 단계에서 보일 수 있는 유형이다. • 따라서 국소적 진단가치는 적다.

□ 실어증의 분류

비유창실어증				
형태	스스로말하기	알아듣기	따라말하기	이름대기
Broca실어증	비유창	양호	비정상	비정상
초겉질운동실어증	비유창	양호	양호	비정상
완전실어증	비유창	비정상	비정상	비정상
혼합초겉질실어증	비유창	비정상	양호	비정상
유창실어증				
형태	스스로말하기	알아듣기	따라말하기	이름대기
Wernicke실어증	유창	비정상	비정상	비정상
초겉질감각실어증	유창	비정상	양호	비정상
전도실어증	유창	정상	비정상	다양함
명칭실어증	유창	정상	양호	비정상

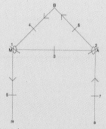

[Lichtheim's diagram of the language system]

A : Wernicke's area, B : concept center, M : Broca's area
a → A : auditory input to Wernicke's area
M → m : motor output from Broca's area
A → M : tract connecting Wernicke's and Broca's areas
A → B : pathway essential for understanding spoken input
B → M : pathway essential for meaningful verbal output

A	Wernicke's aphasia
M	Broca's aphasia
a → A	pure word deafness
M → m	articulatory disorder (aphemia)
A → M	conduction aphasia
A → B	transcortical sensory aphasia
B → M	transcortical motor aphasia

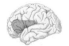
CHRONIC BROCA'S APHASIA

WERNICKE'S APHASIA

CONDUCTION APHASIA

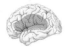
GLOBAL APHASIA

TRANSCORTICAL MOTOR APHASIA

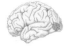
TRANSCORTICAL SENSORY APHASIA

(5) 실행증 (Apraxia)

• 수의적 행동을 할 수 있는 능력이 행위(praxis)이다.

• 실행증(apraxia) : 운동계획의 결손으로 인해 발생되는 이미 반복하여 학습된 운동이나 몸짓
  에 대한 장애 (dominant 두정엽의 장애)

  ┌ 관념운동실행증 (ideomotor apraxia)
  ├ 얼굴실행증 (buccofacial apraxia)
  ├ 관념실행증 (ideational apraxia)
  ├ 뇌들보실행증 (callosal apraxia)
  ├ 구성실행증 (constructional apraxia)
  └ 옷입기실행증 (dressing apraxia)

• 관념운동실행증 (ideomotor apraxia)의 검사
  자발운동은 가능하나 명령을 받은 운동은 장애
  '가위질 하는 흉내를 내보세요, 잘 가라고 손짓을 해보세요' 등의 명령을 적절히 수행하는지
  확인 (dominant 두정엽 하부장애)

• 얼굴실행증 (buccofacial apraxia)의 검사
  '윙크해보세요, 기침해보세요, 휘파람을 불어보세요' 등의 명령을 적절히 수행하는지 확인

• 관념실행증 (ideational apraxia)의 검사
  운동의 기획이 안되어 성냥을 긋는 등의 일상적인 물건을 정상적으로 사용할 수 없는지 확인
  (dominant 두정엽장애)

- 구성실행증 (constructional apraxia)의 검사

  기하학적 모양이나 도형, 특히 삼차원 도형의 구성이 어려워진다. 연필로 도형을 그리게 하거나 검사자가 성냥으로 조립한 모양을 흉내내어 만들게 하여 검사한다.

(6) 시공간 지남력 (Visuospatial orientation)

- visuoperceptual : line orientation test로 확인
- geographical orientation : 병실찾기, 길찾기 등에 이상이 없는지 확인

(7) 무시 (Neglect)

- 감각소거(sensory extinction)★

  병변의 같은쪽 또는 반대쪽 어느 한쪽에만 자극을 주었을 때는 적절한 반응을 하지만 양쪽에 동시에 주었을 때는 병변의 반대편 자극을 무시하는 현상으로 <u>parietal lobe</u> 장애시 나타난다.
- 반쪽공간무시(hemispatial neglect)

  ┌ 병변의 반대측에 있는 공간을 무시하는 현상
  └ 실선이등분검사(line bisection test)나 cancellation test로 검사한다.

2. 뇌신경 검사 (Cranial nerve examination)

- 1장에서 다룸

3. 운동계 검사

1) 근력

┌ 근력이 감소된 경우 : 쇠약(weakness) 또는 불완전마비(paresis)
└ 근육수축이 전혀 없는 경우 : 마비(paralysis), 완전마비(plegia)

전신근력약화	• quadriparesis (사지불완전마비) : 양쪽 팔다리 • paraparesis (하반신불완전마비) : 양쪽 다리
국소근력약화	• hemiparesis (반신불완전마비) : 한쪽 팔다리 • monoparesis (단일불완전마비) : 한쪽의 팔 또는 다리 • diplegia (양쪽마비) : 양쪽 같은 부위 • cruciate or crossed paralysis (교차마비) : 한쪽 팔과 반대쪽 다리

❑ 근력의 MRC 척도

0	전혀 근육의 수축이 없음
1	약간의 근육 수축
2	중력 제거 시 운동 가능
3	중력에 대해 운동 가능
4-	중력과 약한 저항에 대해 운동 가능
4	중력과 중간 저항에 대해 운동 가능
4+	중력과 강한 저항에 대해 운동 가능
5	정상 근력

(중력을 극복할 수 있는 것은 '3'이다)

2) 근육긴장도

▶ 근육과다긴장증

Rigidity (경직)	• extrapyramidal disease(basal ganglia)에서 볼 수 있다. • 작용근과 대항근 모두에서 긴장도가 증가되고 전체 운동범위에서 균등하게 나타난다. • 즉 flexor와 extensor 모두 긴장도가 증가되고 운동범위가 시작에서 끝까지 고루 증가되어 있다. (lead-pipe) → 관절을 수동적으로 움직일 때 톱니바퀴가 돌다가 걸리는 양상으로 움직이는 동안 지속적으로 저항이 있는 상태 (cogwheel rigidity)
Spasticity (강직)	• corticospinal tract disease(UMN)에서 볼 수 있다. • 움직임의 속도에 따른 근육긴장도의 변화가 있어, 관절을 수동적으로 움직일 때 tone의 갑작스런 증가 → 관절을 수동적으로 움직일 때 처음에는 tone이 증가하여 잘 꺾이지 않다가 어느 순간부터 갑자기 저항이 감소하여 확 꺾이게 된다. (clasp-knife) • 반신마비시에 팔에서는 flexor와 pronator, 다리에서는 extensor에서 가장 뚜렷하다.
Catatonic rigidity (긴장경직)	• 특정한 자세나 기이한 형태로 지속적으로 유지되는 경직 • 주로 정신병에서 나타난다.
Decerebrate rigidity (대뇌제거경직)	• 팔다리의 extensor의 지속적인 수축을 나타낸다. • pons 상부까지 병변이 있는 경우 발바닥 굴곡　　　　굴곡　　회내전　신전　　　내전

Decorticated rigidity (피질제거경직)	• 팔꿈치와 손목은 flexion, 다리와 발은 extension된다. • 대뇌반구의 심한 미만성 병변에 의한 혼수 (대뇌제거경직과의 차이는 팔만 flexion)
Voluntary rigidity (수의경직)	• 손상이 있을 때 의식적으로 보호하기 위해서 또는 통증에 대한 반응으로 긴장되고 딱딱해 지는 경우
Involuntary rigidity (불수의경직)	• 수의경직과 비슷하게 나타난다. • psychogenic or hysterical rigidity
Reflex rigidity (반사경직)	• 통증에 대한 반응으로 근육의 경직이 일어나는 것이다. • 급성복부질환이 있을때 배가 경직된다든지, 뇌수막염에서의 목과 등의 경직이 그 예다.
Myotonia (근육긴장증)	• muscle membrane의 장애로 여러원인에 의해 나타날 수 있는데, 보통 반복적인 움직임에 의해 긴장도가 감소하지만 드물게 증가할 수 있다.

3) 근육피부와 형태

근육인성 근육위축 (myogenic muscular atrophy)	• 다양한 원인에 의해 발생 • 근력약화의 정도와 위축이 **불균형**을 이룬다.
신경인성 근육위축 (neurogenic muscular atrophy)	• anterior horn cell, nerve root, peripheral nerve의 이상에 의해 흔히 나타나 며 흔히 lower motor neuron에 영향을 미치는 질환에서 발생 • 근력약화의 정도와 위축이 **균형**을 이룬다. • 근섬유의 감소로 인하여 전체근육 양의 감소 또는 위축을 초래하고 결합조직과 지방이 침윤되어 섬유화를 초래한다.
근육비대와 가성근육비대 (muscular & pseudomuscular hypertrophy)	• 진성근육비대 : 근육이 커진것 • 가성근육비대 : 근육이 지방과 섬유조직 때문에 커져 보이는 것
근육위축의 다른 변형	• 근육의 불용(disuse), 노화, cachexia, 내분비근육병증 등이 있을 때 발생 • 근력 약화 없이 근육소모가 뚜렷해진다. • 만약 근육소모보다는 근력약화가 뚜렷한 경우에는 염증근육병증, 중증근육무력증, 주기마비등이 원인이다.

□ 근육인성근력약화와 신경인성근력약화의 감별

	근육인성근력약화	신경인성근력약화
근력약화의 분포	몸쪽부위, 광범위	먼쪽부위, 국소적
근육부피	감소 혹은 거짓비대	감소
근육다발수축	(−)	(+)
DTR	정상 혹은 감소	감소
감각장애	(−)	(+)
혈청근육효소	상승	정상
신경전달속도	정상	비정상

4) 이상운동

운동감소장애 (hypokinetic movement disorder)	akinesia (무동증)	• 동작이 감소하거나 결핍
	bradykinesia (운동완만)	• 동작속도가 느려지거나 피로를 보이는 상태
운동과다장애 (hyperkinetic movement disorder)	tremor (진전)	• 작용근과 대항근이 교대로 혹은 동시에 수축하여 유발되는 신체부위의 율동성 진동운동
	chorea (무도병)	• 불규칙적이고 빠른 불수의운동이 신체 여러부위에서 무작위로 나타나는 이상운동 ex) Sydenham's chorea rheumatic fever에서 선조체, 피질장애로 인함
	dystonia (근육긴장이상)	• 지속적인 근육수축에 의해서 신체부위가 꼬이거나 반복적인 움직임을 보이며 비정상적인 자세를 초래하는 불수의 운동
	myoclonus (근육간대경련)	• 갑작스럽게 떨리는(jerky) 불수의 운동 ex) 졸다가 깜짝 놀라 깰때의 근수축, 딸꾹질(횡격막의 간대경련)

4. 감각계검사

일차감각기능 (primary sensory modality)	표면감각 (superficial sensation)	• pain, temperature, light touch, pressure
	심부감각 (deep sensation)	• position sense, vibration, deep pressure, deep pain
이차피질감각기능 (secondary or cortical sensory modality)		• two point discrimination, stereognosis, graphesthesia

┌ hypesthesia : 감각저하 / anesthesia : 무감각
├ hypalgesia : 통각감퇴 / analgesia : 무통증
└ paresthesia : 감각이상 / dysesthesia : 감각불쾌

- 이차피질감각기능 중 <u>two point discrimination</u>(두점식별)
  동시에 두점의 자극을 감지하는 감각의 예민도를 보는 것으로 컴퍼스를 이용하여 한지점과 두
  지점을 번갈아 자극하고 점차 두 지점간의 거리를 좁혀 가면서 환자가 감지할 때까지 확인한
  다. 각 부위마다 식별거리에 차이가 있다.

❏ 두점식별 표준거리

부위	식별거리(mm)
혀	1
입술	2~3
손가락끝	3~5
손바닥	8~15
손등	20~30
발등	30~40
몸 표면	40~70

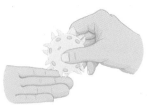

❏ 감각장애의 국소화 (localization)

Parietal lobe lesion (두정엽 병변)	• 일차말초감각은 상대적으로 보존하면서 이차중추감각의 장애를 보인다. • 두정엽의 감각피질은 몸순서배열(somatotopic representation)을 하기 때문에 병소의 크기가 작을 경우는 감각장애의 부위가 제한되어 나타나는 경우가 있어 주의해야 한다.
Thalamus lesion (시상 병변)	• 일반적으로 반대쪽의 모든 기본감각에 장애 • 감각장애는 감각이상이나 감각저하, 감각과민 등을 보인다.
Brainstem lesion (뇌간 병변)	• 한쪽 얼굴의 감각장애 + 반대쪽 팔다리의 감각장애 • lateral medullary syndrome(Wallenberg syndrome)에서 특징적이다.
Spinal cord lesion (척수 병변)	• 신체양쪽 특정부위 이하의 감각장애 • 감각해리(sensory dissociation) 　일차감각 중 일부특정감각만 결여된 경우를 말하며 척수병변에서 흔히 볼 수 있다. • 척수구멍증(syringomyelia) 　중심부 회백질의 병변으로 일측 또는 양측에 온도감각과 통각장애가 나타난다.

• anterior spinal artery stroke

전방부의 병변으로 인하여 spinothalamic tract의 손상(pain, temperature 담당) 때문에
병변 부위이하로 진동각, 위치감각은 유지되나 양쪽으로 통각, 온도각이 감소한다.

Dorsal columns spared

Spinothalamic tract
pain and temperature

• Brown-Seguard 증후군* : 척수의 편측절단

┌ 병변쪽 : 위치감각과 진동감각의 소실
└ 병변의 반대쪽 : 통각과 온도감각의 소실

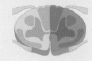

Nerve root lesion (신경뿌리 병변)	• 주로 압박에 의해 발생된다. • 해당되는 감각 피부분절의 감각장애를 나타낸다. • 예리하고 베는 듯한 통증을 호소하고 움직임, 기침 등에 의해서 더 악화되며 몸통 쪽에서 먼쪽으로 이어지는 방사통이 나타난다. • 여러개의 nerve root가 침범된 경우에는 복잡한 감각장애가 나타나 다발성말초신 경병증과 구별이 어려울 수 있다.
Dorsal root ganglia lesion (등쪽뿌리신경절 병변)	• 모든 자율신경 장애를 포함한 모든 감각장애가 나타날 수 있다. • 아급성의 통증, 이상감각, 감각소실 등이 나타난다.
Peripheral nerve lesion (말초신경 병변)	• 국소 말초신경병변 각각의 말초신경에 해당되는 부위의 감각장애 • 전신 말초신경병변 가장 길고 굵은 신경섬유가 먼저 침범되어 감각장애가 먼쪽에서 가장 심하게 나타난다. 이 경우 팔다리의 말단부위에서 감각장애가 대칭적이며 모호한 양상을 보인다. (glove-stocking distribution)

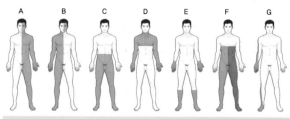

A : 한쪽 감각장애   B : 교차 감각장애   C : 병소이해(흉수)의 감각장애
D : 분절감각장애   E : 손, 발 면맥 대칭성 감각장애   F : Brown-Sequard syndrome
G : 팔, 다리의 단발성 신경근 감각장애

5. 반사검사

1) DTR(deep tendon reflex)과 신전근반사

• 근육신전반사 or DTR

근육과 연결된 인대와 관절주위 조직에 급작스런 신전자극을 주면 근방추(muscle spindle)가
자극되고 이것은 척수내에서 α신경세포에 연결되어 근육의 반사수축을 일으키는 일련의 과정
(건의 충격 → 근방추의 신전 → Ia fiber → 척수 → 전각세포 → 근수축)

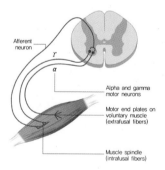

• DTR은 biceps, triceps, brachioradialis, knee, ankle tendon reflex를 본다.
• 반사의 반응정도

0−	무반응 (absent)
1+	감소된 반응 (present but diminished)
2+	정상반응 (normoactive)
3+	증가되어있으나 병적인 정도는 아님 (exaggerate)
4+	매우 증가되어 있는 병적인 상태 (clonus)

• DTR 항진 : 추체로 장애 / DTR 감소 또는 소실 : reflex arc의 장애

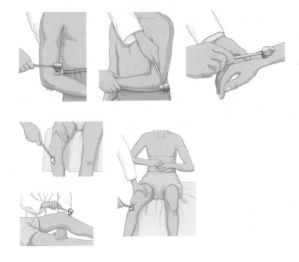

2) 표면반사 또는 피부반사 (superficial or cutaneous reflex)
• 피부, 점막에 가해진 자극 → multisynaptic → 근수축
• 표면반사의 감소 → UMN, LMN 또는 muscle 자체의 이상

- Superficial abdominal reflex (배표면반사)

  복부(T8~9, T11~12)를 가볍게 치거나 긁으면 배꼽이 자극한 방향으로 끌려가는 반응

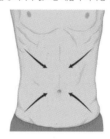

- Cremasteric reflex (고환올림근반사)

  안쪽 허벅지(L1~2)를 가볍게 치거나 긁으면 같은쪽의 고환이 올라가고 고환올림근이 수축한다.

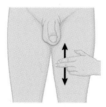

3) 병적반사 (pathologic reflex)

- 정상상태에서는 나타나지 않는 반사로서 corticospinal tract, frontal lobe, extrapyramidal tract에 병변이 있을 때 나타난다.

  ┌ 팔의 병적반사 : frontal release sign, Hoffman sign
  └ 다리의 병적반사 : <u>Babinski sign</u>, crossed extensor reflex, mass reflex

▶ Babinski sign (plantar reflex)

- pyramidal tract 질환으로서 운동피질부터 하부척수로까지의 어느 위치에 이상이 있을 때에도 나타날 수 있다. (UMN lesion)
- 발바닥의 외측에서 뒤에서 앞으로 긁어 검사
- 정상 : 엄지발가락의 MCP joint flexion / 비정상 : extension

- 엄지발가락의 비정상적인 반응이 없는 다른 발가락들의 extension은 임상적으로 중요하지 않고, 다른 발가락의 extension없이 엄지발가락만의 extension만으로 임상적 중요성을 갖는다.
- 깊은 마취, 혼수, 약제나 알코올 중독, 저혈당과 대사혼수, 깊은 수면, 발작 후 등 pyramidal tract의 일시적인 생리적 기능저하에 의해서도 나타날 수 있다.

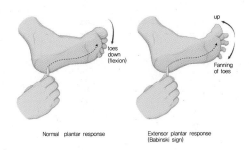

Normal plantar response

Extensor plantar response
(Babinski sign)

6. 소뇌기능검사와 보행검사

1) 소뇌기능검사

(1) Finger to nose test (손가락코검사)

- 환자로 하여금 양쪽팔을 벌린 상태에서 한손씩 번갈아가면서 집게손가락 끝을 코 끝에 대게 한다.
- 처음에는 천천히 하다가 빠르게, 처음에는 눈뜬 상태에서 하다가 눈을 감은 상태에서 수행시킨다.
- 운동거리조절장애가 있는 경우 환자는 손가락이 코에 도달하기전에 움직임이 멈춤이 있거나 느리고 일정치 않은 속도로 수행한다.

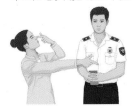

(2) Finger-nose-finger test (손가락맞대기검사)
- 집게손가락을 환자의 코와 검사자의 손가락에 번갈아 대라고 한다.
- 검사자는 손의 위치를 변동시켜서 다양한 각도와 거리에서 수행능력을 평가한다.
- 운동거리조절장애가 있는 경우 목표물을 지나치거나(hypermetria) 혹은 닿지 못하게 된다. (hypometria)

(3) Heel to shin test (발꿈치정강이검사)
- 한쪽 발을 들어 발꿈치를 반대쪽 무릎에 닿게 하고 정강이를 따라 똑바로 내려가게 한다.
- 소뇌이상이 있는 경우 위치, 각도 조절이 어려워 발을 너무 높이 들거나 무릎을 너무 구부릴 수 있고 팔에서와 비슷한 양상의 겨냥이상(dysmetria)을 보인다.

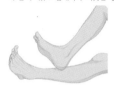

(4) Rapid alternating movement (빠른교대검사)
- 손의 pronation과 supination을 빠르게 반복하게 하거나 각 손가락으로 빠르게 엄지손가락을 반복하여 마주치게 한다.
- 다른 방법으로 한쪽 손의 손바닥과 손등을 번갈아가면서 반대쪽 손등을 빠르고 반복적으로 치게 한다.
- 일정한 빠르기로 리듬감있고 정확하고 부드럽게 수행하는지 확인한다.
- 교대운동에 장애가 있는 경우를 dysdiadochokinesia (상반운동되풀이장애)라고 한다.

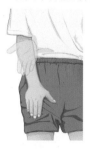

(5) Checking movement/ Rebound test (저지운동/반동검사)
- 검사자가 환자의 손목을 잡고 환자의 팔꿈치 굽힘의 반대방향으로 힘껏 편다.
- 검사자가 잡고 있던 환자의 손목을 갑자기 놓아버릴 때 환자에게 나타나는 반응을 확인한다.
- 정상적으로는 예측하지 못한 elbow의 hyperflexion movement를 정지시킬 수 있으나 소뇌질환에서는 저지가 안되어 환자는 갑작스런 hyperflexion으로 주먹으로 본인의 얼굴이나 어깨를 치게 된다.

(6) 편위/겨냥이상
- 검사자와 환자가 마주보고 서서 서로의 집게손가락을 수평으로 맞대게 한다.
- 환자로 하여금 팔을 들어 수직으로 손을 들고 손가락을 위로 향하게 한 후 다시 수평으로 돌아와 검사자의 손가락에 맞대게 한다.
- 눈을 뜨고 수차례 연습한 후 눈을 감은 상태에서 하게 한다.
- 정상적으로는 손가락이 치우침이 원래 위치로 돌아와 검사자의 손가락을 잘 맞추지만 소뇌에 병변이 있는 경우 원래 위치로 돌아오지 못하고 한쪽으로 치우친다.

(7) 일자보행 (tandem gait)
- 일직선상을 앞발꿈치와 뒷발꿈치를 붙이면서 걷게 한다.
- 소뇌병변이 있는 경우 환자는 중심을 잡지 못하고 산만하게 걷게 된다.

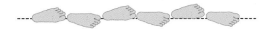

(8) Romberg test
- 두발을 모은 상태에서 똑바로 서게 하여 눈을 감고 뜨게하여 균형을 유지하는지 관찰
- 눈을 뜬 상태에서는 균형유지가 되나 눈을 감은 상태에서는 시각정보가 사라져 균형을 잃게 된다. (Romberg test(+) : proprioceptive dysfunction)

cerebellar ataxia (소뇌성 실조)	• 눈을 뜨고 있을 때와 감고 있을 때 모두 균형을 유지하지 못한다. • 시각정보에 의해 거의 보상되지 않는다.
sensory ataxia (감각성 실조)	• 눈을 뜨고 있을 때는 균형을 유지하나 감고 있을 때는 균형을 유지하지 못한다. • 시각정보에 의해 고유수용 소실이 다소 보상된다.

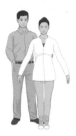

❏ Cerebellar system impairment sign*

Cerebellar hemisphere lesion (neocerebellum)	• hypotonia • DTR↓ • asynergi • intension tremor • ataxia • nystagmus • speech disturbance
Vermis lesion (archicerebellum)	• bilateral disturbance of locomotion • resemble drunken gait • trunkal ataxia

❏ Signs of Cerebellar System Impairment

Ataxia	Poorly coordinated, broad-based, lurching gait
Ataxic dysarthria	Abnormal modulation of speech velocity and volume
Dysmetria	Irregular placement of voluntary limb or ocular movement
Hypometria	Movement falling short of the intended target
Hypermetria	Movement overshooting the intended target
Dysdiadochokinesis	Breakdown in precision and completeness of rapid alternating movements (as with a pronation-supination task)
Dysrhythmokinesis	Irregularity of the rhythm of rapid alternating movements or planned movement sequences
Dyssynergia	Inability to perform movement as a coordinated temporal sequence
Hypotonia	Decreased resistance to passive muscular extension (seen immediately after injury to the lateral cerebellum)
Intention tremor	Tremor orthogonal to the direction of intended movement (tends to increase in amplitude as the target is approached)
Titubation	Rhythmic rocking tremor of the trunk and head

7. 뇌막자극검사

- 염증이나 출혈로 과도하게 예민해진 meninges와 spinal nerve에 긴장도를 유발시켜 반응을 보는 검사

1) Neck stiffness test (목경직검사)

- 검사자가 환자의 고개를 가슴쪽으로 굴곡시킬 경우 통증을 동반한 목근육의 경직으로 flexion movement의 제한을 보인다. (nuchal rigidity)

2) Kernig test

- 환자의 hip joint를 flexion시킨 상태에서 knee joint를 extension시키면 불수의적인 knee flexion 이 나타난다.
- 다른 방법으로는 hip joint를 굽히고 knee joint를 extension시키면 통증으로 인해 knee extension 이 제한된다.

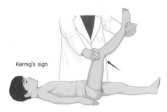

Kernig's sign

3) Brudzinski test

- 환자의 가슴을 가볍게 누른 상태에서 다른 손으로 목을 flexion시키면 양측 hip joint나 knee joint가 flexion되는 것을 확인한다.

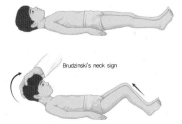

Brudzinski's neck sign

8. 혼수환자의 신경학적 진찰

1) 의식

coma (혼수)	• 어떠한 자극에도 전혀 반응이 없는 상태
semicoma (반혼수)	• coma와 stupor의 중간단계로서 아주 심한 자극을 주어도 깨어나기가 어려우나 반사적인 움직임이 있다.
stupor (혼미)	• 환자 스스로의 움직임은 없으나 아주 심하고 반복적인 자극에 의해서만 반응을 하게 되는 상태
drowsy (졸음중)	• 깨어 있기는 하나 자극이 없으면 쉽게 잠들려고 하는 상태
alert (각성)	• 정상인이 깨어있을 때와 같은 상태로 환자는 자극에 대해 행동과 언어로 검사자와 같은 정도로 적절히 반응하고 자신과 주위에 대하여 인지하고 있다.

❑ Glasgow 혼수척도

눈뜨기
4. 자발적으로 눈을 뜸
3. 말로 지시할 때 눈을 뜸
2. 통증자극을 줄 때 눈을 뜸
1. 전혀 눈을 뜨지 않음

언어반응
5. 지남력이 유지된 정상적인 상태
4. 대화는 되나 혼돈되어 지남력이 없음
3. 말로 대화가 불가능한, 적절한 단어를 사용하지 못함
2. 말이라기 보다는 소리에 가까운 상태
1. 전혀 소리를 내지 못함

운동반응
6. 명령에 적절한 운동반응을 보임
5. 통증자극을 주었을 때 자극을 제거하기 위하여 자극한 부위에 손을 가져감
4. 통증자극을 주었을 때 손을 가져가지는 못하지만 회피하려는 움직임을 보임
3. 이상 굽힘 반응
2. 이상 펴기 반응
1. 전혀 움직이지 않음

GCS	mental state
3~4	coma
5~8	semicoma
9~12	stupor
13~14	drowsy
15	alert

❏ 혼수와 의식장애를 일으키는 원인들

구조적 병터

외상
  뇌타박상
  경질막밑출혈
  경질막밖혈종
뇌혈관질환
  허혈뇌혈관질환: 뇌경색증, 뇌색전증
  출혈뇌혈관질환: 거미막밑출혈, 뇌실내출혈, 뇌내출혈
  대뇌정맥굴혈전정맥염(cerebral venous sinus thrombophlebitis)
종양질환
  일차뇌종양, 전이뇌종양, 수막암종증
감염질환
  수막염, 뇌염, 뇌고름집, 기생충질환(낭미충증), 경질막밑축농, 감염후뇌염, 예방접종후뇌염,
  아급성경화범뇌염(subacute sclerosing panencephalitis)
기타
  수두증
  중심다리뇌수초용해
  고혈압뇌병증
  발작후 상태
  준임상적 발작(subclinical sezure)이나 비경련간질속증

구조적 병터가 없는 경우

대사질환
  저산소뇌손상, 전해질불균형, 간성혼수, 요독혼수, 영양결핍증, 산염기장애, 저오스몰,
  고오스몰, 과탄산혈증
내분비질환
  갑상샘기능장애, 뇌하수체기능장애, 저혈당, 당뇨병케토산증, Addison병
고체온, 저체온
약물중독
  마약, 알코올, barbiturate나 기타 진정제, 일산화탄소, 항경련제, 항우울제
정신질환

2) 기타 의식장애

  (1) 혼돈 (confusion)

    • 각성상태를 유지하지만 이해하고 조리 있게 말하며 합리적으로 추론하는 능력이 감소된 상태
    • 특정한 사고와 행동을 지속적으로 할 수 없고 지남력 장애가 초기에 나타난다.
    • 짧은 대화는 할 수 있으나 사고는 느리고 산만하여 일관되지 않고 시간과 공간에 대한 지
      남력을 상실한다.

(2) 섬망 (delirium)
- 혼돈과는 달리 환각(hallucination)과 착각(illusion), 과다 혹은 과소활동(hyper or hypoactivity), 초조(agitation), 떨림(tremor), 자율신경계 항진 등의 증상이 나타난다.

(3) 지속식물상태 (persistent vegetative state)*
- 호흡은 정상이나 스스로 기도를 유지할 수 없다.
- 각성은 alert하며 수면각성주기(sleep-wake cycle)도 유지되며 자발적으로 눈을 뜨지만 의식의 내용(content)이 전혀 없어 주위의 자극에 대한 반응이 없다.
- 뇌사는 대뇌반구, 뇌간을 포함하는 전뇌기능이 불가역적으로 정지된 상태라면, 식물상태는 뇌간기능이 일부 잔존하고 있는 상태이다.

3) 호흡
- respiratory center : pons와 medulla에 위치
  - pons : pneu-motaxic center, apneustic center
  - medulla : expiratory center, inspiratory center

(1) Cheyne-Stokes respiration
- 짧은 기간의 과다호흡과 좀더 짧은 무호흡이 규칙적으로 반복되는 경우 (regular oscillations between hyperpnea & apnea)
- 양쪽 대뇌반구에 넓게 퍼진 대뇌피질병변에 의해서 일어날 수 있으며 midbrain보다 상부에 병소가 있을 때에 나타난다.
- 양쪽 시상의 기능에 이상이 있거나 양쪽 대뇌반구에서 상부 간뇌로 내려오는 경로에 병변이 있어도 관찰될 수 있다.
- supratentoral lesion의 경우 Cheyne-Stokes respiration이 나타나면 transtentorial herniation이 발생할 직전상태를 의미한다.

(2) Hyperventilation with brainstem injury
- 지속적이고 빠른 과다호흡 (rapid, deep hyperpnea(20~40/min))
- 호흡은 많이 하지만 상대적으로 저산소증을 보인다.
- midbrain, pons의 병변이 있을 때 나타난다.

(3) Apneustic breathing
- 숨을 길게 들이마신 상태에서 호흡을 멈추고 수초 동안 지속한 후에 숨을 내쉬는 과정을 반복하는 경우
- pons의 아래쪽 반에서 lateral tegmentum에 병변이 있는 경우에 발생

(4) Cluster breathing
- 호흡이 군집하여 발생하는 양상이 불규칙하게 연속되는 경우이다.
- 하부 pons와 상부 medulla에 병변이 있는 경우에 발생.

(5) Ataxic breathing (irregular breathing)
- 완전히 불규칙한 호흡형태로 세기와 지속시간이 다양한 들숨을 보이는 가쁜 호흡이 무호흡시기와 섞여 있다. (호흡의 심방세동)
- dorsolateral medulla의 병변이 있는 경우에 발생.

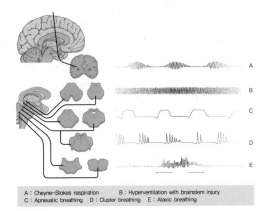

A : Cheyne–Stokes respiration   B : Hyperventilation with brainstem injury
C : Apneustic breathing   D : Cluster breathing   E : Ataxic breathing

□ 혼수 환자에서 관찰될 수 있는 이상 호흡

이상호흡	양상	병터 위치
Cheyne–Stokes호흡	과다호흡과 무호흡이 규칙적으로 반복	사이뇌
뇌줄기손상 과다호흡	지속적이고 빠른 과다호흡	중간뇌와 다리뇌
지속흡입호흡	긴 들숨을 수초 동안 지속한 후 날숨	하부 다리뇌
군발호흡	군집된 호흡이 불칙하게 연속됨	하부 다리뇌, 상부 숨뇌
실조호흡	완전하게 불규칙	숨뇌

4) 동공

fixed dilated pupil	orbital 또는 oculomotor nerve의 직접적인 damage
gradually developed fixed, dilated pupil	ICH의 extending or brain swelling with transtentorial herniation
pin–point pupil*	pontine 또는 hypothalamus의 damage barbiturate 중독
midposition or slightly dilated, round, regular, fixed pupil	midbrain(tectal or pretectal) damage
unilateral dilated, fixed pupil	transtentorial herniation
small, symmetrical regular pupil with light reflex	metabolic encephalopathy (sedative)

❑ 혼수 환자의 병터 위치에 따른 동공 변화

병터 위치	동공 변화
양쪽 사이뇌	수축
시상하부	수축
중뇌덮개	중간 크기 혹은 약간 큼, 빛반사소실
섬유체척수반사 유지	
중뇌뒤판	동공편위, 중간 크기, 빛반사소실
섬유체척수반사 소실	
동공운동섬유	난원형, 빛반사소실
다리뇌뒤판	점동공(pinpoint pupil)
빛반사미약(확대경으로 확인 가능)	
가쪽 숨뇌	수축(Horner증후군)
눈돌림신경 압박	확장(Hutchinson동공)

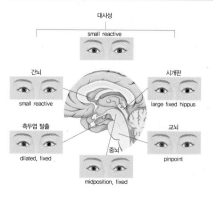

9. 뇌사 (Brain death)

- 임상적으로 뇌활동이 비가역적으로 정지된 상태 (irreversible brain damage)

☐ 뇌사판정기준

아래의 선행조건과 판정기준에 모두 적합한 경우에 한하여 장기 등 이식에 관한 법률이 규정한 "뇌사자"로 판정할 수 있다.

1. 선행조건
① 원인질환이 확정되어 있고 치료될 가능성이 없는 기질적인 뇌병터가 있어야 한다.
② 깊은 혼수상태로서 자발호흡이 없고 인공호흡기로 호흡이 유지되고 있어야 한다.
③ 치료 가능한 급성 약물중독(마취제, 수면제, 진정제, 근육이완제 등 기타 독극물), 대사 또는 내분비장애(간성혼수), 요독혼수, 저혈당뇌병증 등)의 증거가 없어야 한다.
④ 저체온상태[곧창자(rectal)온도 32° 이하]가 아니어야 한다.
⑤ 쇼크 상태가 아니어야 한다.

2. 판정기준
① 외부자극에 전혀 반응이 없는 깊은 혼수상태
② 자발호흡의 비가역 소실
③ 양눈 동공의 확대고정
④ 뇌줄기반사의 완전소실
  - 동공반사(puillary reflex)소실
  - 각막반사(corneal reflex)소실
  - 눈머리반사(oculo-cephalic reflex)소실
  - 안뜰눈반사(vestibulo-ocular reflex)소실
  - 모양체척수반사(cilio-spinal reflex)소실
  - 구역반사(gag reflex)소실
  - 기침반사(cough reflex)소실
⑤ 자발운동, 대뇌제거경직(decerebrate rigidity), 겉질제거경직(decorticate rigidity), 발작 등이 나타나지 않는다.
⑥ 무호흡검사: 자발호흡이 소실된 이후 자발호흡의 회복가능 여부를 판정하는 임상검사로서 100% 산소(O_2) 또는 95% O_2+5% CO_2를 10분간 인공호흡기로 흡입시킨 후 인공호흡기를 제거하고 100% O_2를 기관내관을 통해 6 L/min로 공급하면서 10분 이내에 혈압을 관찰하고 $PaCO_2$가 50 torr 이상으로 상승하게 됨을 확인한다. 이 조작으로도 자발호흡이 유발되지 않으면 호흡정지가 불가역이라고 판정한다.
⑦ 재확인: 위의 ①항 내지 ⑥항의 검사를 6시간 경과 후에 재확인하여도 동일하여야 한다.
⑧ 뇌파검사: ⑦항에 의한 재확인 후 뇌파검사상 평탄 뇌파가 30분 이상 지속

3. 소아에 대한 판정기준
상기 2의 판정기준에 정한 바에 따라 판정하되, 연령에 따라 다음과 같이 한다.
- 생후 2개월에서 1세 사이의 연령군은 재확인을 48시간이 경과한 후에 하되, 재확인 전(2. 판정기준 ①항 내지 ⑥항 검사 후)에

각각 2. 판정기준 ⑧항의 뇌파검사를 실시하여 기준에 적합하여야 한다.
1세에서 5세 소아는 재확인을 24시간이 경과한 후에 실시하여 기준에 적합하여야 한다.

3 어지럼증과 현훈 Dizziness and Vertigo

1. 정의 및 분류

1) 정의

- 어지럼증(dizziness) : 자신이나 주위 사물이 정지해 있음에도 불구하고 움직이는 듯한 느낌을 받는 모든 증상을 통칭하는 용어
- 현훈(vertigo) : 어지럼증 중에서도 빙글빙글 도는 느낌이 있으며 자세 불안과 눈떨림(안진)이 동반되는 전정 어지럼증

2) 분류

모든 어지럼증은 크게 생리적 어지럼증과 병적 어지럼증으로 나눌 수 있다.

- 생리적 어지럼증: 환자가 기존에 특별히 앓고 있던 질환이나 심각한 질병의 증상으로 나타나는 어지럼증이 아닌 것을 의미한다. 즉, 생리적 어지럼증은 높은 곳에 올라갔을 때 느끼는 어지럼증(height vertigo)이나 멀미와 같이 정상 감각계와 운동계가 과도한 외부 자극에 의해 흥분했을 때 나타나는 증상
- 병적 어지럼증 : 전정기관을 침범하는 전정(안뜰) 어지럼증과 전정계 이외의 부분(비안뜰)의 병에 의한 비전정 어지럼증으로 나눌 수 있다. 또한 전정 어지럼증은 내이(속귀)에서 기인하는 것(말초)과 뇌 등의 중추신경계에서 비롯되는 어지럼증(중추)으로 분류된다.

☐ 안뜰어지럼과 비안뜰어지럼의 감별점

감별점	안뜰	비안뜰
환자의 호소	주변 환경이 돈다, 회전목마를 탄 것 같다, 술에 취한 것 같다, 몸이 기운다, 멀미하는 것 같다, 균형을 잡기가 힘들다, 넘어진다	머릿속이 빈 것 같다, 몸이 붕 뜨는 기분이다, 몸과 마음이 분리된 것 같다 머릿속 안에서 돈다, 아찔하다 몽롱하다
진행	간헐적	지속적
유발 혹은 악화요인	머리의 움직임, 자세변화	스트레스, 과환기 부정맥, 환경변화
흔히 동반되는 증상	욕지기, 구토, 이명, 비틀거림, 청력이상, 시력장애, 동요시	이상감각, 실신, 주의집중장애 긴장형두통

❏ 말초어지럼과 중추어지럼의 감별점

특징	말초	중추
눈떨림의 형태	말초눈떨림	중추눈떨림
적응	빠르다	느리다
어지럼의 정도	심하다	경하다
달팽이증상	청력감소, 이명 동반 가능	드물다
동반된 신경학적징후	없다	뇌줄기, 소뇌 등의 징후

2. 신경학적 검사

- 어지럼증 환자의 검사에서 가장 중요한 것은 안뜰계(전정계, vestibular system) 불균형에 의한 징후의 유무를 판단하는 것이다.
- 이 중 가장 중요한 검사는 눈떨림(nystagmus) 관련 검사이다.

❏ 정적 및 동적 안뜰불균형의 평가

특징
정적안뜰불균형
자발눈떨림(반고리뼈관-눈불균형)
눈기울임반응(평형모래-안뜰불균형)
동적안뜰불균형
동적시력검사
머리충동검사
도리질눈떨림
진동유발눈떨림
침상옆 간이온도눈떨림검사
회전의자에서 지속회전
위치결정검사

1) Head shaking test (도리질검사)

▶ Frenzel안경 안진검사

- Frenzel 안경을 환자에게 씌우고 초당 2회, 45도 정도 크기로 20~30회 정도 머리를 좌우 혹은 상하로 흔든 뒤 멈추고 나서 눈떨림 혹은 어지럼증이 발생하는 것을 관찰
  → 눈걸림이 초당 5회 이상, 5초 이상 발생하면 안뜰계(전정계, vestibular system)이상 의미
- 말초 병변에서는 병소 반대편으로 눈떨림(안진)이 나타난다.
- 수평방향으로 shaking 후 수직방향으로 눈떨림(안진)이 나타나면 중추 병변을 의미

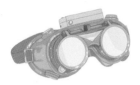

2) Dix—Hallpike 검사

- 위치결정검사(positioning test) 중 대표적인 검사로 양성돌발자세현훈(BPPV) 진단에 가장 많이 쓰인다.
- 환자는 앉은 자세에서 고개를 45도 왼쪽 또는 오른쪽으로 돌린 후 검사자가 양손으로 환자의 머리를 잡고 검사대 밑으로 머리가 내려가도록 상체를 뒤로 빠르게 젖힌 상태에서 환자의 주관적인 현훈의 정도를 관찰하며, 눈을 왼쪽, 오른쪽, 중립위치로 변화시키면서 눈떨림의 정도와 방향을 관찰한다.

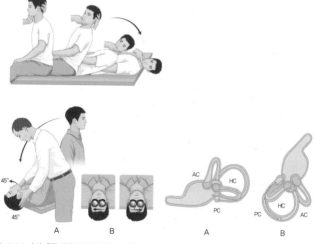

[Dix—Hallpike수기, 왼쪽 뒤반고리뼈관의 자극: 눈떨림의 방향이 왼쪽 회선, 상향으로 나타나는 해리눈떨림의 양상을 보인다. (A)는 직립시의, (B)는 왼쪽으로 Dix—Hallpike수기를 했을 때의 왼쪽 미로와 결석의 위치임. 화살표는 내림프의 이동을 나타냄. AC: 앞반고리뼈관, HC: 가쪽반고리뼈관, PC: 뒤반고리뼈관.]

3. 전정신경염 (Vestibular neuritis, 안뜰신경염)

- 갑자기 발생하는 심한 어지럼증과 오심(nausea)이 특징
- 병변측으로 쓰러지려고 한다.
- 정상고막, 청력저하(-), 다른 신경학적 증후(-)
- 30~40대에서 호발하며 흔히 상기도감염의 병력이 있다.
- 원인은 바이러스감염 또는 허혈로 인하여 vestibular nerve의 가쪽 분지 및 앞 SCC와 타원주머니를 지배하는 위분지 침범하는 것으로 생각됨.

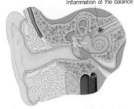

Inflammation of the balance nerve

4. 양성 자세 현훈 (Benign paroxysmal positional vertigo)

- 임상에서 어지럼증의 가장 흔한 원인이다.
- 마루결석(cupulolithiasis) 또는 반고리관결석(canalithiasis)이 원인

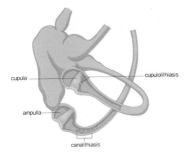

- 수초에서 1분 미만으로 지속하는 짧은 회전현훈이 일정한 자세의 변화에 의해 반복적으로 유발된다.
- 주로 posterior semicircular canal(뒤 SCC)를 침범(90%)하지만, anterior, lateral SCC도 침범한다.
- 자세에 따른 눈떨림(안진)으로 진단 가능하며 청력저하가 동반되지 않으며 Caloric test는 정상이다.
- 대부분 저절로 증상이 호전되나, 그렇지 않은 경우 멀리 떨어져 나온 이석의 위치를 바로 잡는 술기가 증상 완화에 도움을 준다.

Posterior SCC BPPV	수직성 성분(위)과 회전성 성분의 복합 눈떨림	modified Epley maneuver
Horizontal SCC BPPV	수평방향의 눈떨림	barbecue rotation forced prolonged position
Anterior SCC BPPV	수직성 성분(아래)과 회전성 성분의 복합 눈떨림 (posterior과 반대)	reverse Epley maneuver

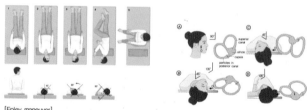

[Epley maneuver]

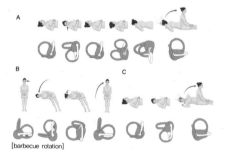

[barbecue rotation]

5. 메니에르병 (Meniere disease)

- 현훈(vertigo), 청력저하(hearing loss), 이명(tinnitus)이 반복적으로 나타나는 질환
- 병인 : endolymphatic hydrops (내림프수종)
- 여성이 남성보다 1.3배 많고, 30~50대에서 호발, 50%에서는 양측성
- 현훈이 있을 때는 눈떨림(안진) 동반된다.
- 현훈은 대개 20분 이상이며, 24시간을 넘지 않는다.
- 청각증상은 현훈이 있을 때 심해지며, 현훈이 사라지면 청각증상도 완화된다.
- 순음청력검사 : 고주파 영역의 감각신경청력상실
- 치료 ; 저염식, 이뇨제, 항히스타민제, 안정제 등의 대증치료

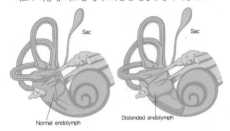

Normal endolymph   Distended endolymph

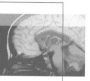

4 뇌혈관질환 Cerebrovascular disease

1. 정의 및 분류

1) 정의

- sudden onset of <u>focal neurologic deficit</u> followed by gradual improvement or not
- WHO의 정의
  급속히 발생한 국소적인(간혹 완전한) 뇌기능의 장애가 24시간 이상 지속되거나 그 전에 죽음에 이르는 것으로 뇌혈관의 병 외에는 다른 원인을 찾을 수 없는 경우

2) 분류

Hemorrhagic stroke = cerebral hemorrhage (**출혈뇌졸중, 뇌출혈**)	parenchymal or intracerebral hemorrhage (실질출혈 또는 뇌내출혈)
	subarachnoid hemorrhage (지주막하출혈)
	intraventricular hemorrhage (뇌실내출혈)
Ischemic stroke = cerebral infarction (**허혈뇌졸중, 뇌경색**)	large artery의 atherothrombosis (뇌대동맥의 죽경화혈전증)
	cardiogenic embolism에 의한 cerebral infarction (심장인성색전증)
	lacunar infarction (열공경색)
	기타 및 미분류 뇌경색

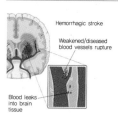

Hemorrhagic stroke

Weakened/diseased
blood vessels rupture

Blood leaks
into brain
tissue

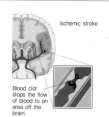

Ischemic stroke

Blood clot
stops the flow
of blood to an
area off the
brain

2. 역학

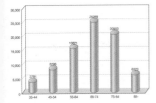

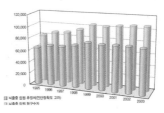

□ 뇌졸중 입원 추정재진단발현도 고려
■ 뇌졸중 입원 청구수치

3. 위험인자

Major	① TIA (transient ischemic attack) ② previous attack ③ hypertension ④ cardiac abnormalities (MI, arrhythmia, CHF, prosthetic heart valve) ⑤ atherosclerosis ⑥ DM ⑦ polycythemia	
Minor	① hypercholesterolemia ③ smoking ⑤ oral contraceptive ⑦ alcohol	② erythrocytosis ④ obesity ⑥ hyperuricemia

위험인자	상대위험도	위험인자	상대위험도
교정이 가능하지 않은 위험인자			
나이(10년 증가 당)	2	인종	
성별		가족력 – 아버지	2.4
저체중 출산((2,500 g vs. 4,000 g)	2	– 어머니	1.4
교정이 가능한 위험인자			
고혈압		목동맥 협착증	2.0
50세	4.0	비만	1.75~2.35
60세	3.0	운동부족	2.7
70세	2.0	소금섭취 〉2,300 mg	–
80세	1.4	칼륨섭취 〈4,700 mg	–
90세	1	폐경 후 호르몬요법	1.4
당뇨병	1.8~6.0	대사증후군	–
심방세동		음주(하루 5잔 이상)	1.6
50~59세	4.0	호모시스테인혈증	1.3~2.6
60~69세	2.6	경구용 피임제	2.8
70~79세	3.3	치주질환	2.11
80~89세	4.5	각종 감염 및 염증*	
고지혈증	2.0	편두통	2.1
흡연		코골이	

* H.pylori, C.pneumoniae, Cytomegalovirus, 급성호흡기감염, 요로감염, hs–CRP〉3 mg/L

4. 발생기전

1) 허혈 뇌졸중 (Ischemic stroke)

- 뇌동맥폐쇄의 가장 흔한 원인은 죽경화증(atherosclesis), 그 다음으로 흔한 것은 심장에서 기인한 혈전이 혈류를 타고 뇌혈관으로 가서 혈관을 막는 색전증(embolism)이다.

(1) 죽경화증 (atherosclerosis)

- 죽경화증으로 인하여 혈관협착, 혈관벽 약화로 인한 동맥류 형성, 석회화, 궤양형성, 혈전형성, 혈전색전증(thromboembolism)을 초래하게 된다.

▶ 호발위치

- medium or large size의 artery에서 호발
- 혈관이 갈라지거나 구부러진 곳에서 호발
- carotis bifurcation, carotid siphon, Willis circle, ACA, MCA, PCA의 기시부, vertebral artery의 기시부, 두개내의 vertebral artery, basilar artery

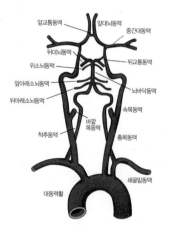

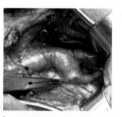

[carotis bifurcation atherosclerosis]

(2) 혈전형성 (thrombosis)

- 심방세동(mc), 류마티스판막질환, 인공판막수술, 급성심근경색 등 많은 심장질환에서 심장내 혈전이 형성되어 뇌경색의 원인이 될 수 있다.

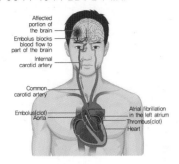

- 혈전의 종류

	White thrombus (백색혈전)	Red thrombus (적색혈전)
혈전의 조성	혈소판, 섬유소	적혈구, 섬유소
잘 생기는 혈류속도	빠른 곳	느린곳
잘 생기는 대표질환	죽경화증	심방세동
치료제	혈소판응집억제제	항응고제

(3) 허혈손상기전

CBF(cerebral blood flow) ↓ → O₂, glucose ↓
→ anaerobic glycolysis → lactic acidosis
→ ATP depletion → Edema ←

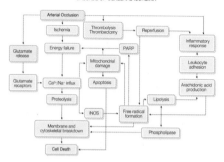

CASCADE OF CEREBRAL ISCHEMIA

- brain edema는 뇌경색환자의 가장 흔한 사망원인이다.

  ┌ cytotoxic edema : 허혈발생 5분이내 시작되고 약 24시간 동안 지속
  └ vasogenic edema : 허혈발생 20분후 시작되어 2~5일내 최대 → 뇌용적↑
                      → brain hernia

- Ischemic penumbra (허혈반음영)

  ┌ reversible ischemic area surrounding infarction (CBF : 15~20ml/100g/min)
  └ 뇌혈류가 가장 심하게 감소한 중심에서 뇌손상이 가장 심하다. 가장자리쪽으로 가면 인
    접혈관으로부터 collateral perfusion에 의해 어느정도 뇌혈류가 유지되어 신경기능은
    못하나 아직 비가역 조직손상에 이르지 않은 부위를 말한다.

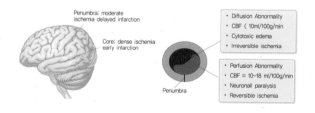

Penumbra: moderate
ischemia delayed infarction

Core: dense ischemia
early infarction

- Diffusion Abnormality
- CBF ⟨ 10ml/100g/min
- Cytotoxic edema
- Irreversible ischemia

- Perfusion Abnormality
- CBF = 10~18 ml/100g/min
- Neuronall paralysis
- Reversible ischemia

Penumbra

(4) 뇌혈류 장애로 인한 4가지 신경학적 경과

TIA (transient ischemic attack)	• 일시적인 metabolic need와 blood supply의 결핍으로 인해 발생 • **24시간 이내**에 complete recover
RIND (reversible neurologic deficit)	• 증상이 24시간 이상 지속 • **3주 이내**에 complete resolution
Progressive stroke	• 6시간 이상 계속 진행하면서 악화
Completed stroke	• 24시간 이상 호전되지도 않고 악화되지도 않으면서 지속됨

2) 출혈 뇌졸중 (Hemorrhagic stroke)

- 자발 뇌출혈의 가장 흔한 원인은 고혈압이다.
- 출혈은 대부분 뇌의 작은 관통동맥(perforating artery), 모세혈관이나 정맥이 터져서 발생한다.
- 출혈은 발생 후 보통 3시간 이내에 멈추게 된다. 뇌출혈 발생 후 1~2일간 증상이 악화하는 경우가 많은데 이는 출혈양이 증가하기 때문이기도 하지만 대부분 뇌부종과 혈종주위의 혈류나 대사장애가 원인이다.
- 출혈양이 많으면 환자는 사망하기도 하며, 생존하게 되면 혈종은 나중에 흡수되어 공동이나 섬유화된 조직으로 남게된다.

5. 뇌졸중의 진단

1) 임상진단

❏ 뇌경색과 뇌출혈을 시사하는 임상증상

뇌경색 (cerebral infarction)	• 자고 일어난 후 증상이 이미 발생한 경우 • TIA(일과성허혈성발작)을 경험한 후에 발생한 증상 • 신경학적 증상이 심해도 두통을 호소하지 않으며 의식이 깨끗한 경우 (마비 > 의식장애) • 신경학적 증상이 가볍거나 곧 호전되는 경우 • 평소 심장병, 당뇨병을 가지고 있는 사람
뇌출혈 (cerebral hemorrhage)	• 활동중 특히 스트레스가 많은 상황에서 증상이 생긴 경우 • 처음부터 두통이 있으며 구토하는 경우 • 빠른 속도로 신경학적 증상이 악화되며 점차 의식이 흐려지는 경우 (의식장애 > 마비) • 평소 혈압이 잘 조절되지 않았거나 최근 술을 무척 많이 마신 경우

2) 전산화단층촬영 (CT)

뇌경색 (cerebral infarction)	• 경색부위가 검게 나타난다. (low density) • 뇌경색은 발생한 후 <u>24시간 이내</u>에는 경색부위가 보이지 않는 경우가 많으므로 정상처럼 나타날 수 있다. 따라서 나중에 다시 CT나 MRI를 촬영해야 한다. 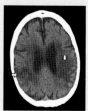
뇌출혈 (cerebral hemorrhage)	• 출혈부위가 희게 나타난다. (high density) • 뇌출혈은 출혈 직후부터 CT에 고밀도로 나타난다. → 조기에 low density화 되어버리므로 가능한 발병후 빨리 찍는 것이 중요하다. 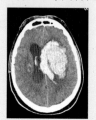

- CT는 MRI에 비해 값이 저렴하고 촬영시간이 적게 걸리는 장점이 있는 반면, 뇌경색이 초기에 영상화되지 않는다는 점, 작은 병변 특히 cortex, brain stem의 병변이 보이지 않는다는 단점이 있다.

3) 자기공명 영상 (MRI)

- 일반적으로 허혈병변은 T2강조영상에서 고신호강도로, T1강조영상에서 저신호강도로 나타난다.
- MRI는 CT보다 영상력이 뛰어나므로 CT에서 찾을 수 없는 작은 뇌졸중이나 brain stem의 뇌졸중도 용이하게 찾아낼 수 있으며 CT보다 더 일찍 뇌경색 병변을 찾아낼 수 있다.

• 그러나 검사시간이 비교적 길어 중환자나 의식이 저하된 환자는 촬영하기 어렵고, 가격이 비싸며 인공심장박동기, 금속성인공판막 등 자장에 영향을 받을 수 있는 장비를 착용한 환자에게는 사용할 수 없다는 단점이 있다.

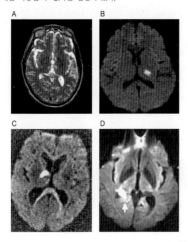

4) 카테터 혈관조영술 (Cerebral angiography)

• 혈관상태를 자세히 아는 것이 바람직하다고 생각되는 뇌경색 환자, 지주막하출혈, 동정맥기형처럼 뇌혈관의 기형을 확실히 파악해야 하는 경우에 시행한다.

• 급성기 뇌경색 환자의 동맥을 통한 혈전용해술 혹은 스텐드삽입 등의 목적으로 하기도 한다.

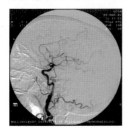

5) 경동맥 duplex 스캔*

- 경동맥은 죽경화증이 비교적 호발하는 부위이므로 초음파를 이용하여 죽경화증의 상태를 파악할 수 있다.
- 해부학적 구조를 관찰하는 B-mode와 혈류속도를 측정하는 Doppler 초음파 원리를 이용하여 죽경화증의 양상과 협착의 정도를 측정할 수 있다.

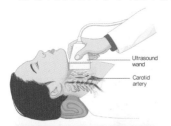

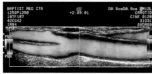

[longitudinal image of the normal carotid artery and bifurcation into the internal and external carotid arteries]

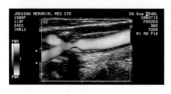

[high grade stenosis is shown just distal to the bifucation of the common carotid artery]

6) 두개경유 Doppler (Transcranial Doppler, TCD)

- 경동맥 초음파가 경동맥 상태를 볼 수 있는 검사라면 이것은 두 개내혈관의 혈류속도나 방향 등을 측정함으로써 이들 혈관의 상태를 파악할 수 있는 검사방법이다.
- 우리나라는 서양과 달리 두 개외혈관질환에 비해 상대적으로 중간대뇌동맥, 뇌바닥동맥 등 두 개내혈관질환이 흔하기 때문에 이 검사를 비교적 많이 사용한다.

• 그러나 협착이 50~60%이상 되어야 의미있는 혈류속도저하가 나타날 수 있어 민감도가 높지 않으며, 일부 고령환자에서 초음파가 temporal bone을 통과하지 못하는 단점이 있다.

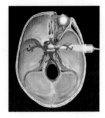

6. 일과성허혈발작 (Transient ischemic attack, TIA)

1) 정의와 특성

• 혈류장애로 인해 갑작스러운 비경련성의 일시적, 가역적인 국소 신경학적 혹은 시력의 이상으로 <u>24시간 이내</u>에 그 증상이 완전히 사라지는 경우
• 대부분 수초에서 수분동안 증상이 출현하고 한시간 이상 진행하는 경우는 흔치 않다.
• TIA가 처음 발생한 후 <u>10~20%에서</u> 90일 이내에 뇌경색이 발생하고 이 중 50%가 24~48시간 이내에 일어난다.
• 뇌경색환자의 약 15~20%에서 선행하는 TIA의 증상이 있다.

2) 원인

• 주로 경동맥과 같은 대혈관의 죽경화병소에 의해 발생
• 심장이나 aortic arch의 죽경화병소에서 비롯한 색전증도 원인이 될 수 있다.

3) 증상

경동맥계 TIA	• 같은쪽 대뇌반구의 기능이상이나 시각장애를 보이는 것이 특징 • 대뇌반구의 기능이상 : 반대편 신체의 감각 또는 운동장애 • 시각장애 : 같은쪽의 단안이 일시적으로 잘 보이지 않는 일과흑암(amaurosis fugax)이 나타난다. • 일과흑암(amaurosis fugax, transient monoocular blindness) : 통증없이 전시야가 완전히 가려질 때까지 수평커텐이 내려오는 것처럼 눈앞이 어두워지고 잠시후 반대로 점차 시각이 회복된다.

척추뇌바닥동맥계 TIA	• 증상이 일정하지 않고 지속시간이 상대적으로 길기 때문에 뇌경색으로 이행하기 쉽다. • brainstem에는 다양한 운동, 감각신경이 지나기 때문에 증상이 다양하다. • 특징적으로 dizziness, diplopia, dysarthria, 양측 얼굴감각저하, ataxia, 신체 일측 혹은 양측의 힘이 빠지거나 감각이상 등의 증상
Lacunar(열공성) TIA*	• 뇌의 작은 penetrating artery occlusion에 의해 발생 • 증상은 발생 당시 간헐적으로 띄엄띄엄 발생하는 경향이 있고 각각의 발병사이에는 기능이 완전히 정상으로 돌아온다.

4) 치료

- 위험인자 조절 : 고혈압, 당뇨병, 고지혈증 등
- 항혈소판제 : 예방적 aspirin의 사용
- 항응고제 : 심방세동이 있는 경우 장기간의 항응고치료가 뇌경색의 재발을 줄여준다.
- 경동맥내막절제술(carotid endarterectomy, CEA)
  : 심한 내경동맥협착증(70~99%)이 있는 경우 뇌경색이나 TIA의 예방에 도움이 된다.

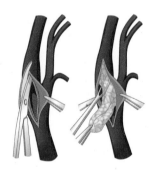

7. 뇌경색 (Brain infarction)

1) 분류

대혈관질환에 의한 뇌경색	• 대부분 죽경화증(atherosclerosis)이 원인 • 드물게 동맥박리, 동맥염, 섬유근육형성이상(fibromuscular dysplasia)이 원인이 된다. • 죽경화증으로 인해 혈관내피손상으로 혈전(thrombosis)이 생성되며, 혈전생성으로 제자리에서 혈관폐색이 되거나 일부가 떨어져나가 먼쪽 혈관에 색전폐색(thromboembolism)을 일으키거나 혈관협착정도가 심하면 혈류역학적 저류에 의한 뇌허혈이 초래된다.
심장색전증에 의한 뇌경색	• 비판막성 심방세동 (non-valvular atrial fibrillation)에 의해 심방부속기 내에 만들어진 mural thrombus가 유리되어 색전증이 된다. • 그 외 MI, acute or subacute endocarditis등이 원인이 된다. • 보통 전구증상없이 갑자기 발병하는 것이 특징
소혈관질환 또는 열공뇌경색	• 소동맥, 세동맥에서 발생하는 경색 • 원인 : 고혈압, 당뇨병 • 세동맥의 병리변화 : 지방유리질증, 섬유소성괴사, 미세죽종 • 뇌동맥계는 분지를 많이 할수록, 분지의 크기가 작아질수록 뇌의 중심부에 위치하므로 소동맥, 세동맥이 폐쇄되면 뇌중심부(basal ganglia, thalamus, 교뇌의 중심)에 작은 크기의 경색이 생긴다. (직경 1.5cm 이하)
기타	• 모야모야병, 혈관염, 정맥뇌경색, 동맥박리 등

2) 임상소견

(1) Internal carotid artery(ICA) occlusion
• ICA의 기시부는 죽경화증이 가장 호발하는 부위이므로 혈전형성이 가장 흔하다.
• embolism은 ophthalmic artery, MCA, ACA의 분지를 thromboembolism시키기도 하며, embolism이 지나치게 활발한 경우에는 그 자리에서 ICA가 폐쇄되기도 한다.

ophthalmic artery을 일시적으로 폐쇄	amaurosis (일과성 흑내장)이 발생하여 일시적으로 시력소실
ICA 폐쇄 (측부혈류 충분)	collateral circulation으로 증상이 일어나지 않을 수 있으나 동반된 심질환이나 저혈압, 탈수등이 있으면 관류압이 감소하여 두 혈관의 경계구역(MCA와 ACA사이, MCA와 PCA사이)에 혈류역학적 뇌경색(hemodynamic infarct)이 발생
ICA 폐쇄 (측부혈류 불충분)	• collateral circulation이 충분치 않은 상황에서는 대뇌반구의 전 2/3이 손상되므로 심각한 반대측 hemiplegia, sensory disturbance, global aphasia, 반대편으로 gaze palsy 등이 발생 • 대부분 심각한 뇌부종이 발생하여 뇌탈출이 악화되어 사망한다.

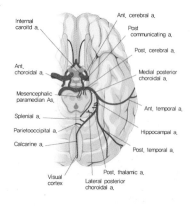

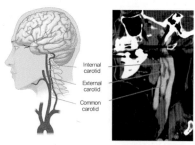

(2) Middle cerebral artery(MCA) occlusion

• MCA territory infarction은 뇌경색 중 가장 흔하여 전체 뇌경색의 약 50%를 차지

Superior division	• frontal lobe의 motor center의 손상
	→ controlateral hemiplegia (face, arm, leg 중 특히 arm)*
	  hemianesthesia, motor aphasia*
	  병변측으로의 head & eye deviation

Inferior division	• 주로 parietal, temporal lobe가 손상 → 반대쪽의 hemianopsia, sensory aphasia, Gerstmann syndrome (inferior parietal lobule 병변) • 우측 parietal lobe의 손상 → anosognosia, dressing apraxia, construction apraxia

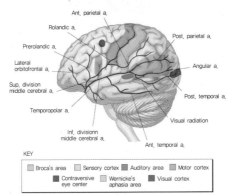

Ant. parietal a.
Rolandic a.
Post. parietal a.
Prerolandic a.
Lateral orbitofrontal a.
Angular a.
Sup. division middle cerebral a.
Post. temporal a.
Temporopolar a.
Visual radiation
Inf. divisionn middle cerebral a.
Ant. temporal a.

KEY

☐ Broca's area ☐ Sensory cortex ■ Auditory area ■ Motor cortex
■ Contraversive eye center ☐ Wernicke's aphasia area ■ Visual cortex

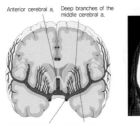

Anterior cerebral a. Deep branches of the middle cerebral a.

Internal carotid a. Middle cerebral a.

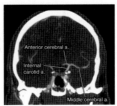

Anterior cerebral a.
Internal carotid a.
Middle cerebral a.

(3) Anterior cerebral artery(ACA) occlusion

- ACA는 대뇌반구 안쪽의 혈액공급을 담당하며, ACA는 MCA 영역의 뇌경색보다는 드물다.
- ACA는 frontal lobe의 안쪽에 혈액을 공급하므로 hemiparesis가 발생하여도 MCA와는 달리 arm 보다는 <u>leg</u>의 마비가 더 심하다★
- 감각장애는 심하지 않으며, 생겨도 발과 다리에 국한된다.

frontal lobe의 손상으로 인한 특징적인 증상	incontinence, apathy, muteness(벙어리증), abulia(의지상실증) 등이 나타난다.
bilateral anterior cingulate gyrus	• Akinetic mutism (무동함구증) ┌ 전혀 움직이지도 못하고 말도 못하게 된다. ├ 눈은 뜬 상태로 안구는 초점없이 움직인다. └ 수면과 각성의 리듬은 있다.
anterior corpus callosum	• frontal lobe의 좌우연결이 차단되어 우측 마비가 있는 환자에게 좌측 손의 실행증이 생기기도 하고 양손이 서로 협조하지 못하는 alien hand가 생기기도 한다.

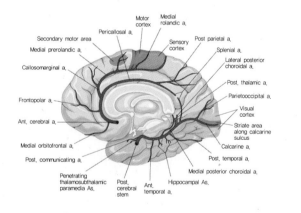

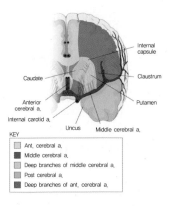

KEY

☐ Ant. cerebral a.
■ Middle cerebral a.
☐ Deep branches of middle cerebral a.
☐ Post cerebral a.
■ Deep branches of ant. cerebral a.

(4) Anterior choroidal artery occlusion

- internal capsule의 posterior limb의 후반부 2/3, paraventricular corona radiata의 일부, globus pallidus의 안쪽, globus pallidus의 안쪽, optic radiation의 기시부, temporal lobe의 uncus, cerebral peduncle, subthalamus, thalamus의 일부 등에 혈액공급
- 따라서 증상의 조합은 다양하게 나타난다.
- 대표적인 증후군으로는 병변 반대측의 반신불완전마비, 감각소실, 반맹의 조합으로 증상이 타나날 수 있으며 그 외에 ataxia, aphasia, 기억력장애등이 나타날 수 있다.

(5) Posterior cerebral artery(PCA) occlusion

- PCA는 occipital lobe, temporal lobe의 안쪽, thalamus, midbrain 등에 혈액을 공급
- occipital lobe 경색의 가장 흔한 증상은 <u>hemianopsia</u>
- 경우에 따라서는 시각인지장애 : visual neglect, visual hallucination, achromatopsia (완전색맹), simultanagnosia(동시실인)
- 좌측 손상이면 실독증, 양측 손상이면 prosopagnosia(얼굴실인증), cortical blindness
- temporal lobe 안쪽 손상 : 기억력 장애
- thalamus는 대뇌반구를 향하는 모든 섬유가 통과하는 곳이므로 thalamus infarction은 다양한 증상을 유발한다.

thalamoperforating artery	• PCA P1에서 출발하여 medial thalamus를 담당 • drowsiness, disorientation, apathy, upward gaze palsy
thalamogeniculate artery	• PCA P2에서 출발하여 lateral thalamus를 담당 • 순수감각마비 혹은 소뇌실조 • 경우에 따라서 internal capsule의 posterior limb을 침범하여 경도의 반심불완전마비
posterior choroidal artery	• PCA P2에서 출발하여 posterior thalamus를 담당 • lateral geniculate body를 침범하여 시야장애
polar artery	• posterior communicating artery에서 출발하여 anterior thalamus를 담당 • abulia(의지상실증), apathy, 기억상실

(6) Basiliar artery occlusion

midbrain infarction		• <u>3rd nerve palsy</u> + <u>contralateral hemiplegia</u> • 그 외 소뇌연결회로가 침범되면 cerebellar ataxia, substantia nigra가 침범되면 Parkinson's syndrome

pons infarction	basis pontis	• 순수운동반신불완전마비, 실조성반신불완전마비, 발음곤란, 서툰손
		• <u>locked-in syndrome (감금증후군)</u>*
		  : 양측 basis pontis에 크게 경색이 온 경우 quadriplegia,
		  dysphagia, horizontal gaze palsy, ocular bobbing 등의 증세가
		  나타나며 대부분 사망하거나 의식을 회복해도 locked-in
		  syndrome의 상태로 pons 이하의 완전마비상태로 지내게 된다.

	pontine tegmentum	• 감각장애
	medial longitudinal fasciculus	• <u>internuclear ophthalmoplegia</u>
	paramedian pontine reticular formation	• one-and-half syndrome
end basilar artery infarction		bilateral 3rd nerve palsy, upward gaze palsy, quadriplegia, drowsiness, delirium, 운동실조, 시야장애, 기억장애 등 다양한 증상

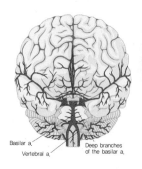

Basilar a.

Vertebral a.

Deep branches
of the basilar a.

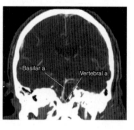

Basilar a.

Vertebral a.

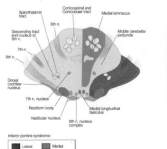

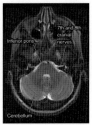

- 모음(convergence)장애가 있는 쪽의 MLF(medial longitudinal fasciculus)의 병변에 의한다.
- MLF에 병변이 있는 경우 반대측을 주시할 때 병변이 있는 쪽은 내전(adduction) 장애를 나타
  내며, 정상쪽 안구는 abducting nystagmus를 나타낸다.
- 양측성으로 MLF syndrome이 있는 경우에는 <u>multiple sclerosis</u>를 강하게 의심

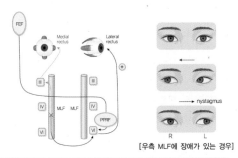

[우측 MLF에 장애가 있는 경우]

frontal cortex의 안구조절 중추 → internal capsule 통과 → pons에서 교차
  → paramedian pontine reticular formation(PPRF)
  ┌─ 동측의 CNⅥ
  └─ medial longitudinal fasciculus (MLF) → 반대측의 CNⅢ
(PPRF : pons에 존재, MLF : midbrain, pons에 걸쳐 있다)

(7) Vertebral artery occlusion

lateral medullary infarction (Wallenberg syndrome)*	• descending trigeminal sensory tract : 동측 안면감각장애 • spinothalamic tract : 반대측 팔, 다리 감각장애 • vestibular tract : vertigo, dizziness • vestibulocerebellar tract : gait ataxia • nucleus ambiguus : dysphagia, horseness, hiccup • sympathetic tract : Horner syndrome 　　　　　　　(miosis, ptosis, sweating↓) 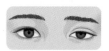
medial medullary infarction	• pyramidal tract : 반신불완전마비 • medial lemniscus : hemiparesis • hypoglossal nucleus : tongue palsy
cerebellar infarction	• 손상된 위치에 따라 평형이상, dysmetria, dysdiadochokinesia, intention tremor, 근육긴장저하 등이 나타난다. • 소뇌경색으로 인한 심한 부종이 있는 경우 sudden respiratory arrest

▶ Horner syndrome

• 한쪽 경부 교감신경절의 손상으로 인하여 특히 얼굴이나 눈을 향한 원심로가 장애를 받았을때 나타나는 증상

• 경미한 miosis(축동), 부분적인 ptosis, enophthalmos(눈함몰), 동측의 anhydrosis (decreased sweating)와 홍조 등의 증상이 나타난다.

(dilator pupillae muscle, superior tarsal muscle, orbital muscle, sweat gland 모두 교감신경의 지배를 받기 때문)

▶ Subclavian steal syndrome

• 좌측 subclavian artery의 proximal 부위에 협착이 있는 경우, 팔을 움직일 때 우측 vertebral artery의 혈류가 좌측 vertebral artery와 좌측 distal subclavian artery 등으로 역행하는 경우가 있다.

- 대개 증상이 없어 우연히 발견되는 경우가 많으며, 종종 vertebrobasilar insufficiency를 유발한다.

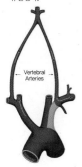

Vertebral Arteries

8. 흔하지 않은 뇌허혈장애

□ 흔하지 않은 뇌허혈장애의 원인

모야모야병
편두통경색
호모시스테인혈증
MTHFR (methylene tetrahydrofolate reductase) 돌연변이
cystathion β synthase 돌연변이
엽산, 비타민 B12 결핍
뇌아밀로이드증
CADASIL
MELAS
고혈압성뇌증
가역적뒤백색질뇌병증
면역억제제(cyclosporin, cisplatin, vincristine)
골수증식질환
HIV 감염
용혈요독증후군
임신중독
혈액응고장애
혈전저혈소판혈증자색반병
protein C, S 결핍
항트롬빈 III 결핍

아교질혈관진환
거대세포동맥염(관자동맥염)
중추신경계 원발맥관염
전신홍반루푸스
항인지질항체증후군
Sneddon증후군
섬유근육형성이상
Marfan증후군
Takayasu혈관염
Wegener육아종증
Behcet병
낫적혈구빈혈
약물 남용
amphetamine
cocaine
심내막염
신생물딸림증후군

1) 모야모야병 (Moyamoya disease)

(1) 정의

- 양측 internal carotid artery의 supraclinoid portion의 stenosis 또는 occlusion되어 small anastomotic vessel들이 광범위한 연결망을 형성하게 된다.
- basal perforating vessel의 dilatation과 neovasculization을 동반
- 혈관조영술상 혈관들이 연기나는 모양을 하고 있어 moyamoya(일본어로 연기가 피어오르는 모양의 의태어)라고 명명함.

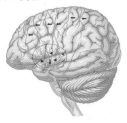

(2) 역학

- 일본에서 흔하며, 여성 〉 남성 (1.8:1)
- two peak : 14세 이하(유년기 모야모야), 25~49세(성인 모야모야)

• 한국은 환자의 2%에서 가족력이 있으며 일본보다 출혈증상이 많으며 성인형이 흔하지만 경련발작은 적다.

(3) 병리

• 혈관벽의 adventitia, media는 정상이며 intima만 fibrous tissue로 비후되어 있다.
• atherosclerosis나 inflammation 소견은 보이지 않는다. *

(4) 증상*

허혈 (63.4%)	• 주로 유년기 moyamoya disease에서 나타난다. • 근력약화, 의식혼탁, 언어장애, 감각장애 등 다양한 증상들이 반복적이고 진행하는 양상 • 과다호흡이나 심한 운동시에 PaCO₂저하로 인한 뇌혈관의 일시적 수축으로 CBF가 감소하여 일시적인 마비가 생길 수 있다. • 감염등에 의해 허혈증상이 악화될 수 있다.
출혈 (21.6%)	• 주로 성인 moyamoya disease에서 나타나며 특히 여성에서 흔하며 반복적으로 나타날 수 있다. • 내뇌출혈(60%), 뇌실내출혈(30%), 거미막밑출혈(10%)

• 간질발작(7.6%), 기타(7.5%)

(5) 진단*

cerebral angiography상 ICA의 occlusion, basal perforating vessel의 dilatation과 neovasculization

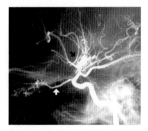

(6) 예후

유년기형	• 시간이 경과함에 따라 혈관협착이 심해지고 처음에는 한쪽만 이상이 있다가 차츰 반대쪽에도 이상이 나타난다. • 그러나 심각한 허혈이나 출혈의 합병증은 매우 드물어 성인형보다는 예후가 좋다.
성인형	• 혈관협착의 진행은 흔하지 않으나 반복적인 뇌출혈로 인하여 유년기형보다는 예후가 좋지 못하다.

(7) 치료

약물치료	• 대증치료로서 혈관확장제, 항혈소판제, 혈전용해제 • 경련이나 IICP시에 항경련제나 스테로이드
수술치료	• STA-MCA bypass (superficial temporal a.-middle cerebral a.) • EDAS (encephaloduroarteriosynangiosis) • EMS (encephalomyosynangiosis) • EAS (encephaloarteriosynangiosis) • durapexy, omentum transplantation

2) 거대세포동맥염 또는 관자동맥염 (Giant cell arteritis or Temporal arteritis)

(1) 개요 및 역학

- 대개 경동맥, 척추뇌바닥 동맥 영역에 발생하며, 주로 extradural segment의 염증에 의해 발생되지만 염증성 폐색에 의해 발생되기도 한다.
- 50세 이상에서 20명/100,000명 정도 발생하며, 50세 이상에서는 거의 없다.

(2) 증상

- 두통
  - 가장 흔한 증상으로 대부분 밤에 흔하여 수면을 방해한다.
  - 주로 관자부위 두피에 통증이 있고 얼굴, 턱, 뒤통수 쪽에 통증을 호소할 수 있으며 간혹 jaw claudication이 동반되기도 한다.
- 전신증상 : 발열, 체중감소, 피로, 근육통, 경직(stiffness) 등
- 치매, 혼돈, 우울증 등을 합병할 수 있다.
- 시력상실 (40~50%)
  - 일단 발병하면 치료해도 거의 회복되지 않는다.
  - 영구 시력상실이 생기기 전에 transient monocular blindness가 선행하기도 한다 (10~15%)
  - 한쪽눈에 국한되지만 75%에서 2주 이내에 반대측 눈도 침범
- 뇌졸중 (7%) : 드물지만 치명적이다. 미세혈관에 염증을 일으켜 허혈질환을 유발한다.

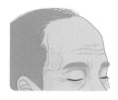
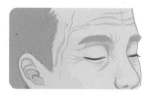

(3) 진단

- ESR ↑ (>50mm/h)
- superficial temporal artery biopsy (확진)

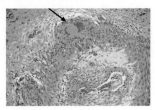

[infiltration of the tunica adeventitia with chronic inflammtory infiltrate including giant cells(arrow)]

(4) 치료

- prednisone (40~60mg/day)

9. 급성기 허혈뇌졸중의 치료

1) 급성기 환자의 일반적 관리

▶ 치료원칙

- 뇌혈류개선을 통해 허혈로 인한 뇌손상을 최소화
- 뇌손상 과정에서 해가 되는 여러 요인을 제거하여 병소의 악화를 감소
- 뇌졸중의 재발을 예방하고 조기에 재활치료

호흡장애	• 기도확보와 O₂공급 • 저산소혈증이 확실치 않은 경우에는 일상적으로 O₂를 공급하지 않는다.
뇌졸중 직후 혈압상승	• 뇌졸중 직후 상승하는 혈압은 뇌혈류자동조절이 상실된 허혈부위에 혈류공급을 위한 방어기전이므로 인위적으로 갑작스런 혈압강하는 하지 않는다.[5] (systolic 160~180mmHg로 약간 높게 유지)* • 대개 수일후 자연적으로 저하된다. • 혈압강하가 필요한 경우 ┌ systolic > 220mmHg, diastolic > 120mmHg 또는 평균동맥혈압 > 130mmHg └ aortic dissection, acute MI, CHF, ARF 등이 동반된 경우 • 특히 혈전용해요법을 적용받고 있는 경우에는 systolic < 180mmHg 또는 diastolic < 105 mmHg를 유지해야 한다.

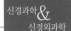

혈당의 변화	• 예후와 관련이 있으므로 고혈당(〉 300mg/㎗)이 있는 경우 인슐린투여, 저혈당은 10~20% 포도당 공급
급성기의 체온상승	• 체온상승은 예후에 악영향을 미치므로 체온저하를 권장
스트레스 궤양 (stress ulcer)	• 고령이나 중증의 경우에는 stress ulcer 합병에 대비하여 H₂ blocker 정맥투여 권장
뇌졸중 후 경련	• 흔히 않으나 cortex에 병변이 있는 경우나 내과적 합병증이 있는 경우 나타날 수 있다. • 경련발작의 재발은 뇌경색 발생 후 2주후 지연성으로 나타나는 경우가 많고 그 이전에 조기 발생한 경우 재발확률이 낮으므로 예방차원의 항경련제 투여는 좋지 않다.
기타	• 특히 고령자, 전신대사질환, 전의 뇌졸중 과거력 있는 경우 호흡기감염, 요로감염, 낙상, 피부손상 등의 합병증 동반 가능성이 높으므로 적극적으로 합병증의 예방과 치료를 요한다. • 반신불완전마비에는 deep vein thrombosis, pulmonary thrombosis를 예방하기 위하여 heparin의 피하주입치료가 필요할 수도 있다.

2) 뇌순환의 복원 (혈전용해요법)

  • 혈전용해요법의 therapeutic window : 뇌졸중 발생 후 <u>약 3~6시간 이내</u>

□ r-tPA 혈전용해요법의 적용기준

신경학적 결손을 초래하는 허혈성 뇌졸중의 진단
신경학적 징후가 저절로 좋아지고 있지 않아야 한다.
신경학적 징후가 미미하고 고립되지 않아야 한다.
손상이 큰 환자를 치료하는 것은 주의한다.
뇌졸중의 증상은 거미막밑출혈을 시사하지 않아야 한다.
치료 시작이 증상 발생의 3시간 미만이어야 한다.
최근 3개월 내 두부 외상이나 뇌졸중이 없어야 한다.
최근 3개월 내 심근경색이 없어야 한다.
최근 21일 내 위장관이나 요로의 출혈이 없어야 한다.
최근 14일 내 대수술이 없어야 한다.
최근 7일 내 압박이 안 되는 장소의 동맥천자를 한적이 없어야 한다.
이전에 두개내출혈의 과거력이 없어야 한다.
혈압이 수축기 〈185 mmHg 이고, 확장기 〈110 mmHg 이어야 한다.
검사에서 활동성 출혈이나 급성외상(골절)의 증거가 없어야 한다.
경구 항응고제를 복용하지 않았거나 만약 복용했다면 INR ≤1.7 이어야 한다.
만약 heparin을 48시간 이내에 사용했다면, aPTT가 정상 범위어야 한다.
혈소판 수치 ≥100,000 /mm³
혈당 ≥50 mg/dL (2.7 mmol/L)
신경학적 장애를 남기는 발작이 없어야 한다.
CT에서 다발뇌경색이 보이지 않아야 한다(저밀도 영역이 뇌반구의 1/3 이하여야 한다).
환자 혹은 가족이 치료로부터 생길 수 있는 가능한 위험과 이익을 이해하여야 한다.

---

5) Cushing's reflex* : bradycardia, BP↑, irregular respiration 인위적인 혈압강하시 CBF 감소하여 ICP가 더 상승할 수 있다.

- 투여용량 : 0.9mg/kg (최대용량 90mg)
- 1/10을 1분동안 한번에 주입, 나머진 1시간에 걸쳐 천천히 주입
- r-tPA 투여 후 최소 24시간은 ICU에서 집중관찰하고 vital sign과 neurologic examination 을 첫 2시간은 매 15분마다, 다음 6시간은 30분마다, 이후 16시간은 매1시간마다 check 한다.
- r-tPA 투여 후 지나친 혈압상승은 출혈합병증이나 뇌부종발생과 직접적 관련이 있기 때문에 5~10분 간격으로 측정한 혈압이 2회 이상 계속 높으면 그 정도에 따라 조절해야 한다.
- 출혈합병증은 24~36시간 내에 흔하지만 주로 12시간 내에 가장 많이 발생한다.
  → 따라서 r-tPA 주입 중 신경학적 악화가 있을때는 우선적으로 hemorrhage를 먼저 고려하여 r-tPA를 즉시 중지하고 CT 검사

3) 뇌부종과 두개내압 상승의 치료*

  (1) Hyperosmolar agent

Glycerol	- 1g/kg - 경구용으로는 50%, 정맥용으로는 100% 용액 사용 (경구용이 더 효과적) - mannitol보다 작용시간이 짧고 BBB를 통과한 후 뇌에서 대사되므로 rebound edema나 부작용이 비교적 적다
Mannitol	- 0.25~1g/kg, 20%용액으로 4시간 마다 투여 - 두개내압 조절효과 외에 신경보호작용등의 이론적 부가작용이 있다.

  - rebound edema
    hyperosmolar agent를 정맥내 주입하여 혈액내 삼투압이 상승하면 뇌부종액을 혈관내로 끌어들일 수 있지만, 시간이 경과하여 hyperosmolar agent가 BBB를 통과하여 오히려 뇌 조직내로 수분을 끌어들이는 현상

  (2) Loop diuretics (furosemide)

  (3) Hyperventilation
  - PCO_2를 저하시켜 뇌혈관수축을 유도하여 두 개내압을 저하시킨다.
  - 두 개내압 조절의 효과가 가장 빨라 대개 30분 내에 최대효과
  - 오래사용하면 CSF의 산도가 평형을 이루면 효과가 소멸된다.

4) 항응고요법
  - 최근의 지침에서는 조기 heparin의 투여는 권고하지 않으며, DVT나 폐색전증의 예방조치로만 허용하고 있다.

5) 항혈소판제

- aspirin (300mg/day) : prostaglandin의 합성저해 → TXA$_2$에 의한 혈소판응집 방해

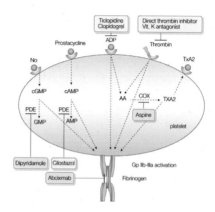

10. 뇌정맥 혈전증 (Cerebral venous thrombosis)

1) 원인과 위험인자

- 젊은 여성 > 남성 (특히 분만전후의 산모에게 많다)
- 전체 환자의 약 6~12%는 감염과 관련된다

□ 뇌정맥혈전증의 원인과 위험인자

혈전호발상태
유전 조건
항트롬빈 결핍
C단백과 S단백 결핍
Factor V Leiden 돌연변이
Methylenetetrahydrofolate reductase의 유전자 돌연변이에 의해 야기된 호모시스테인 혈증
후천 혈전호발상태
콩팥증후군
항인지질항체
호모시스테인혈증
임신
산후기

감염성 원인들
귀염, 꼭지염, 근염
수막염
전신감염병
염증병
전신홍반루푸스
Wegener육아종증
사르코이드증
염증창자병
Behcet증후군
혈액조건
적혈구증가증, 원발성, 이차성
고혈소판증
백혈병
빈혈(발작야간혈색뇨증포함)
약물
경구피임제
Asparaginases
기계적 원인, 외상
머리손상, 굴 혹은 목정맥 손상, 목정맥카테터삽입
신경외과적 처치
허리천자
기타
탈수, 특히 소아에서
암
특발성

2) 병인

- cortical vein이 막히면 뇌의 허혈변화와 출혈이 나타날 수 있으며 뇌부종이 동반될 수 있다.
- 경질막 정맥굴이 막히면 경질막정맥굴 내의 정맥압이 높아지므로 arachnoid villi를 통해 CSF 가 흡수되지 않으므로 두개내압이 상승한다.

3) 임상양상

- 뇌정맥계통은 해부학적 변화가 많고 collateral circulation의 형성이 잘 되어 있다.
- 뇌정맥 혈전증은 동시에 여러 뇌정맥을 침범할 수 있기 때문에 특징적인 증상이 없고, 운동이 상이나 감각마비 이외에 두통, 경련, 혼수 등과 같은 다양한 증상이 나타난다.
- 두통(75%) : 대부분 수일에 걸쳐서 지속적으로 서서히 심해지는 양상
- 경련(40%) : 이 중 12~15%는 첫증상으로 발현되기도 한다.
- 의식저하(30%) : 초기보다는 수일후에 나타날 수 있다.
- 혈전이 발생한 cortical vein의 영역에 따라 국소신경학적 이상 (팔다리의 운동 및 감각장애, 실어증, 뇌신경마비 등)

- ICP상승 : 안저에서 시신경유두부종(papilloedema)이 발견
- diplopia : 6th nerve의 병변
- <u>Cavernous sinus thrombosis</u> (해면정맥동 혈전)
  - periorbital edema, chemosis(결막부종), proptosis(안구돌출), eye pain & tenderness, upper face의 cyanosis
  - ophthalmoplegia, pupillary change, retinal hemorrhage, papilledema, ophthalmic nerve의 sensory change
  - high fever, headache, nausea, vomiting
  - CSF normal

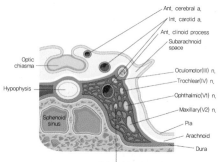

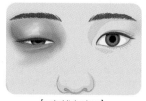

[periorbital edema]   [chemosis]

4) 진단

- cerebral angiography
- MRI (T1 enhance)

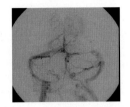

8. 뇌내출혈 (Intracranial hemorrhage, ICH)

1) 분류 및 위험인자

Primary ICH (78~88%)	• hypertension과 cerebral amyloid angiopathy	
Secondary ICH (12~22%)	• 외상 • 코카인등의 약물 • 두개내 동맥류 • 전기충격요법	• 응고병증 • 종양 • 동정맥기형 • 혈관염

- 전체 원인중에 hypertension이 50~70%
- 남성 〉 여성
- 동양인, 흑인 〉 백인

▶ Amyloid angiopathy (아밀로이드 혈관병증)

불용성아밀로이드단백이 연수막동맥, 피질동맥, 세동맥, 모세혈관 등의 혈관 media와 adventitia에 침착하여 혈관벽의 탄성이 저하되고 경미한 외상이나 혈압의 급격한 변화에 의해 쉽게 찢어지는 경향을 가진다.

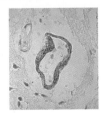

2) 증상

- 호발부위★

  ┌ <u>putamen</u>과 인접한 internal capsule (mc)
  └ thalamus, subcortical white matter, pons, cerebellum

(1) 비특이적 증상

headache	• 비특이적 증상 중에 가장 흔하다. • 두통은 putamen, thalamus 보다는 cerebellar hemorrhage에서 흔하다 • 특히 intraventricular hemorrhage(IVH)에서는 SAH과 같은 극심한 두통이 항상 발생한다. • 혈종이나 부종의 악화로 transtentorial hernia가 발생할때도 두통이 발생할 수 있다.
vomiting	• ICP상승으로 인함
seizure	• 10% 미만으로 cortex 손상이 동반될때 발생
BP↑	• 90% 이상에서 과거 고혈압의 유무와 관계없이 160/100mmHg이상으로 상승
ANS이상	• central fever, hyperpnea, hyperglycemia, arrhythmia 등
hydrocephalus	• 혈종에 의한 뇌실의 압박으로 인해 발생
기타 합병증	• DVT, 폐색전증, 폐렴, Cushing's ulcer 등

(2) 출혈 부위에 따른 특이적 증상

Putaminal hemorrhage	• <u>eye deviation toward lesion</u> • mental change, motor deficit, dysphasia, facial palsy(central type), severe한 경우 decerebrate rigidity
Thalamic hemorrhage	• <u>eye deviation downward</u> • 증상은 putaminal hemorrhage와 비슷 • IVH가 있는 경우 hemisensory deficit
subcortical hemorrhage	• hemiparesis, Gerstman syndrome
Pons hemorrhage	• <u>pin-point pupil</u> (extreme miosis) • severe mental change (sudden onset & rapid progress) • reflex conjugate eye movement impaired • quadriplegia or hemiplegia • Px. very poor
cerebellar hemorrhage	• occipital headache & vomiting • nystagmus

4) 진단

(1) 전산화단층촬영 (CT)

- 급성기에는 경계가 명확한 균질한 고밀도음영을 나타내고 혈종을 둘러싼 부종은 아직 분명하지 않다.

• 2~3일 경과후 혈종을 둘러싸고 있는 부종이 저밀도음영을 나타낸다.
• 2~3주 후에는 주변의 부종이 사라지면서 혈종의 밀도가 주변에서부터 점차 감소한다.
• 결국 혈종은 주변의 뇌조직과 등밀도(isodense)로 보이게 된다.

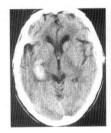 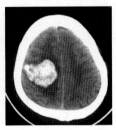

(2) 자기공명영상 (MRI)

• 혈종 내부의 혈색소는 시간이 지나면서 oxyhemoglobin → deoxyhemoglobin, methemoglobin → histocyte가 RBC를 포식하여 혈색소가 hemosiderin으로 변하여 MRI 소견은 시간이 경과함에 따라 점차 변화한다.

▫ 뇌출혈의 MRI 소견

Phase	시간	혈색소(hemoglobin)	T1	T2
Hyperacute	〈24시간	세포 안의 산화혈색소 (oxyhemoglobin)	iso 또는 hypo	hyper
Acute	1~3일	세포 안의 탈산소혈색소 (deoxyhemoglobin)	iso 또는 hypo	hypo
Early subacute	〉3일	세포 안의 메트헤모글로빈 (methemoglobin)	hyper	hypo
Late subacute	〉7일	세포 밖의 메트헤모글로빈 (methemoglobin)	hyper	hyper
Chronic	〉14일	세포 밖의 혈철소(hemosiderin)	iso 또는 hypo	hypo

iso: isosignal, hypo; hyposignal, hyper; hypersignal

5) 치료

(1) Conservative Tx.

┌ airway care (<u>aspiration pneumonia</u> 예방)
├ IICP control, BP control

```
├ fluid & electrolyte balance, nutrition
├ maintanance of elimination, skin care
├ control of headache & anxiety
└ seizure가 있는 경우 anticonvulsant
```

(2) Surgical Tx.

```
┌ stereotactic aspiration with urokinase irrigation
├ craniotomy
└ EVD (rxtraventricular drainage)
```

6) 예후

- 중요한 outcome factor는 <u>initial mental change</u>와 <u>hemorrhagic location</u>
- ICH 발생 후 6개월이내에 23~58%의 환자가 사망
- 사망 중 50%가 첫 2일내에 발생하며 한달 후 발생하는 사망은 대부분 내과적 합병증에 의해서 발생한다.
- Poor Px. factor

```
┌ 고령
├ 낮은 GCS
├ ICH의 크기가 클 수록, infratentorial hemorrhage 일수록
├ 처음부터 IVH가 동반되어 있는 경우
└ 기저질환이 있는 경우 (심장병, 당뇨병)
```

9. 지주막하 출혈 (Subarachnoid hemorrhage, SAH)

1) 정의 및 역학

- 뇌동맥의 파열에 의해 발생한 출혈이 지주막하강(subarachnoid space)내에서 CSF의 경로를 따라 확산되어 출혈이 발생한 경우
- 우리나라에서는 뇌경색(65%), 뇌내출혈(25%)에 이어 10%로 세 번째를 차지한다.
- 여성 〉 남성 (2:1~3:2), 그러나 40대 이전과 A-Com aneurysm은 남성에게 많다.
- 뇌동맥류파열은 대개 중년이상 특히 <u>40~60세</u>에서 가장 흔하다.

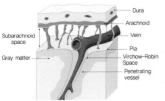
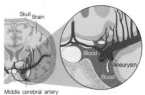

2) 원인

- **Saccular aneurysm**의 rupture (80%)
- atrioventricular malformation
- 고혈압성 뇌내출혈이 subarachnoid space로 발생한 경우
- 외상성 출혈
- 혈액응고기전의 이상
- amphetamine, cocaine과 같은 약물의 오남용
- amyloid angiopathy
- venous sinus embolism
- mycotic aneurysm, cerebral infarction, brain tumor, vasculitis 등

▶ 두개내 동맥류(aneurysm)

- 크기 : 2~3mm ~ 2~3cm (대개 10mm 이상에서 파열)

(1) 종류

┌ type1 saccular aneurysm (99%)
└ type2 fusiform aneurysm (1%)

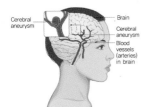
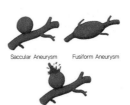

(2) aneurysmal wall

┌ adventitia
├ external elastic lamina
├ *tunica media*
├ *internal elastic lamina* ┐─결핍부위
└ endometrium

(3) 호발부위

- vessel이 나뉘어지는 부분에 많다.
- 90%이상이 Willis circle 앞쪽에서 발생.

  ┌ **Anterior communicating artery** (mc)★
  ├ ICA에서 posterior communicating artery로 분지하는 부위
  ├ MCA bifurcation
  └ ICA에서 MCA와 anterior communicating artery로 분지하는 부위

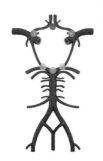

▶ Circle of Willis

- Anterior cerebral artery ┌ anterior communicating artery
                           └ pericallosal artery
- Internal carotid artery ┌ posterior communicating artery
                          ├ carotid bifurcation
                          ├ anterior choroidal artery
                          └ ophthalmic artery
- Posterior cerebral artery
  (basilar artery와 middle cerebral artery는 brain에 supply하지만 circle에는 속하지 않는다)

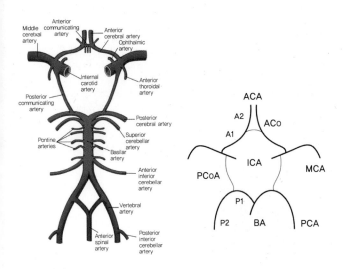

3) 임상증상과 증후

- 뇌동맥류환자의 90%에서 SAH발생, 7%에서 주변 신경구조 압박증상, 3%에서 우연히 발견되어 진단
- SAH의 두통의 양상 : sudden explosive headache ('the worst headache in my life')
  (지금까지 경험해보지 못한 칼로 도려내는 듯한 폭발할 것 같은 두통)
- meningeal irritation sign : neck stiffness, Kernig sign
- nausea, vomiting
- seizure (10~25%)
- 뇌동맥류가 파열하기 2~3일전에 경고증상으로 소량의 출혈로 인한 일시적인 경고 두통을 겪게 된다(20%).
- 약 10~15%의 환자는 파열 후 출혈이 심하여 곧 사망, 약 20~30%는 혼수상태로 내원
- 동맥류의 파열은 겨울이나 3, 9월 환절기에 많으며 일상활동중 많이 발생한다.
  (무거운 물건을 들거나, 성행위, 용변, 흥분하여 갑작스런 혈압상승)★

▶ 부위에 따른 증상

- anterior communicating artery : paraparesis (양하지마비)
- MCA bifurcation : basal ganglia(internal capsule)과 가까이 있어 hemiparesis, seizure
- posterior communicating artery : <u>3rd nerve palsy</u> (pupil dilatation)★

▶ 3가지 임상양상

- 격심한 두통, 오심, 구토와 바로 이어지는 의식소실
- 격심한 두통은 있으나 의식은 명료한 상태
- 전구증상없이 먼저 의식소실이 있은 후 이어지는 decerebrate rigidity, clonic jerk

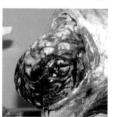

4) 임상경과와 합병증

- • **rebleeding**   • **cerebral vasospasm**
- • hydrocephalus   • seizure
- • 그 외 myocardiac infarction, arrhythmia, electrolyte abnormality, pulmonary Cx, GI bleeding 등

(1) 재출혈 (rebleeding)

- 재출혈시 사망률은 70~90%로 뇌동맥류파열 환자의 가장 심각한 합병증이다.
- 첫 24시간내에 가장 많고(4.1%), 이후 하루 1.5%정도로 발생하며, 6개월내에 약 50%에서 발생 (거의 2주내에 발생)
- 조기재출혈은 임상등급이 낮은 환자에게서 더 빈번하다.

(2) 뇌혈관연축 (cerebral vasospasm)

- 원인 : 확실치는 않지만 산화혈색소(oxyhemoglobin)이 중요한 역할

oxyhemoglobin → Ca^{2+}이 cell내로 influx → free radical 분비 → vasoconstriction

- 뇌경색이나 허혈손상을 유발하여 delayed progressive neurologic deficit이 나타날 수 있다. (보통 rupture후 <u>4~10일경</u>에 발생)
- 출혈 후 약 3일부터 시작하여 6~8일째에 최고조에 이르고, 대체로 12일 후부터는 완화되어 17일 이후에는 잘 발생하지 않는다.
- 약 30%에서 발생하며 이들 중 25%가 사망하며 10%에서는 신경학적 장애가 남는다.
- 치료 : volume expansion (<u>3H therapy</u>) (효과는 controversal)

 ┌ hypertension (고혈압)
 ├ hypervolemia (혈액과다증)
 └ hemodilution (혈액희석)을 유도

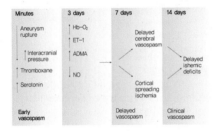

(3) 수두증 (hydrocephalus)
- blood clot이 adhesion되어 대부분 communicating hydrocephalus로 발생
- 3주 이후에 생기는 chronic complication
- 치료 : lumboperitoneal shunt (LP shunt)

5) 진단

(1) 전산화단층촬영 (CT)
- 일시적이거나 지속적인 의식소실을 동반한 SAH 의 90% 이상은 CT로 진단 가능
- 그러나 출혈양이 적거나 시일이 지나면 CT로 확인이 되지 않는다.
- 따라서 증상은 의심되나 CT상 이상소견이 발견되지 않으면 lumbar puncture 시행

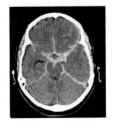

(2) 요추천자 (lumbar puncture)

- CSF에서 황색변색(<u>xanthochromia</u>)이 확인되면 SAH로 진단
- 발병 2~3일까지는 blue color → 그 후 yellow color (hemolysis에 의한 bilirubin)

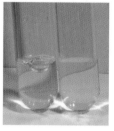

[Lt. : xanthochromia, Rt. : normal]

- 신선한 혈액이 보이는 경우에는 외상성천자(traumatic tap)와 감별해야 한다.
- <u>외상성천자(traumatic tap)</u>*

  요추천자시 척수나 경막의 작은 혈관을 손상시켜 이로 인해 CSF에 혈액이 혼합되는 것으로 일정한 시간을 두고 3~4개의 시험관에 나누어 채취하면 SAH의 경우 혈성의 정도가 모두 변화가 없지만, 외상성천자의 경우 시간이 경과함에 따라 혈성정도가 감소한다.

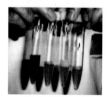

6) 치료

(1) Medical treatment

- ABR (절대안정)
- fluid : 적절한 체순환과 중심정맥압(CVP) 유지
- 배변완화제, 적극적인 고혈압 조절, 정맥혈전예방
- 두통완화를 위한 조절
- Ca^{2+} chanel blocker (60mg q 4hr) : cerebral vasospasm 치료

(2) Surgical treatment

❏ Hunt와 Hess의 임상등급표

Grade	
Grade 1	무증상 혹은 경도의 두통과 목경직
Grade 2	중등도나 심한 두통과 목경직, 그러나 다른 신경학적 장애 없음
Grade 3	의식의 졸림 혹은 섬망상태, 경도의 국소 신경학적 결손
Grade 4	지속적인 혼미 혹은 반혼수상태, 초기의 대뇌제거경직과 식물장애(vegetative disturbances)
Grade 5	깊은 혼수와 대뇌제거경직

grade 1, 2	• 출혈 후 36시간이내에 조기수술하고 적절한 체순환과 혈압을 유지하여 이차적인 rebleeding과 vasoconstriction을 예방
grade 3	• 조기수술이나 혈관내치료에 대한 논란이 있으나 아마도 예후에 도움이 될 것으로 판단
grade 4, 5	• 어떠한 치료를 하더라도 예후가 불량하므로 대체적으로 조기수술은 피한다.

▶ 수술방법

• 현미경하 미세수술로서 동맥류목 결찰(clipping)

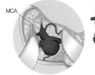

• 그 외 wrapping with coating, proximal artery ligation, trapping 등

10. 동정맥기형 (Arteriovenous malformation)

▶ 뇌동정맥기형의 분류
  ┌ 동정맥기형 (arteriovenous malformation, AVM)
  ├ 해면혈관종 (cavenous hemangioma)
  ├ 정맥기형 (venous malformation)
  └ 모세혈관확장증 (capillary telangiectasia)

1) 정의 및 병태생리
- 뇌 발생과정에서 동맥과 정맥사이에 정상적으로 발생해야 할 모세혈관이 생기지 않고 뇌동맥에서 뇌정맥으로 바로 연결되어 혈관덩어리를 형성하는 선천성 질환
- 뇌혈관 기형 사이사이에 정상적인 기능을 하는 뇌조직이 없고, 비정상적인 혈관이 복잡하게 얽혀있는 덩어리로 존재하게 된다.
- 구성 : 유입동맥(feeder) – 동정맥기형 핵(nidus) – 유출정맥(draining vein)

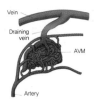

- 정상뇌조직에서는 모세혈관이 말초저항을 증가시켜 혈류압력을 낮추지만, 뇌동정맥기형은 모세혈관구조가 없어 동정맥의 압력이 직접 정맥으로 전달 (steal phenomenon)
  → 과도한 혈류로 인해 2차적으로 혈관이 확장되고 늘어나서 구불구불한 모양(tortuosity)을 갖는다.
  → collateral drainage channel의 발달
  → 우회배출이 잘 되지 않거나 혈관내벽의 변성이 심해지면 혈관파열로 뇌출혈 발생

2) 역학
- 전인구의 0.14%로 aneurysm 발생빈도의 1/10~1/7
- 20~40대에 호발
- supratentorial 85%

3) 임상양상*
- 약 50%에서 <u>hemorrhage</u> 초래 (SAH 형태가 많으며 ICH의 형태를 취하는 경우도 있다)
  → 정맥성 출혈이므로 동맥류파열로 인한 SAH보다는 사망률이 낮고 경과는 양호하다.
- 뇌 자극에 의한 <u>seizure</u>
- 여러 가지 원인에 의한 <u>headache</u>
- 뇌혈류 탈취(cerebral blood flow steal phenomenon)에 의한 국소 신경학적 증상
- <u>cranial bruit</u> (특히 over the eyeball)

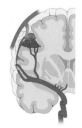
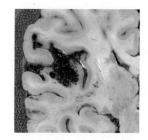

4) 진단

• brain CT, MRI
• angiography : 유입동맥은 정상동맥보다 굵고, 유출정맥은 확장

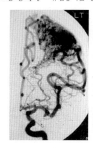
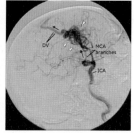

5) 치료

• 미세 수술적 제거 (microsurgical removal)
• 혈관내 색전술 (intravascular embolization)
• 감마 나이프 방사선 수술 (gamma-knife radiosurgery)

11. 경동맥 해면정맥동루 (Carotid cavernous fistula)

1) 정의 및 분류

- 내경동맥과 해면정맥동 사이에 비정상적인 교통이 생겨, 동맥혈이 직접 해면정맥동으로 유입되는 질환
- 분류
  ┌ direct CCF : 내경동맥에서 직접 해면정맥동으로 혈류 유입
  └ dural CCF : 내경동맥이나 외경동맥의 분지를 통해 해면정맥동으로 혈류 유입

A	fistulous supply from the internal carotid artery
B	supply from the dural branches of internal carotid artery
C	supply from the dural branches of external carotid artery
D	combined forms

2) 원인

┌ 외상 (mc)
└ spontaneous rupture (동맥류파열, 결체조직질환, 동맥경화, 고혈압, 출산 등)

3) 임상양상

- 증상은 동정맥루의 혈류량과 해면정맥동 정맥혈의 유출로에 따라 결정된다.
- 혈류량이 많은 A형에서 증상이 심하고 진행도 빠른 반면, 경막형(dural)은 증상이 심하지도 않고 진행도 더디며, 드물게 자연소실 되기도 한다.
- 안구잡음(bruit), 박동성 안구돌출(pulsatile exophthalmos), 결막부종(chemosis), 안구운동장애, 두통 등*
- 안정맥압의 상승과 안동맥의 steal 등으로 망막의 허혈성 손상이 생기면 시력장애 (신속한 치료 필요)

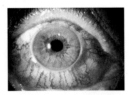
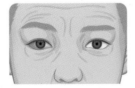

4) 진단
- 두개골 단순촬영, CT, MRI, MRA 등

5) 치료
- 중재적 혈관내 수술 (interventional endovascular surgery) (carotid ligation, trapping)
- direct surgery
- radiation therapy

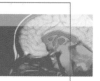

5 뇌부종과 뇌탈출
Brain edema and hernia

1. 두개내압 (Intracranial pressure)

1) 두개내압의 생리

- cranial cavity는 cranial bone으로 둘러싸여 확장이 불가능한 공간이므로 두개강의 용적은 두개내압과 상관없이 항상 일정하다.
- 두개강내 구조물 : 뇌실질(87%), CSF(9%), 혈액(4%)
- 두개강내 용적이 일정하게 고정되어 있기 때문에 부피가 변하면 이에 따라 두개내압(intracranial pressure, ICP)이 변화한다.
  - → 뇌실질, CSF, 혈액 중 한가지가 변하면 다른 내용들이 상반되는 완충작용을 하여 ICP를 일정 수준으로 유지한다.

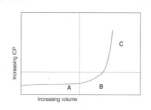

A	• 정상 ICP 구역
	• 부피변화에 따른 압력변화가 미미한 저탄성부분
B	• ICP는 정상이나 부피완충능력이 소실되어 작은 부피증가에도 ICP가 급격하게 상승하는 고탄성부분
	• 진단하기는 어렵지만 ICP monitoring을 하면서 적극적인 치료가 필요
C	• ICP가 상승되어 있고, 부피완충능력이 없다.
	• 이미 뇌손상이 진행되고 있는 상태
	• 정상 ICP(10mmHg)의 두 개강에 약간의 부피증가(약 6.4ml)만 있어도 치료가 필요한 ICP(20mmHg)로 상승한다.

2) 두개내압 상승의 원인

혈관원인	• PCO_2↑ • CBF감소에 동반된 보상혈관확장 • autoregulation이 파괴된 상태의 수동적인 뇌혈관확장 • venous outflow obstruction등에 의한 뇌혈액량 증가
비혈관원인	• brain edema (vasogenic, cytotoxic, interstitial edema) • brain tumor • CSF 유출경로의 이상

3) 두개내압 상승의 증상*

- headache (두통) : morning headache, 기침, 배변, 재채기때 악화
- vomiting (구토)
- papilledema (유두부종) : swelling of the optic nerve head

　　　　　　　　　　　증가된 내압이 optic nerve sheath에 전달되어 나타난다.

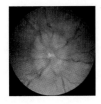

4) 두개내압 상승의 진단

(1) 뇌실천자

- 두개골을 천자하여 lateral ventricle에 측정기구를 삽입

  (그 외 subdural, subarachnoid, epidural space, parenchym에도 위치시킬 수 있다.)

- ICP가 높은 경우 CSF를 배액하여 ICP를 조절할 수 있고 CSF검사도 쉽게 할 수 있는 장점

- 그러나 장기간 사용하면 infection과 cannula가 막히는 단점

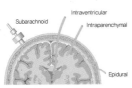

[두개강내압 측정장소]

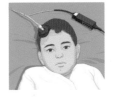

(2) radiologic findings

- suture separation (7세 이후)
- sella change
- convolutional marking ↑
- erosion of clivus

5) 두개내압 상승의 치료
- ICP가 지속적으로 15~20mmHg 이상 상승되어 있으면 치료가 필요하다.

(1) 내과적 치료

① 과호흡 (hyperventilation)
- 동맥내 PCO_2를 낮추어 뇌의 resistance vessel을 수축시켜 뇌혈액용적을 감소시켜 뇌압상승을 억제한다.
- 동맥혈 PCO_2는 25~30mmHg 정도로 유지한다.
  (25mmHg 이하로 떨어지면 오히려 뇌혈관 수축이 심해져 뇌허혈을 유발할 수 있으니 주의한다)
- CSF의 pH가 과호흡이전으로 환원되기 때문에 ICP하강은 약 20~40분 가량 지속된다.

② 고장액요법 (hyperosmolar therapy)

Mannitol	• 20% mannitol(0.5~1.0g/kg)을 15분동안 빠르게 IV → 주사 후 15~22분 사이에 ICP가 빠르게 감소하며, 효과는 4시간정도 지속 • 따라서 지속적인 효과를 위해서는 3~6시간 마다 반복주사 • 혈장 osmolarity를 지표로 사용하여 혈장 osmolarity가 290~300mosmol/L를 넘지 않아야 한다. • 부작용 : rebound intracranial hypertension, hyperkalemia, electrolyte abnormality, pulmonary edema
Glycerol	• mannitol과 유사하나 BBB를 통과하여 뇌에서 대사되므로 rebound edema의 부작용이 덜하다. • 부작용 : hemoglobinuria, hemolysis, ARF
Albumin	• 위의 약제와 같은 원리로 작용한다. • hemodilution 효과로 Hct을 감소시켜 뇌혈류를 증가시킨다. • 다른 고장액보다 반감기(2~3주)가 길고, 손상된 BBB를 통해서 뇌실질내로 이동되어 뇌외상과 뇌출혈환자의 edema를 감소시키는 효과

③ Corticosteroid
- BBB를 안정화하여 뇌부종을 감소시키고 ICP를 저하시킨다.
- 따라서 뇌경색이나 외상보다는 뇌종양에 의한 뇌부종과 ICP상승을 치료하는데 효과가 있다.

④ Furosemide
- CSF 생산을 억제하며 BBB가 병적인 상태에서도 뇌부종을 감소시킬 수 있다.
- 고장액과 furosemide를 병용하면 조절 상승효과가 있다.

⑤ **Barbiturate**
- 뇌부종을 감소시키는 효과는 없지만 뇌의 혈액부피를 줄여서 ICP를 감소시킨다.
- barbiturate로 인해 혼수가 오면 말초혈관을 확장하고 심근수축력을 감소시켜 뇌관류압을 감소시킬 수 있으므로 혈압유지에 주의한다.

⑥ **저체온법 (hypothermia)**
- 저체온상태에서는 뇌의 대사를 낮추어 뇌혈류량을 감소시키고 ICP를 떨어뜨린다.

(2) 수술적 치료
- 감압두개골절개술 (craniectomy) : 특히 malignant MCA infarction시
- suboccipital craniectomy : 점진적으로 진행하는 소뇌경색

2. 뇌혈류의 생리

- 뇌는 체중의 2%밖에 안되지만 심박출량의 <u>20%</u>를 이용한다.
- 분당 O_2 500~600ml/분, glucose 75~100mg/분을 요구
- 하루에 요구되는 혈액양 1,440ℓ , glucose 144g (안정상태에서 몸이 필요한 양의 50%)
- 뇌의 혈류공급이 단 30초만 중단되어도 신경세포의 대사에 변화가 오며 2분동안 공급되면 뇌의 기능이 중지되며, <u>5분후</u>에는 세포의 죽음이 시작된다.

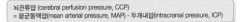

▶ 자동조절 (autoregulation)

- 뇌는 전신혈압의 변동에도 불구하고 관류를 유지할 수 있는 능력이 있다.
- 다양한 원인의 혈압변동에 대해 뇌의 혈관저항을 변화시킴으로써 뇌혈류를 일정하게 유지하려는 생리반응이 자동조절(autoregulation)이다.

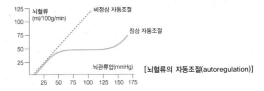

뇌관류압 (cerebral perfusion pressure, CCP)
= 평균동맥압(mean arterial pressure, MAP) - 두개내압(intracranial pressure, ICP)

[뇌혈류의 자동조절(autoregulation)]

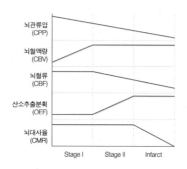

Stage I	• BP가 하강하여 CPP이 떨어진다. • 이를 보상하기위해 뇌의 모세혈관이 확장되면서 CBF를 유지하고 그 결과 CBV는 증가한다.
Stage II	• CPP가 계속 떨어져 자동조절의 보상기전이 한계에 달한다. • 결국 CBF는 감소하고 뇌는 대사 유지를 위해 단위혈액당 평소보다 더 많은 산소를 추출하여 사용하게 된다.
Stage III	• 산소추출분획의 증가의 보상기전도 한계에 다다르면 결국 뇌의 대사는 감소하게 되고 뇌경색이 발생한다.

3. 뇌부종 (Brain edema)

- 뇌의 수분함량이 증가하여 신경세포 또는 뇌조직의 부피가 증가한 상태
- 뇌부종이 발생하면 수분은 신경세포 내부 또는 산경세포 사이 간질에 축적되고 뇌의 부피가 증가하여 ICP가 상승하게 된다.

1) Cytotoxic brainedema (세포독성 뇌부종)

- 주로 허혈뇌손상 초기에 대뇌피질에서 발생

> 뇌허혈 → ATP고갈 → Na$^+$-K$^+$ ATPase 활성↓ → 세포내 Na$^+$, Cl$^-$농도, 삼투압↑
> → 수분의 세포내로 influx → 세포부종

- 세포외에서 수분이 세포내로 이동하여 세포자체의 부피가 증가
  (따라서 뇌의 전체적인 부피의 증가는 없다)
- 부종발생 순서 : astrocyte → neuronal cell → gliocyte → endothelial cell

2) Vasogenic brainedema (혈관인성 뇌부종)

- vasogenic edema는 BBB가 손상되어 수분이 혈관속에서 신경세포 사이로 이동한 결과로 발생
- BBB는 혈액과 뇌를 격리하여 뇌부종이 발생하는 것을 억제한다.
  (BBB : capillary basement membrane, astrocyte foot process, pericyte로 구성)
- vasogenic edema는 수분이 cytotoxic edema와는 달리 세포내보다 세포외에 축적되고, 세포가 밀집된 피질보다는 세포사이공간이 넓은 백색질에 호발한다.

3) Interstitial edema (사이질 뇌부종)

- hydrocephalus가 있을 때 뇌실주변에서 관찰된다.
- hydrocephalus로 인하여 CSF가 뇌실막을 통하여 뇌실주변의 interstitial space로 유입되어 발생한다.

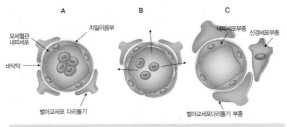

A : 정상 BBB
B : vasogenic edema : 손상된 BBB를 통하여 혈장이 세포간질로 유출된다.
C : cytotoxic edema : astrocyte, neuronal cell, gliocyte, endothelial cell에 부종이 발생한다.

4. 뇌탈출 (Brain hernia)

- 두개강내 계속해서 성장하는 병변 (종양, 뇌출혈, 뇌경색 등)은 병변 주변의 뇌부종과 함께 국소두개내압을 상승시킨다.
- 국소두개내압은 병변 근처에서 높고 멀어질수록 낮기 때문에 병변과의 거리에 따라 두개내압의 차이가 발생한다.

1) Subfalcial herniation

- frontal fossa 또는 temporal fossa에 mass가 있는 경우 falx cerebri막 아래로 cingulated gyrus
가 밀려서 발생
- 대부분 증상이 없지만 뇌탈출이 큰 경우에는 pericallosal artery가 압박되어 frontal lobe infarction
이 발생할 수 있다.

2) Central herniation

- 좌우대뇌에 대칭병변이 있는 경우 수직방향으로 압력경사 때문에 diencephalon과 brainstem
상부가 아래로 밀려 이동하면서 발생한다.
- 임상증상은 diencephalon과 brainstem 상부의 압박으로 일어난다.

3) Uncal herniation (temporal lobe herniation)*

- ICP를 상승시키는 병변이 한쪽 대뇌반구, 특히 parietal lobe에 있는 경우 좌우 대뇌반구의
두개내압 차이로 인하여 발생한다.
- <u>midbrain</u>은 ICP가 낮은 쪽으로 이동하고, hippocampus, uncus도 같은 방향으로 이동하여
tentorial notch와 midbrain 사이로 밀려들어간다.
- 증상
  - midbrain의 ARAS(ascending reticular activating system) dysfunction : 의식변화
  - CNⅢ palsy : 안구운동마비, pupil dilatation
  - CNⅥ palsy
  - cerebral peduncle이 천막에 compression : contralateral hemiparesis
    → 이때 midbrain에 생긴 절흔을 <u>Kernohan's notch</u>라고 한다.
  - PCA compression : homonymous hemianopsia
  - decerebrate rigidity

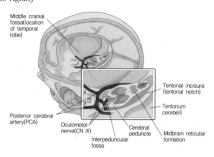

4) Cerebellar tonsilar herniation
- posterior cranial fossa의 압력이 상승되는 병변이 있을때 소뇌의 ventral paraflocculi가 foramen magnum으로 밀려 내려가는 상황
- ICP가 높을 때 lumbar puncture에 의해 발생할 수 있다.
- 증상 : 목과 등의 episodic tonic extension, limb의 internal rotation, 호흡장애, 불규칙한 심박동 및 의식소실 등

5) Upward cerebellar herniation
- posterior cranial fossa의 압력이 빠르게 증가하는 경우 brainstem이 tentorial notch를 통해서 위로 밀려 올라가는 상황

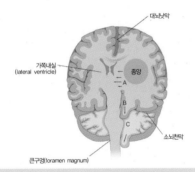

A : subfalcial herniation B : uncal herniation C : cerebellar tonsilar herniation

> **▶ False localizing signs (위국소성징후)**

- 뇌부종이나 뇌 일부의 탈출로 인하여 먼 부위의 조직이 압박받는 경우, 병변이 있는 부위보다 훨씬 떨어진 뇌조직이 침범된 것처럼 보이는 것을 말한다.
- 예를 들면 temporal lobe herniation에서 반대측 대뇌각이 Kernohan's notch에 압박되어 동측의 사지마비 증세가 나타나게 되는 경우

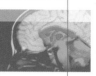

6 두통과 두개안면통증
Headache & Craniofacial pain

1. 역학과 분류

☐ 두통의 분류(ICHD-II, 2004)

Part 1. 원발두통
1. 편두통
2. 긴장형두통
3. 군발두통 및 기타 삼차-자율신경두통
4. 기타 원발두통

Part 2. 이차두통
5. 머리와 목의 외상에 기인한 두통
6. 두개 또는 목의 혈관질환에 기인한 두통
7. 비혈관성 두개 내 질환에 기인한 두통
8. 물질 또는 물질 금단에 기인한 두통
9. 감염에 기인한 두통
10. 항상성장애에 기인한 두통
11. 두개, 목, 눈, 귀, 코, 부비동, 치아, 입 또는 기타 얼굴 및 두개 구조물의 질환에 기인한 두통
12. 정신질환에 기인한 두통

Part 3. 뇌신경통과 중추성 원인의 얼굴통증 및 기타 두통
13. 뇌신경통과 중추성 원인의 얼굴통증
14. 기타 두통 및 뇌신경통

1) 편두통 (Migraine)
  • 백인의 경우 남성의 6%, 여성의 15%정도가 1년간 편두통을 경험
  • 국내 : 유병률(6.5%), 여성(9.7%) 〉 남성 (3.2%)
  • 처음 발생하는 시기 : 10대 발병하는 경우가 가장 흔하며 90%이상에서 40대 이전에 발생

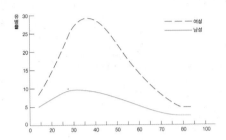

2) 긴장형두통 (Tension-type headache)

• 평생유병률 : 여성(88%) 〉 남성(69%)

• 1년 유병률 : 여성(86%) 〉 남성(63%)

• 대부분 한달에 1일 미만인 저빈도 삽화형 긴장형두통 (infrequent episodic tension-type headache)

• 20~39세 사이에서 유병률이 가장 높고 그 이후에는 감소

• 소아의 경우 남녀비는 동등하나 사춘기 이후부터 여성의 비율이 증가

3) 군발두통 (Cluster headache)

• 56~400명/100,000명

• 주기적으로 발생하는 군발두통의 90%가 남성에서 발생

• 삽화형이 전체의 90%

• 남성의 경우 발병률은 20대 후반, 유병률은 40대에 가장 높다.

• 만성돌발반두통(chronic paroxysmal hemicrania)은 여성에게 더 호발

2. 두통환자의 진단

1) 병력청취

• 두통환자의 진단은 <u>history taking</u>에 의해 거의 대부분 결정

□ 병력청취 항목

두통의 종류와 가짓수
두통이 처음 발생한 연령 및 상황
두통 자체의 특성(위치, 파급, 발생빈도, 발생하는 특정시간, 두통양상, 심한 정도, 지속시간, 경과 등)
전구증상 및 조짐 유무
동반증상(전신증상, 위장증상, 신경학적 증상 등)의 유무
후유증상의 유무
악화 및 완화요인(환경요인, 심리적 요인, 정서적 요인, 신체내부 요인 등)
병력(과거질환, 동반질환, 수술이나 외상경험, 알레르기, 습관성 의약품의 남용 등)
과거 검사결과(영상검사 등)
치료력(과거 복용약물 및 약물에 대한 반응)
가족병력(편두통, 혈관질환, 고혈압, 유전질환 등)
개인력(결혼상태, 부부관계, 가족관계, 직업 등)
습관(운동, 수면, 음주, 흡연, 커피, 녹차, 콜라 등 카페인음료의 남용 등)

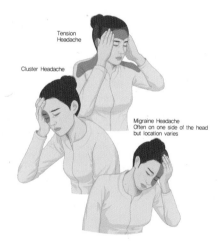

2) 기질적 원인질환을 확인해야 하는 경우*(Red flag sign)

- 신경학적 이상이 있거나 다음 표에 있는 상황이라면 뇌질환이나 뇌혈관질환을 배제하기 위해 CT, MRI, angiography, cisternography, CSF검사등이 필요하다.

과거에 경험한 적이 없는 두통이 갑자기 시작한 경우
어린이, 중년이후의 성인, 임환자, 면역억제상태환자, 임신부에게 새로 발생한 두통
운동, 성교, Valsalva수기, 기립시 악화되는 두통
평소 있던 두통의 빈도가 잦아지거나 더 심해지고 새로운 양상으로 변한 경우
의식소실이나 간질발작이 동반된 경우
두통과 함께 시작한 신경학적 이상소견이 두통이 사라진 후에도 지속되는 경우
두통이 발생한 반대쪽 신체에 신경학적 징후가 동반된 경우
안구주위나 두개골 위에서 잡음이 들리는 경우(뇌동정맥 기형이나 샛길(fistula)을 시사)
동반되는 신경학적 증상이 조짐편두통의 진단기준에 부합되지 않는 경우

3. 편두통 (Migraine)

1) 발병기전

- 통증을 느낄 수 있는 머리의 구조물 : 두피 및 여기에 분포한 혈관, 경질막의 일부, 연수막에 분포한 혈관과 뇌동맥, 정맥동, CN Ⅴ, Ⅸ, Ⅹ의 통증섬유, 머리와 목의 근육

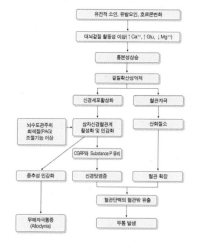

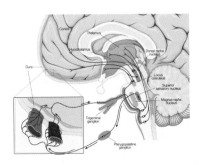

2) 임상증상

전구증상 → 조짐(aura) → 두통 및 동반증상 → 해소기 → 후유증상

(1) Migraine without aura (무조짐 편두통)
- 편두통의 가장 흔한 유형

▶ 진단기준

□ 무조짐편두통

A. 기준 B-D를 만족하는 발작이 최소한 5번
B. 치료하지 않거나 치료가 불완전할 경우 두통 발작이 4~72시간 지속
C. 두통은 다음 중 최소한 두가지 이상을 가진다
　　1. 일측성
　　2. 박동성
　　3. 중등도 또는 심도의 통증강도
　　4. 일상적인 육체 활동(걷거나 계단을 오르는 등)에 의해 악화되거나 이를 회피하게 됨.
D. 두통이 있는 동안 다음 중 최소한 한 가지 이상을 가진다.
　　1. 구역 그리고/또는 구토
　　2. 빛공포증과 소리공포증
E. 다른 질환에 기인하지 않음

▶ 전구증상

- 두통 시작 2~48시간 전에 나타나는 증상
- 피로감(72%), 집중력저하(51%), 목의 뻣뻣함(50%), 언어장애, 빛과 소리에 대한 과민, 행동과다, 감정의 예민, 식욕부진, 변비, 장운동증가, 갈증, 음식에 대한 욕구 등
- 예측도 높은 증상 : 하품, 언어장애, 읽기장애, 감정의 예민 등

▶ 유발요인

- stress (50%이상)
- alcohol (특히 적포도주)
- 음식 : 초콜릿, 치즈, 감귤류, 튀긴 지방질음식 등
- menstruation : 여성에서 흔한 유발요인이자 악화요인
- 불규칙한 생활습관 : 결식, 수면부족, 수면과다, 격렬한 운동, 과로 등
- 환경적 요인 : 밝거나 깜박거리는 빛, 날씨변화, 높은 고도 등
  - 2/3에서 하나 이상의 유발요인을 가지고 있으며 조짐 편두통보다는 무조짐 편두통에서 흔하다.
  - 그러나 모든 환자에서 공통된 유발요인은 없으며 특별한 유발요인을 가진 환자에게 그 요인이 항상 편두통을 유발하는 것은 아니다.

▶ 두통의 양상 및 동반증상*

- 빈도 : 한달에 1~2회 경험하는 것이 가장 흔하다. (무조짐 편두통이 조짐 편두통보다 빈도높다)
- 만성편두통 : 약물과용없이 한달에 15일이상 편두통발작이 반복
- 약 60%에서 편측성(unilateral)으로 시작하며 지속시간은 4~24시간이며 72시간 이상 지속되는 경우는 드물다.
- 보통 약한 강도로 시작되어 30분~2시간에 걸쳐 점차 심해진후 최고조에 이른다.
- status migrainosus : 72시간 이상 치료에 반응하지 않는 심한 두통이 지속되는 상태
- 약 50%가 박동성(throbbing & pulsatile)이며 나머지는 조이는 것 같거나 터질것 같은 통증
- 특히 이마관자와 눈부위에서 시작되며 여기에서 가장 심한 경향
- 동반증상 : nausea(90%), vomiting(50%) 그 외 anorexia, diarrhea, photophobia, phonophobia 등
- 후유증상 : 두통이 해소된 후에도 약 1일정도 감정변화, 무력감, 피로감 및 식욕부진 등

▶ 소아기 편두통

- 성인에 비해 지속시간도 짧고 동반증상도 적다.
- 비박동성이며 양측으로 나타나는 경우가 흔하다.

- 위치는 대부분 frontal-temporal 부위이며 occipital부위의 두통인 경우 이차두통을 의심해야 한다.
- cyclic vomiting, abdominal migraine, 소아기 benign paroxysmal vertigo 등은 편두통과 같은 병태생리로 발생한다고 추정되며 성인이 된 후에는 편두통으로 진행한다.
- 소아의 편두통은 구토와 수면이 두통완화에 매우 효과적이다.

> 월경편두통

- 여성의 호르몬 변화는 편두통에 큰 영향을 미치며 특히 menstruation은 매우 흔하고 중요한 유발요인이다.
- 월경편두통(menstrual migraine) : 무조짐편두통에서 월경 2일전부터 월경 3일째까지 발생
- 월경관련편두통(menstrually-related migraine) : 월경기간 + 월경기간이외에도 발생

(2) Migraine with aura (조짐 편두통)

- 조짐(aura)은 다양한 신경학적 증상으로 나타나며 증상이 시각증상, 감각증상, 언어증상인 경우 전형적인 조짐이라한다.
- 조짐(aura)은 보통 수십분 지속되며 조짐 중 또는 한시간 안에 두통이 따르는 경우가 일반적이다.
- 조짐 편두통이 있는 환자는 무조짐 편두통도 같이 경험한다.

> 진단기준

□ 편두통형 두통을 동반하는 전형적인 조짐의 진단기준

A. 기준 B-D를 만족하는 최소한 2번의 발작
B. 운동약화를 제외하고 다음 중 최소한 한 가지를 나타내는 조짐
   1. 양성 증상(섬광이나 점, 선이나 음성 증상(시력소실)을 포함하는 완전 가역성 시각 증상
   2. 양성 증상(따끔거림)이나 음성 증상(무감각)을 포함하는 완전 가역성 감각 증상
   3. 완전 가역성 언어장애
C. 다음 중 최소한 두 가지 항목
   1. 동측 시각 증상 그리고/또는 편측 감각 증상
   2. 최소한 한 가지 조짐증상이 5분 이상 서서히 발생, 또는 다른 조짐증상이 연속해서 5분 이상 발생
   3. 각 조짐증상은 5분 이상 및 60분 이하의 지속시간을 가짐
D. 1.1 무조짐편두통의 B~D 항목을 만족하는 두통이 조짐 동안, 또는 조짐 후 60분 이내에 나타남
E. 다른 질환에 기인하지 않음

> 조짐편두통의 특징

- 가역적인 시각, 감각, 언어 증상이 두통 시작 전 또는 두통중에 나타난다.

- 시각조짐이 압도적으로 흔하며 다음 감각, 언어장애(dysphasic aura), 운동조짐의 순
- 시각조짐 환자의 약 2/3는 다른 조짐을 동반하지 않지만 감각, 언어, 운동조짐은 대부분 시각조짐과 동반
- 두가지 이상의 조짐이 있는 경우 동시에 나타나지 않고 연속해서 나타나며 전체 지속시간이 한시간 이상 될 수 있다.
- 시각, 감각증상
  - 15~30분 동안 진행되고 총 지속시간은 20~60분 정도
  - 확산되는 특징
  - 양성증상 (번쩍이는 빛, 지그재그선, 저린 징후) → 음성증상 (암점 또는 감각소실)

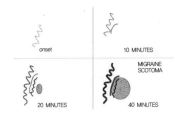

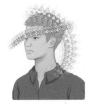

- 조짐이 두통보다 선행하는 경우는 대부분 편두통이나 두통이 조짐보다 선행하는 경우는 긴장형 양상
- 조짐 후 발생한 편두통은 무조짐 편두통에 비해 강도가 약하고 지속시간이 짧은 경향이 있으나 두통양상이나 동반증상은 차이가 없다.
- 약 10%에서는 두통없이 조짐만 경험한다.

▶ 조짐(aura)의 특징

시각조짐	• 성곽모양(fortification)과 암점(scotoma)이 동시에 또는 단독으로 나타나는 경우가 대부분이다. • 먼저 시력이 흐려진 후 번쩍이는 지그재그선이 중심부에서 시작되어 주변부로 옮겨가면서 암점을 남기는 것이 가장 흔한 양상 • 성곽모양은 항상 편측시야에 나타나지만 암점은 흔히 양측 시야를 침범한다. • 암점은 다양한 강도와 크기로 나타날 수 있지만 한쪽 시야 전체가 완전히 보이지 않는 경우는 드물다.
감각조짐	• 조짐편두통환자의 약 30~40%에서 경험한다. • 전형적 진파 : 엄지손가락 → 팔 → 입주변 • 팔과 얼굴에 가장 흔히 나타나지만 다리와 몸통에 나타날 수 있다. • 한쪽 상지나 입주변에 동시에 나타나는 경우가 약 50%이며 시간은 대부분 30분 미만
언어장애조짐	• 조짐편두통환자의 약 10~20%에서 경험한다. • 대부분 착어증오류(paraphasic error)나 이해장애등의 실어증을 보인다. • 일부에서는 혀나 입주변의 감각이상의 확산으로 dysarthria를 보인다.
운동조짐	• 대부분 반신마비/편두통에서 나타난다. • 한시간이상 마비가 지속된다.

3) 감별진단

• 비전형적인 임상증상을 보이거나 새로 발생한 편두통의 경우 감별을 요한다.
• 특히 조짐의 지속시간이 너무 짧거나(〈10분), 긴(〉1시간) 경우와 40세 이후에 조짐이 처음 발생한 경우 다른 신경과적 질환과의 감별을 위해 뇌영상검사가 필요하다.
• TIA(transient ischemic attack)와 감별점

TIA에서의 국소신경학적 결손	조짐(aura)
• 증상의 확산이 드물며 나타나는 경우에도 수초동안 진행	• 증상의 확산이 5~20분동안 진행
• 보통 30~60분 이내 회복	• 수십분 지속
• 감각의 소실같은 마비가 주증상	• 저린증상같은 양성증상이 주증상
• 반맹만 보이거나 시각결손의 확산은 드물다.	• 반맹과 시각결손이 흔하다.

4) 치료

(1) 비약물요법

- 스트레스 완화, 수면조절, 운동요법
- 유발요인제거 : 스트레스, 특정음식, 빛이나 시끄러운 소음, 진한향수, 담배냄새, 호르몬 변화(여성), 날씨변화, 수면변화, 결식 등
- 음식요인제거 : tyramine이 포함된 치즈, 쵸콜릿, 커피, 붉은 포도주, 유제품, 견과류, 소금, 토마토, 코코넛, MSG가 많이 들어있는 중국음식, 카페인 등

(2) 급성치료 약물요법

- 편두통발작이 시작되면 즉시 급성기약물을 투여해야 하며 빨리 투여할수록 더 효과적이다.

NSAIDs 단독 또는 NSAIDs, caffeine, isomethetene 등이 포함된 약물 (미가펜, 마이드린 등)	경도나 중등도의 편두통발작이나 같은 약물로 효과를 본적이 있다면 사용할 수 있다.

↓

편두통 특이성 약제 (triptan, ergotamine)	위 약물에 반응하지 않는 경우 사용

- 편두통발작시에는 gastric stasis가 동반되어 구역이나 구토가 나타나므로 항구토제 사용 (metoclopramide, domperidone 등)
- 약물을 남용하여 약물과용두통(medication overuse headache, MOH)으로 변형되지 않도록 교육한다.

▶ Midrin (마이드린)

- acetaminophen(진통작용) + isomepheptane(혈관수축작용) + dichloralphenazone (진정작용)
- 처음 1회 2캅셀 복용하고 증상이 개선될 때까지 매시간 1캅셀씩 복용하며 1일 5회까지 복용 가능하다 (일주일에 최대 3일 이내 투여)

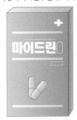

▶ 편두통 특이적 약물

Ergotamine 제	ergotamine	• 5-HT1, HT2에 작용하여 혈관을 수축하고 경질막의 neurogenic inflammation을 억제한다. • 경구투여시 흡수가 느리고 약 50%에서 nausea, vomiting의 부작용이 있으며 복통, 설사, 손저림등도 발생할 수 있다. • 남용하면 medication overuse headache(MOH)로 진행하므로 주 2회 이내로 사용을 제한한다. • Clx : 말초혈관질환, 관동맥질환, 신장 또는 간기능이상, 임신, 조절되지 않는 고혈압 등 • Cafergot (ergotamine1mg + caffein100mg) (최초 발작시 2정 복용, 필요시 30분마다 1정씩 복용, 최대량 6정/day) X L ○
	dihydroergotamine (DHE)	• ergotamine의 구조를 일부 변형한 약물로 혈관수축작용이 적으며 항구토효과가 있으며 MOH가 없으며, nausea, vomiting 등의 부적용이 적다. • 정맥주사, 비강흡입제도 있다. • 한국에서는 시판하지 않는다.
Triptan 제		• 5-HT1B/1D에 선택적으로 작용. • sumatriptan, zolmitriptan, naratriptan 등 • 다른 비특이적 약물보다는 부작용이 적으며, 편두통뿐 아니라 nausea, vomiting, photophobia, phonophobia 등의 동반증상도 함께 호전된다. • 부작용 : 박동치는 느낌, 저림, 이상한 느낌, 가슴의 압박감, 타는 듯한 느낌, 차가운 느낌등의 감각이상, nausea, dizziness, 피로 등 • Clx : 심혈관질환, 당뇨병, 고혈압, 고지혈증 등 • Imigran (sumatriptan 50mg) (1회 50mg 투여, 24시간내 6정을 초과하지 않는다.) Imigran 50 • 남용하면 medication overuse headache(MOH)로 진행하므로 주 2회 이내로 사용을 제한한다. • 병용투여 금기 : ergotamoine제, MAOI, SSRI

(3) 예방치료

▶ 예방치료를 고려해야 하는 경우

- 한달에 2회 이상의 발작으로 인해 3일이상 일상생활에 지장을 초래하는 경우
- 급성기 편두통약물을 사용할 수 없거나 부작용이 문제가 되는 경우
- 약물과용이 있는 경우
- 환자가 원하는 경우

anticonvulsant	• valproate, topiramate는 항경련효과를 나타내는 용량보다 적은 용량을 사용 • valproate 부작용 : 구역, 피로, 손떨림, 체중증가, 어지러움 등 • topiramate 부작용 : 손발저림, 인지기능장애, 신장결석, 식욕감퇴, 체중감소 등
β -blocker*	• propranolol, nadolol, timolol, atenolol, metoprolol 등 • 부작용 : 피로, 우울증, 구역, 어지러움, 기립성저혈압, 서맥 등 • CIx. : CHF, asthma, DM • 갑자기 중단하면 두통, 떨림등의 증상이 있으므로 서서히 감량
Ca²⁺channel blocker	• flunarizine, nimodipine, verapamil 등 • 변비, 어지러움, 구역, 저혈압, 두통 등 • flunarizine은 장기투여시 파킨슨증후가 유발될 위험이 있다.
antidepressant	• TCA, SSRI, SNRI 등

- 예방효과는 약 3~4주 정도 지나야 나타난다. 충분한 용량으로 안정된 단계에 이르면 6개월 정도 지속하다가 서서히 용량을 줄이면서 약물중단을 고려한다.

4. 긴장형두통 (Tension-type headache)

1) 분류와 진단기준

삽화형긴장형두통 (episodic tension-type headache, ETTH)	저빈도 ETTH	1회/1달 미만 또는 12회/1년 미만
	고빈도 ETTH	최소 3개월동안 1~15일/1달 또는 12~180일/1달 미만
만성긴장형두통 (chronic tension-type headache, CTTH)	3개월을 초과하여 12일/1달 또는 180일/1년 이상	

☐ **고빈도 삽화성긴장형두통의 진단기준**

A. B-D 기준을 만족하는 두통이 적어도 3달 동안은 있어야하고, 두통은 한 달에 1일이상 15번 미만으로 발생하면서 적어도 10번의 삽화는 가지면서, 1년에 12일 이상 180일 미만으로 발생
B. 두통은 30분에서 7일간 지속함.
C. 두통은 다음 양상 중 적어도 두 가지 이상을 가진다:
  1. 양측성
  2. 압박감/조이는 느낌(비박동성)
  3. 경도 또는 중등도의 강도
  4. 걷기나 계단 오르기 같은 일상 신체활동에 의해 악화되지 않음
D. 다음의 두 가지 모두를 만족함:
  1. 구역이나 구토가 없음(식욕감퇴는 있을 수 있음)
  2. 빛공포증이나 소리공포증 중 한 가지만 있을 수 있음
E. 다른 질환에 기인하지 않음

☐ **만성긴장형두통의 진단기준**

A. B-D 기준을 만족하는 두통이 3개월을 초과하여 평균 한달에 15일 이상(일년에 180일 이상) 발생
B. 두통은 수 시간 지속되거나 계속됨
C. 두통은 다음 양상 중 적어도 두 가지 이상을 가진다:
  1. 양측성
  2. 압박감/조이는 느낌(비박동성)
  3. 경도 또는 중등도의 강도
  4. 걷기나 계단 오르기 같은 일상 신체활동에 의해 악화되지 않음
D. 다음의 두 가지 모두를 만족함:
  1. 빛공포증이나 소리공포증, 경도의 구역 중 한 가지만 있을 수 있음
  2. 중등도이상의 심한 구역이나 구토는 없음
E. 다른 질환에 기인하지 않음

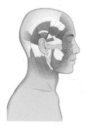 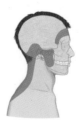

2) 병태생리

(1) 말초요인

- episodic tension-type headache의 주된기전
- 근막통각수용기(myofascial nociceptor)의 말초민감화가 통증의 감수성을 높이는데 관여

(2) 중추요인

- chronic tension-type headache의 주된기전
- CTTH환자는 통증역치가 낮아져 통각과민(hyperalgesia)이 나타난다.
- 두 개주변 근막압통의 지속적인 nociceptive input → upper cervical spinal dorsal horn 과 trigeminal nucleus의 segmental central sensitization → thalamus와 somatosensory cortex같은 suprspinal neuron의 secondary sensitization
- supraspinal neuron에서 시작되는 anti-nociceptive activity(descending inhibition)의 감소

3) 임상증상

- 대부분 양측성으로 비박동성의 압박감, 조이는 느낌 또는 머리나 어깨를 짓누르는 느낌 등으로 나타난다.
- 일부에서는 통증이 심한 경우 주기적인 박동성의 통증이 나타날 수도 있다.
- ETTH에서는 대부분 경도 또는 중등도의 통증이나 두통빈도가 잦을수록 심해지기 때문에 CTTH에서는 중등도나 심한 통증이 심하다.
- 편두통처럼 신체활동에 의해 악화되지 않는다.

❏ 악화인자

ETTH	• 스트레스, 수면부족, 피로, 금식, 음주, 월경 등
CTTH	• 스트레스 등의 외부인자와 상대적으로 무관하며 약물과잉이 중요한 원인

4) 치료

- ETTH 중 두개주변압통이 있으며 나이가 젊고 심리적으로 안정된 경우 비약물요법이 효과가 좋다. (물리치료, 행동요법)
- 그 외의 ETTH는 단순진통제나 NSAID를 사용한다.
- 약물과잉으로 인한 CTTH는 amitriptylline을 밤에 투여하면 좋다.
- 편두통이 함께 있는 ETTH환자는 triptan제에 반응이 좋다.
- 긴장형두통에 근이완제의 사용은 효과에 논란이 많다.

☐ 긴장형 두통에 사용되는 약물과 용량

약물	1일 권장용량 (mg)
진통제	
Acetaminophen	1,000
Aspirin	650
NSAID	
Naproxen sodium	550~825
Ibuprofen	600~800
Diclofenac	50~100
Ketoprofen	25~50
Ketorolac	20
COX-2억제제	
Celecoxib	200
복합진통제	
Aspirin or Acetaminophen+	200~300
Caffeine+	50
Antipyrine	150~200

5. 군발두통 (Cluster headache)

1) 병태생리

- trigeminal nerve의 ophthalmic branch의 nociceptive input에 의한 cranial parasympathetic autonomic reflex의 과도한 활성화

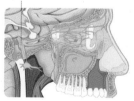

Trigeminal nerve

2) 임상증상*

- 자율신경증상을 동반하는 심한 두통이 **집단적**으로, **주기적**으로 나타난다.
- 1회의 군발기간은 수주~수개월 지속되며 수개월~수년간의 소실기간을 갖는다.

• 그러나 10%에서는 소실기간없이 만성적으로 발작이 나타난다.
• <u>중년이후의 남성에서 흔하다.</u>

□ 군발두통의 진단기준

A. 기준 B-D를 만족하는 발작이 최소한 5번 발생
B. 심도 또는 매우 심한 편측의 안구, 눈확위 그리고/또는 관자부위의 통증이 치료하지 않을 경우 15~180분
   지속됨
C. 두통은 다음 중 적어도 한가지 이상의 임상양상을 동반함
   1. 같은쪽 결막충혈 그리고/또는 눈물
   2. 같은쪽 코막힘 그리고/또는 콧물
   3. 같은쪽 눈꺼풀부종
   4. 같은쪽 이마와 얼굴의 땀
   5. 같은쪽 동공수축 그리고/또는 눈꺼풀처짐
   6. 안절부절 못하고 초조한 느낌
D. 발작은 이틀에 한 번에서 하루 8번의 빈도를 보임
E. 다른 질환에 기인하지 않음

* 삽화형 군발두통: 1개월 이상의 통증이 없는 시기가 존재하며, 7일에서 1년간의 지속되는 기간동안 발생하는 군발두통 발작
* 만성 군발두통: 통증 소실기가 없거나, 있더라도 1개월 미만이면서 1년 이상 발생하는 군발두통발작

---

(1) 전구증상

• 두통 발생 수일전부터 기력없음, 흥분, 과민함 또는 두통을 예상할 수 있는 느낌이나 묵
  직함 등을 경험한다.

(2) 두통양상

• 눈뒤, 눈위 또는 관자영역에서 시작 → 이마, 턱, 콧구멍, 귀, 드물게 동측의 목이나 어깨
  로 전파
• 지속적으로 파들어가는 느낌, 조이는 느낌, 작열감, 눈이나 눈뒤의 심한 압박감
• 개별 군발기간에는 거의 모든 경우에서 항상 같은쪽에만 반복되지만 드물게 다른 군발기
  간에는 두통의 좌우위치가 바뀌는 경우도 있다.
• 통증의 강도가 최고조에 달하는 시간은 통증 시작 후 10분 미만이며, 첫 일주일간 증가하
  여 군발기간의 중간시기에 가장 심한 것이 보통이다.
• 발작중에 몹시 심한 두통으로 인해 안절부절 못하는 경향을 보인다.
• 군발두통은 원발두통 중 가장 심한 통증강도를 가진다.

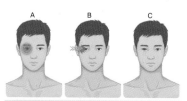

A : 위치는 항상 편측성으로 눈 주위 같은쪽에 발생
B : 칼로 휘비는 것 같은 극심한 두통
C : 같은 쪽 안구의 충혈과 콧물 등이 나타난다.

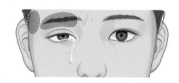

(3) 자율신경증상
- 눈물 (90%)
- 결막충혈, 부분적 Horner 증후군, 코막힘, 콧물 등 (2/3)
- 이마의 발한
- 심혈관계 변화 : 부정맥, 혈압상승, 발작초기 심박동의 증가, 발작후기 심박동의 감소 등
- 소화기 증상 : nausea (50%)
- photophobia, phonophobia (50%)

(4) 발작의 지속시간
- 15분 ~ 3시간 (초기와 후기에는 짧아지는 경향)
- 빈도 : 1~2회/일
- 시간이 경과하면서 삽화형에서 발작빈도가 증가하며 특히 늦게 발병하거나 군발기간의 빈도가 잦은 경우 만성형으로 진행할 가능성이 많다.

(5) 주기성
- 주기성은 군발두통의 가장 큰 특징으로 1일중 특정시간이나 1년중 특정계절에 나타나는 경향
- 1일중에는 새벽 1~2시, 오후 1~3시, 또는 9시에 호발

- 종종 수면시작 후 90분후 시작(REM 수면과 관련)
- 폐쇄수면무호흡증(obstructive sleep apnea)에서 흔하다.
- 27%에서 일생동안 한차례의 군발기간을 가지며, 재발하는 경우 1년에 1~2회의 군발기간 이 수년간 반복되다가 없어지는 것이 보통이다.
- 발작기간동안 적은 양의 음주로 발작이 유발될 수 있고, 반대로 많은 양의 음주는 오히려 발작을 억제하는 경우도 있으며, 소실기 중의 음주는 발작에 영향을 주지 않는다.

4) 치료

(1) 급성기 치료
- 100% O₂ 흡입치료 : 앉은 자세에서 7ℓ /min, 15~20분간 흡입하면 20~30분 이내에 70% 에서 효과가 있다.
- sumatriptan 피하주사 : 효과가 빠르지만 국내에서는 시판되지 않는다.

(2) 예방적 치료
- steroid : 예방약제 중 효과가 가장 빠르고 우수하다
- verapamil : 삽화형, 만성형 모두에서 일차 예방치료제로 사용 (치료효과는 2주 후 나타남)
- lithium : 주로 만성형에 사용

6. 기타원발두통

❑ 기타 원발두통으로 분류되는 두통

원발찌름두통
원발기침두통
원발운동두통
성행위와 연관된 원발두통
성극치감전두통(preorgasmic headache)
성극치감두통(orgasmic headache)
수면두통
원발벼락두통
지속반두통
신생매일지속두통

7. 이차성 두통

❏ 이차두통의 분류(ICHD-II, 2004)

> 5. 머리와 목의 외상에 기인한 두통
> 6. 두개 또는 목의 혈관질환에 기인한 두통
> 7. 비혈관성 두개내질환에 기인한 두통
> 8. 물질 또는 물질금단에 기인한 두통
> 9. 감염에 기인한 두통
> 10. 항상성질환에 기인한 두통
> 11. 두개, 목, 눈, 귀, 코, 부비동, 치아, 입 또는 기타 얼굴 및
>   두개 구조물의 질환에 기인한 두통 및 얼굴통증
> 12. 정신과 질환에 기인한 두통

8. 삼차신경통 (Trigeminal neuralgia)

1) 역학 및 원인

- 유병률은 약 4.5명/10만명이며 중년 이후의 여성에서 흔하다.
- 원인 : 대부분 특발성으로 통증을 전달하는 통증민감섬유(pain sensitive afferent fiber)의 nerve root에서 발생하는 ectopic action potentials에 의한 것으로 추측된다.

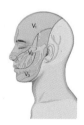

2) 임상양상

- 한번 발생하면 수주~수개월 동안 지속되다가 저절로 사라지기도 하지만 재발하는 경우가 많다.
- 대부분 삼차신경의 제 2, 3번 분지의 지배영역에 편측성으로 나타난다.
- 날카로운 송곳이나 칼로 찌르는 듯한 심한 통증을 강한 전기가 통하는 것처럼 갑자기 나타나서 수초만에 사라지는데 길어도 2분 이내에 사라지며 반복적으로 나타난다.

• 아주 강력한 통증이 오기 때문에 순간적으로 얼굴을 움찔거리는데 이를 'tic douloureux' 라고 한다.

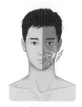

• 통증은 자발적으로 나타나기도 하고 말을 하거나 음식을 씹을때 유발되기도 하며, 얼굴의 어느 부분을 건드리면 통증이 유발되기도 하는데 이 부분을 **통증유발점(trigger zone)**이라 한다. (통증유발점은 코, 입주변, 목안 같이 안면중앙부에 분포하며 통증자극보다는 <u>가벼운 촉각</u>이나 <u>진동자극</u>에 더 예민하다. → 따라서 전기면도기, 말하기, 씹기, 세안, 안면에 바람이 스치는 것으로도 유발될 수 있다.)
• 발작과 발작사이에는 증상이 전혀 나타나지 않지만 아주 심한 발작이 지나간 후 삼차신경분지 영역에 둔한 통증이 있다.
• 통증이 너무 심하기 때문에 환자들은 증상이 또 나타나지 않을까 하는 공포를 항상 가지고 있다.

3) 치료

(1) 약물요법

• <u>Carbamazepine</u>★ (Tegretol): 가장 효과적 (70~80%에서 호전)
  ┌ 하루 100mg으로 시작하여 1~2일에 100mg씩 통증이 50%이상 호전될 때까지 증량
  ├ 유지용량 : 600~1,200mg/day
  ├ 부작용 : 피부발진, 어지러움, 불균형, 진정작용, 무과립구증(agranulocytosis), Stevens-
  │   Johnson syndrome 등
  └ 통상적으로 약물 투여 후 증상이 없이 6~8주 지속되면 약물을 서서히 감량하면서 관
    찰한다.
• phenytoin, gabapentin 등

(2) 외과적 치료

• vascular decompression surgery (혈관감압수술) : 70%이상 효과, 재발율 낮다
• radiofrequency thermal rhizotomy (고주파열신경뿌리절제술) : 고주파발생기를 trigeminal ganglion에 삽입하여 그 부위를 고온응고시키며 혈관감압술과 비슷한 효과

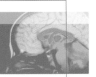

7 이상운동질환
Abnormal movement disorder

1. 기저핵(Basal ganglia)의 구조와 기능

- 제1장 전두엽피질-기저핵 순환회로 (Cortico-basal ganglia circuit) 참조

1) The Cortico-Basal ganglia-Thalamic circuits

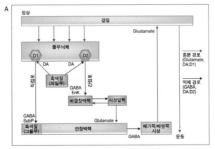

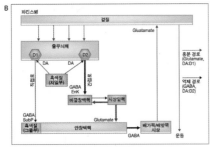

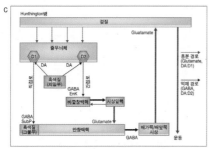

(붉은선 : excitatory signal / 파란선 : inhibitory signal / 선의 굵기변화는 신호의 증가)

A. normal	
B. Parkinson's disease	• 직접경로인 흑색질치밀부(SNpc)에서 줄무늬체(STR)로 가는 dopamin 신호의 감소 　→ 창백핵(globus pallidus)의 억제성 활동의 증가 　→ 시상핵의 흥분성 신호감소 　→ 피질운동계로 가는 신호 감소
C. Huntington's disease	• 간접경로내의 줄무늬체(STR)에 의한 억제 감소 　→ 시상밀핵의 흥분감소 　→ 창백핵의 활성 감소 　→ 시상피질회로의 과잉활동

2. 진전 (Tremor)

1) 정의와 감별진단

- 몸의 일부분 혹은 여러부분에서 작용근(agonist)과 대항근(antagonist)이 교대로 또는 동시에 수축하여 규칙적으로 일정한 빈도를 가지는 sinusoidal 양상의 진동성 불수의 운동
- 본태성 진전(essential tremor)이외에 대부분의 진전은 이차적으로 발생하므로 원인질환의 감별이 중요하다.

(1) 자세나 동작에 따른 분류

안정진전 (rest tremor)	• 안정시에 나타나고 운동시에는 사라진다. • 파킨슨병이외에 심한 본태진전, Wilson병, midbrain tremor, 약물유발진전에서도 볼 수 있다. 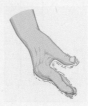 • 파킨슨병에서의 안정진전 ┌ forearm의 pronation-supination 운동 ├ metacarpophalangeal joint를 중심으로 한 finger의 flexion-extension 운동 └ thumb의 abduction-adduction 운동 　 (pill-rolling tremor : 엄지와 손가락의 공을 회전시키는 듯한 진전) 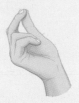
활동-자세진전 (action-postural tremor)	• 특정부위의 근육을 활성화시키는 자세, 예를 들면 팔을 든 채로 손바닥을 위로 한 자세나 양팔을 구부리고 손바닥을 펴서 코 앞에 놓은 자세 등에서 잘 유발된다. • 본태진전에서 흔히 관찰되며 생리적 진전, 독성-대사성질환, 약물에 의한 진전, 신경병증에 의한 진전에서도 나타날 수 있다. 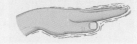

의도진전 (intention tremor)	• 소뇌나 인접 구조물의 질환으로 발생★ • 특히 지시된 운동에서 마지막에 목표물에 가까워질때 악화된다. • 대개 5Hz 이하의 빈도로 나타나며 주로 머리나 상지에 나타난다. • 초기소뇌질환에서 말단진전(terminal tremor)만을 보이다가 병이 진행되면서 자세나 　모든 의식적 활동에 영향을 미치게 된다. 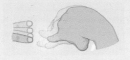

(2) 진전질환의 분류

떨림의 종류	속도(Hz)	주로 보이는 신체 부위	유발하는 환경 혹은 약제	감소시키는 환경 혹은 약제
생리적 떨림	8~13	팔	epinephrine, β-아드레날린	술, β-아드레날린 대항제
파킨슨떨림	3~5	팔, 손가락, 다리, 혀, 입술	감정적 흥분	L-dopa, 항콜린제제
소뇌떨림	2~4	팔다리, 머리, 몸통	감정적 흥분	술
자세-활동떨림	5~8	손	불안, 화, 알코올금단, 운동 피로 lithium, xanthine, β-아드레날린	일부에서 β-아드레날린대항제
본태떨림	4~8	손, 머리, 목소리	불안, 화, 알코올금단, 운동 피로 lithium, xanthine, β-아드레날린	술, propranolol, primidone
기립떨림	14~16 (불규칙)	다리	서 있기	걷기, clonazepam, valproate
신경병증에 의한 떨림	4~7	손	―	―
입천장떨림	60~100/분	구개, 가끔 얼굴, 몸쪽 팔다리 근육	―	clonazepam, valproate

▶ 본태성 진전 (essential tremor)★

• 가장 흔하며, 가족력이 있다.
• 다른 신경학적 증상이 동반되지 않으며, 원인이 중추신경계에 있다고 추정되지만 명확한 신경
　병리적 이상은 발견되지 않는다.
• 생리적 진전보다는 좀 더 느리며(4~8Hz) 자세를 유지하거나 일상활동을 할 때 심해진다.
• 대개 상지에서 발생(95%), 머리를 좌우나 앞뒤로 흔드는 행위가 동반(34%)되기도 한다.
• 치료 : propranolol, primidone

▶ 파킨슨 진전

- 파킨슨병의 주된 증상 중의 하나
- 진전은 비대칭적으로 시작하여 수년이 지난 후 다른 팔이나 다리로 진행한다.
- 진전은 3~5Hz 정도로 느리며 대개의 경우 rigidity, bradykinesia 등 다른 파킨슨병징후를 보인다.
- re-emergent tremor(재발현진전) : resting tremor가 있는 파킨슨병 환자가 특정한 자세를 유지하도록 하면 처음에는 tremor가 없다가 수초 후에 다시 resting tremor가 나타나는 것

3. 무도증 (Chorea)

1) 정의

- chorea는 그리스어로 '춤을 추다' 라는 뜻으로 불규칙하게 움찔거리는(jerky) 불수의 운동이 신체의 여러부분에서 불규칙(random)하고 순서로 나타나거나 한부분에서 다른 부분으로 물 흐르듯이(flowing) 이동하는 이상운동을 말한다.
- 이상운동은 정형화 되어 있지 않으며(non-stereotyped), 주로 사지의 원위부는 물론 몸통과 얼굴, 목을 침범한다.
- choreoathetosis : 무도운동이 주로 원위부에서 느리게 나타나는 경우
- ballism : 무도운동이 사지의 근위부에서 발생하여 진폭이 더 크고 격렬한 경우

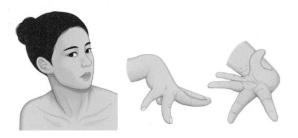

2) 원인

□ 무도증의 흔한 원인들

유전성
Huntington병
신경가시세포증가증
치아적핵창백핵뤼체위축증(DRPLA)
양성유전무도증
돌발무도증
Wilson병

감염후/감염/면역성
Sydenham무도증
전신홍반루푸스
후천면역결핍증후군

대사성
갑상샘항진증
임신무도병

약물유발성 무도증
레보도파
흥분제
항경련제
항우울제
신경이완제
피임약

혈관무도증
뇌졸중
진성적혈구증가증

기타
신생물
신생물딸림

3) Huntington 병

(1) 원인 및 역학

- 염색체우성 유전(AD) : 염색체 4p16.3에 위치하는 huntington 유전자에서 CAG 염기가 반복되면서 비정상적으로 증가
- Pathology
  - brain의 general atrophy (특히 frontal lobe) → dementia
  - caudate nucleus, globus pallidus의 severe bilateral atrophy → movement disorder
- Biochemical change
  - basal ganglia의 glutamic acid decarboxilase(GADC) ↓

├ choline acetyltransferase ↓
└ striatum의 somatostatin ↑

- 5~10명/10만명, 백인에게 많고 유색인종에게 드물다.
- 주로 30~40대에 발병
  (20대 이전 발병하는 경우는 부계유전경향, 늦게 발병하면 모계유전경향)
- 부계유전인 경우 과운동상태보다는 오히려 akinetic-rigid 상태로 나타나며, 경련 동반 (20%)이 높고 병의 진행속도도 더욱 빠르다.

(2) 증상

- 3대 증상 : 무도증, 정신증상, 인지장애
- 병의 초기단계에서는 무도증이 비교적 국한되어 나타나나 질환이 진행하면서 전신으로 퍼진다.
- 오랜 기간 진행하면 결국 과다근육긴장증(hypertonia)과 심한 경직상태가 된다.
- 진단에서 사망까지 보통 15~20년이 소요되며 주로 흡인성 폐렴으로 사망한다.
- 정신증상 : 발병전부터 나타날 수 있고 심한 우울증(30~50%)으로 인해 자살의 가능성도 있다. 그 외 강박증, 자기조절력결핍 등의 증상을 보인다.

(3) 방사선학적 소견

- brain MRI, CT상 caudate nucleus나 putamen의 atrophy 관찰

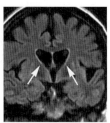

[enlargement of the lateral ventricles
reflecting typical caudate atrophy (arrows)]

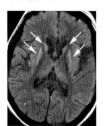

[abnormal high signal in the
caudate and putamen (arrows)]

(4) 치료

- 대증요법 : 항불안제, 비정형 신경이완제 등

4. 하지불안증후군 (Restless leg syndrome)

1) 역학
- 성인의 약 5~10%에서 나타나며, 여성에서 흔하다

2) 증상
- 다리에서 느껴지는 이상한 감각과 함께 강박적으로 다리를 움직이려고 하는 akathisia(좌불안석)이 나타나는 것으로, 앉거나 누워서 쉴때 나타나고 걷거나 다리를 움직이면 증상이 사라진다.
- 이러한 증상은 밤에 심해진다.
- 다리에서 느껴지는 이상감각 : 바늘로 찌르는 느낌, 벌레가 기어가는 느낌, 다리근육 속 깊숙이 무거운 느낌 등 다양한 형태
- 불수의적인 동작은 주로 다리의 하부에서 나타나는 myoclonic jerk로 감각장애와 동반되어 나타난다.
- 주로 tibialis, quadriceps, biceps femoris에서 수초동안 지속되며 주기적으로 나타날 수 있다.

□ 하지불안증후군의 진단기준(International RLS Study Group)

필수적인 진단기준
1. 다리를 움직이고 싶은 충동, 대개 다리에 불편하거나 불쾌한 느낌이 동반한다.
2. 움직이고 싶은 충동이나 불쾌한 느낌이 움직이지 않을 때 시작되거나 악화된다.
3. 움직이고 싶은 충동이나 불쾌한 느낌은 움직임에 따라 부분적으로나 전체적으로 완화된다.
4. 움직이고 싶은 충동이나 불쾌한 느낌은 낮 시간보다 저녁이나 이른 밤에 더 심해진다.

흔히 동반되지만 진단에 필수적이지는 않은 증상들
1. 수면장애, 특히 잠들기 어렵다.
2. 잠들려고 할 때, 깨어서 쉬고 있을 때 불수의 움직임(주기하지운동)이 있다.
3. 신경학적진찰상 관련된 이상 소견이 없다.
4. 어느 연령층에서나 발생할 수 있지만 중년이나 노인에 가장 심하게 이환된다.
   임신 중 잘 발생하며 악화된다.
5. 만성적이고 진행하는 것이 전형적인 경과이지만 때때로 완화될 수 있다.
6. 카페인이나 도파민차단제에 의해 흔히 악화된다.
7. 보통염색체우성유전의 가족력을 보이는 경우가 자주 보고된다.

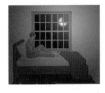

3) 치료

- dopamine 약물이 도움이 된다.

5. 파킨슨병 (Parkinson's disease)

1) 역학

- 유병률 : 약 0.3%, 60세 이상에서는 1% (연령이 증가할 수록 유병률도 증가)
- 대부분 60대에서 임상증상이 시작된다.
- 50세 이전에 발병하는 경우(10~15%)도 있으며(조기발현 파킨슨병), 특히 20대 이전에 발병하는 경우는 청소년 파킨슨병이라 한다.

2) 발병기전

- <u>substantia nigra(흑색질)</u>의 pars compacta(치밀부)의 <u>dopamin deficiency</u>★
- 도파민 신경세포의 결핍은 caudate nucleus, putamen에서도 일어난다.
- 이러한 변성이 일어난 substantia nigra 부분의 남아있는 세포내에는 eosinophilic inclusion body인 **Lewy body**가 관찰된다.

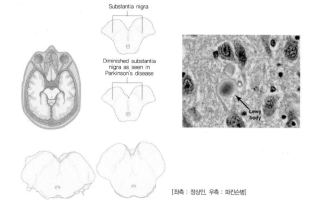

[좌측 : 정상인, 우측 : 파킨슨병]

3) 증상과 징후

□ 4대 주요 증상

Rest tremor (안정진전)	• 동작이나 행동, 수면시에는 소실되나 편안한 상태에 있을 때 발생한다. • 주로 손가락이나 손목관절같은 말단 관절에서 일어나며 주파수는 4~6Hz 범위로 일어난다. • 초기에는 주로 일측성으로 나타나지만 병이 진행되면서 양측성으로 나타나며, 다리, 턱, 혀에서도 진전이 나타날 수 있다.
Rigidity (경직)	• 근육의 긴장도가 증가하며 관절을 수동적으로 움직이면 경직이 관찰되는데 특징적으로 자전거 바퀴를 돌릴 때와 같은 cogwheel rigidity가 나타난다.
Bradykinesia (운동완만)	• 움직임이 느린 상태로 세밀한 활동에 어려움이 있으며 걸을 때 팔을 흔드는 자세가 자연스럽지 못하다. • 결국 일상생활에서 세수, 화장, 목욕, 식사, 옷입기 등 시간이 오래 걸리며 장애가 생기기 시작한다. • hypomimia(표정감소), masked face, hypophonia, micrographia, akinesia 등
Postural instability (자세불안정성)	• 모든 관절을 약간 굴곡시키고 중력에 대한 안정감을 얻으려고 꾸부정한 자세를 나타낸다. • 더욱 진행하면 반사능력이 떨어져 자주 넘어지게 된다. • festinating gait(종종걸음), propulsion(앞쏠림), freezing of gait

▶ 그 외의 증상들

• 자율신경계 증상 : 위장관장애, 침흘림, 연하곤란, 변비, 기립성저혈압, 다한증, 배뇨장애, 성기능장애, 안구건조증 등
• 정신신경과적 증상 : 우울증, 불안, 초조, 무관심 혹은 무감동, 정신병, 환각 및 치매 등
• 수면장애 : REM 행동장애, 하지불안증후군, 불면증, 수면무호흡증, 주간과다졸림증
• 기타 : 통증, 후각장애, 흐려보임, 복시, 지루, 피로 등

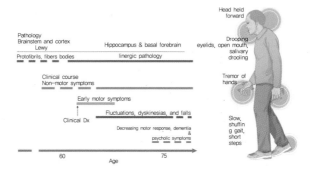

4) 진단과 감별진단

- 확진은 부검을 통한 병리학적 소견으로 가능하며, 임상소견만으로 임상적 진단이 가능하다.
- 임상증상이 유사한 비정형 파킨슨증 (atypical Parkinsonism)이 있으므로 감별을 요한다.

5) 치료

(1) 약물요법

→ dopamine 증대 or acetylcholine 감소

Levodopa	• dopamine은 BBB를 통과하지 못하므로 dopamine의 전구물질인 levodopa를 투여 • levodopa가 BBB를 통과하기 전 말초에서 dopa-decarboxylase에 의해 70%가 대사되므로 **levodopa + dopa-decarboxylase inhibitor** 병용 투여 • catechol-O-methyltransterase(COMT) inhibitor 또는 MAO inhibitor와 병용 투여하여 dopamin의 약리학적 작용시간이 연장되게 한다. 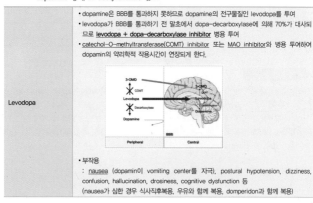 • 부작용 : nausea (dopamin이 vomiting center를 자극), postural hypotension, dizziness, confusion, hallucination, drosiness, cognitive dysfunction 등 (nausea가 심한 경우 식사직후복용, 우유와 함께 복용, domperidon과 함께 복용)

Dopamine agonist	• bromocriptine • 연접후 도파민수용체를 직접 자극 • levodopa보다 작용시간이 길다는 장점 • 부작용은 levodopa와 비슷하다
Anticholinergics	• trihexyphenidyl, benztropine mesylate, benzhexol • tremor에 대해 뚜렷한 효과는 있으나 rigidity, bradykinesia 등에는 효과가 미약하다. • 부작용 : confusion, hallucination, chorea, dry mouth, blurred vision, urinary retension
Amantidine	• antiviral agent로 dopamine의 분비, 합성을 증대하고 재흡수 억제하는 효과 • 특히 rigidity에 효과적
Antidepressive agent	• 우울증은 파킨슨병의 가장 흔한 기분장애 • TCA, SSRI 등 • SSRI는 MAOI와 동시투여시 central serotogenic syndrome을 야기시킬 수 있으며 일부 SSRI약제는 파킨슨 증상을 악화시킬 수 있으므로 주의한다.

• 초기에는 levodopa 복용시 안정적으로 호전되지만 병이 진행되고 장기간 levodopa를 사용하게 되면 on-off phenomenon이 생기게 된다.
• <u>On-off phenomenon</u> : 약물의 과소치료시 나타나는 parkinsonism(Off)과 과다치료시 나타나는 chorea, dystonia 등(On)이 번갈아 가면서 나타나는 현상
→ dopamine agonist, COMT inhibitor, MAO inhibitor 등을 사용하거나 levodopa를 소량씩 자주 복용한다.

(2) 수술요법
• 조직파괴술 : pallidotomy
• 뇌심부자극술 (deep brain stimulation, DBS)
• 세포이식술

6. 비정형 파킨슨증 (Atypical Parkinsonism)

• 파킨슨증상을 보이지만 파킨슨병과 동일하지 않는 유사한 질환을 '비정형 파킨슨증(atypical Parkinsonism)' 이라 한다.

┌ parkinsonism plus syndrome : 파킨슨병에서 보이지 않는 증상들이 보이는 경우
└ secondary parkinsonism : 파킨슨증상의 원인이 알려진 경우

Parkinsonism plus syndrome	• progressive supranuclear palsy • multiple system atrophy • corticobasal degeneration • dementia with Lewy body
Secondary parkinsonism	• vascular parkinsonism • normal pressure hydrocephalus • hemiparkinsonism-hemiatrophy • 망간(Mn)중독에 의한 parkinsonism

7. 실조증 (Ataxia)

• 실조증은 통제가 안되는 현상이라는 의미로 (a=without, taxia = order) 신체의 일부를 움직일 때 상호작용의 장애로 인해 행동이 서툴러지는(clumsiness) 상태의 신경학적 증상을 의미한다.

소뇌실조증 (cerebellar ataxia)	• cerebellum과 그 연결경로의 병변
감각실조증 (sensory ataxia)	• proprioceptive sensory pathway와 vestibular system의 병변 • 소뇌실조증과는 달리 눈을 감아 시각 입력이 소실된 경우 행동이 서툴러지는 현상이 악화되는 특징

1) 실조증을 보이는 질환

산발실조증 **(Sporadic ataxia)**	퇴행질환	multiple system atrophy, progressive myoclonic ataxia
	뇌혈관질환	특히 소뇌나 연결경로의 병변
	뇌종양	medulloblastoma, astrocytoma, ependymoma, hemangioblastoma, metastatic tumor, meningioma, cerebellopontine angle schwannoma 등
	중독, 대사질환	급성 및 만성 알코올중독, 저신소증, 고암모니아혈증, celiac disease, Vit.B 결핍증, 갑상선저하증, 부갑상선저하증, 저혈당
	paraneoplastic neurological syndrome	
	자가면역질환	anti-GAD와 연관
	감염, 후감염질환	rubella, H.influenza, EBV 감염에 의한 소뇌염, Creutzfeldt-Jacob disease
	기타	multiple sclerosis, Chiari anomaly, hydrocephalus, 농양 등
유전실조증 **(Genetic ataxia)**	① 우성유전실조증 (spinocerebellar ataxia, SCA) ② 열성유전실조증 　┌ Friedreich ataxia 　├ ataxia telangiectasia 　├ vitamine E deficiency와 연관된 ataxia 　├ abetalipoproteinemia 　└ aminoaciduria	

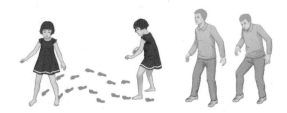

2) Friedreich ataxia

(1) 역학

- 보통 AR 유전
- 증상은 보통 10대 초반에 나타나는데 10세 이전에도 나타날 수 있다.
- 대부분 20세 이전에 모든 증상이 나타난다.

(2) Pathologic site of lesion

- dorsal root ganglion
- spinocerebellar tract
- cerebellum
- corticospinal tract

(3) 임상증상

spinocerebellar tract 또는 cerebellum 침범	• 하지의 ataxia, Romberg sign (+) • 상지의 intension tremor • horizontal nystagmus
corticospinal tract 침범	• Babinski reflex (+)
dorsal root ganglion, posterior column 침범	• 하지의 position, vibration sense ↓ • pain, temperature, light touch ↓ • <u>DTR (−)</u> • static ataxia
기타 증상*	• <u>pes cavus</u> (만곡족) 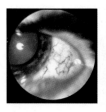 • hammer toe • <u>kyphoscoliosis</u> • cardiac hypertrophy with diffuse myocardial fibrosis • diabetes

3) Ataxia telangiectasia

- 소뇌실조 (cerebellar ataxia)
- 발육장애, 정신지체, 안구운동장애, 발음곤란, 근육긴장이상, 근육간대경련, 무도증 등의 다양한 운동장애와 말초신경증
- 모세혈관확장증(telangiectasia)가 각막, 얼굴, 귀 주변등에서 특징적으로 관찰된다.
- 성발달장애, 혈당조절장애, 면역장애로 인한 빈번한 호흡기 감염 등

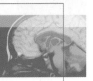

8 치매 Dementia

• 치매는 일상생활을 정상적으로 유지하던 사람이 뇌기능 장애로 인해 후천적으로 기억, 언어, 판단력 등의 여러 영역의 인지기능이 떨어져서 일상생활을 제대로 수행하지 못하는 임상 증후군을 말한다.

▶ 진단기준 (DSM-Ⅳ)

① 단기기억 혹은 장기기억 장애가 반드시 있다.
② 실어증, 실행증, 실인증, 집행기능장애 중 적어도 한가지 이상 존재
③ 이와 같은 장애로 인하여 이전 수준에 비해 장애가 발생하여 직업적 업무수행이나 사회생활에 장애
④ 이러한 장애는 섬망이 아닌 상태에서 발생되어야 한다.

• 치매의 대부분은 만성, 진행성 경과를 취하나 치매를 유발하는 일부 질환은 조기에 발견하여 적절한 치료가 하면 진행을 억제하거나 많은 회복이 가능한 가역성 원인들도 있다.

❏ 가역성치매를 일으키는 질환들

우울증	거짓치매
중독 　치료 약물에 의한 경우 　외인성 중독	•항콜린 약물, 항정신병 약물, 항경련제, 항고혈압 약물 등 •알코올 중독, 일산화탄소 중독, 중금속 중독, 유기용매제 중독 등
대사성-내분비 질환들	•전해질 및 산-염기 장애(저나트륨혈증, 고칼슘혈증), 신부전증(뇨독증), 심각한 혈액 질환, 저혈당증, 갑상샘 기능저하증, 갑상샘 기능항진증, 저산소증, 간기능 장애, Cushing증후군, Wilson병 등
뇌질환	•뇌혈관 장애, 경막하 혈종, 수막염, 뇌염, 신경매독, 뇌농양, 간질, 뇌종양, 수두증 등
비타민 결핍증	•thiamine, B12, folate, niacin
자가면역질환들	•전신성 홍반성 낭창, 측두 혈관염, 유육종증, Bechet 증후군 등
기타 원인들	•감각 박탈, 장기간 입원

- 치매의 행동심리증상들 (behavioral and psychological symptoms of dementia, BPSD) : 치매환자에게 나타나는 여러 가지 비인지적(non-cognitive) 증상

❑ 치매의 대표적인 행동심리증상들(BPSD)

환자와 보호자 면담시 측정되어야 하는 항목들	환자/보호자에 의해 관찰되는 증상들
불안	공격
우울	비명
망상	안절부절못함
	초조
	배회
	사회적으로 부적절한 행동
	성적탈억제
	악담
	그림자처럼 따라 다님

- 우울 증상, 불안 초조 (40%)
- 편집증적 망상 (30~40%), 환각 (20~30%) (→ 이때는 antipsychotics 사용)
- 배회, 불면
- 인격 변화(personality change) : 환자의 가족들을 가장 힘들게 하는 증상
- 파국 반응(catastrophic reaction) : 스트레스적 환경 하에서 개인의 지적결함을 주관적으로 인식함으로써 이차적으로 흥분, 이때 결함을 보상하려고 화제를 바꾸거나 농담 혹은 면담자의 주의를 돌리는 등의 방법을 쓴다.

1. 경도인지장애 (Mild cognitive impairment, MCI)

1) 정의 및 진단기준
- 알츠하이머병의 전 단계로 매년 10~15%의 비율로 알츠하이머병으로 이행 (정상은 1~2%)
- 따라서 이 상태는 알츠하이머병을 가장 이른 시기에 발견할 수 있는 단계로 치료효과를 극대화 할 수 있다는 점에서 임상적으로 중요하다.

① 기억력 저하에 대한 불편호소
② 나이에 비해 분명한 인지기능저하
③ 기억력 손상 외에 다른 영역은 비교적 정상
④ 일상생활은 정상이거나 약간 저하
⑤ 전문가적 의견이나 진단적 기준에는 치매가 아님

2) 아형 및 원인질환

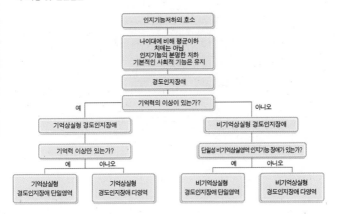

3) 치료
- 아직까지 치매로의 진행을 막는 약은 없다.

2. 알츠하이머병 (Alzheimer's disease)

1) 역학
- 65세 이상 인구의 6.3~11.3%
- 65세 이상에서 5세 증가할때마다 발병률 2배 증가

2) 임상양상 및 경과

초기(경증)	• 기억장애 : 특히 최근기억 (immediate memory) • 언어의 유창성이나 이해력은 어느정도 보존, 과거의 기억 비교적 유지 • 성격변화, 사회적 위축, 무감동, 때때로 초조, 탈억제 • 기억력저하가 뚜렷해지면서 자신에 대한 분노, 좌절, 무기력감으로 우울증이 흔히 생긴다.
중기(중등증)	• 가족이나 주위 사람이 변화를 감지 • 기억력감퇴, 판단력 감소, 언어장애 • 간단한 생활기능 장애, 공공장소에서의 부적절한 행동, 안절부절 못하며 초조 (야간에 더 심해진다, sundowning) • 환각, 망상, 수면장애
말기(중증)	• 더 이상 생각, 추론할 능력이 없어짐 • 기억은 거의 없으며 말을 하기도 힘들고 다른 사람의 말을 이해도 힘들다 • 기본적인 일상생활도 타인의 도움을 받아야 한다. • 성격황폐화, 대변실금, 요실금, 면역력저하, 감염, 폐렴, 욕창 등

3) 진단기준 (DSM-IV) 및 검사소견

❑ DSM-IV 알츠하이머병 진단기준

다발성의 인지 결손이 다음의 두 가지 양상으로 나타난다.
• 기억장애(새로운 정보에 대한 학습능력 또는 병전에 학습한 정보의 회상 능력의 장애)
• 다음 인지장애 중 한 가지 이상이 있어야 한다.
—실어증(언어장애)
—실행증(운동 기능은 정상이지만, 과거에 잘하던 도구 사용이나 행동의 장애)
—실인증(지각 또는 구성능력의 장애)
—수행 기능의 장애(즉, 계획 조정, 유지, 추상적 사고 능력)

진단 기준 A1과 A2의 인지장애가 사회적 또는 직업적 기능에 있어서 심각한 장애를 일으켜야 하고 병전의 기능 수준보다 상당히 감퇴되어 있음을 나타낸다.

경과는 서서히 발병하고 지속적인 인지감퇴를 보이는 특징이 있다.

진단 기준 A1과 A2의 인지장애가 다음 가운데 어떤 경우에 의한 것도 아니어야 한다.
• 점진적인 기억과 인지장애를 일으키는 다른 중추신경계 상태(예: 뇌혈관질환, 파킨슨병, Huntington병, 경질막밑출혈, 정상압수두증, 뇌종양)
• 치매를 일으키는 전신 상태(예: 갑상샘 기능 저하증, 비타민 B12, 또는 엽산결핍, 니아신 결핍, 과칼슘 혈증, 신경매독, 인간 면역 결핍 바이러스병)
• 약물 등의 물질로 유발된 상태

이러한 장애가 나타나는 동안 섬망 상태가 아니어야 한다.

인지장애가 다른 정신과적 질환에 의한 것이 아니어야 한다
(예: 주요우울증, 정신분열증).

• MRI : 전반적인 대뇌피질 및 해마 위축
• FDG-PET : 양측 하측두엽 및 두정엽 대사 감소

- PIB-PET : 아밀로이드판(amyloid plaque) 축적의 영상화 가능
- 뇌척수액검사 : beta-amyloid감소, tau protein증가

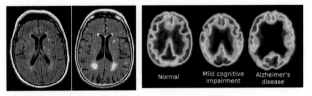

4) 신경병리소견

(1) 육안적 병리소견
- 전반적인 대뇌피질의 위축으로 이랑이 좁아지고 고랑이 넓어진다. (특히 parietal, temporal lobe)
- 병이 진행되면 frontal lobe atropy

(2) 현미경 소견
- 대뇌의 전반적인 신경원 소실(neuronal loss) : 특히 cortex, hippocampus
- synaptic loss (50% in cortex)
- 신경원 섬유총 (neurofibrillary tangles; NFT) : 신경세포 골격의 주요 성분인 tau protein 의 과인산화
- 노인성 반점 (senile plaques)
- 과립공포 변성 (granulovacuolar degeneration)
- β -amyloid protein과 amyloid precursor protein의 과다 축적
- 아밀로이드성 혈관증 (amyloid angiopathy)

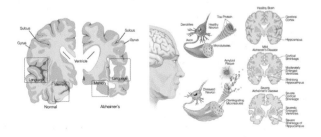

5) 발병기전

• 아밀로이드 증폭가설

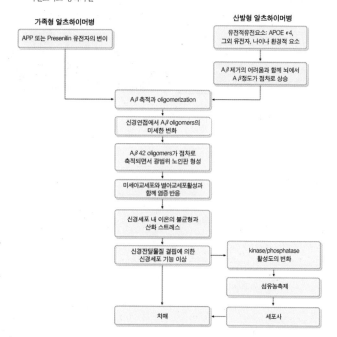

[아밀로이드 증폭가설 베타아밀로이드단백의 생성과 제거 사이의 불균형에 의해 알츠하이머병이 발생한다. 가족성알츠하이머병에서는 베타아밀로이드 생성이 증가되고 산발 알츠하이머병에서는 베타아밀로이드 제거가 적게 이루어져 세포 밖에 아밀로이드가 축적된다. 응집된 베타아밀로이드 단백에 의해 염증반응, 산화성 손상, 신경전달물질 분비 이상 등 일련의 반응들이 연쇄적으로 증폭되어 신경세포 퇴행이 일어나며 이로 인해 치매의 증상이 나타나게 된다.]

6) 치료

- 항콜린에스테라제(cholinesterase inhibitor) : donepezil, rivastigmine, galantamine
- NMDA 수용체 길항제 : memantine
- 행동조절을 위한 신경이완제(clozapine, risperidone), 진정제, 항우울제(SSRI) 등

3. 전두측두엽변성 (Frontotemporal lobar degeneration)

- 언어기능, 수행능력이 주로 손상되며, 행동 및 성격변화가 주로 나타난다.
- 알츠하이머병과 달리 기억력은 비교적 보존된다.
- 전체 치매의 약 5%

1) 임상적 분류

① 행동장애형 전두측두치매(behavioral-variant frontaotemporal dementia): 무감동, 탈억제,
반복운동행동, 과잉구강행동

② 진행비유창실어증(progressive nonfluent aphasia): 이해력은 유지되나 유창성이 떨어지고
언어실행증(speech apraxia), 음소착어증(phomenic paraphasia)

③ 의미치매(semantic dementia) : 말을 유창하게 하나 의미를 점차 잊어버려 초기에 이름대기
장애를 보이다가 점차 이해력도 장애

4. Lewy body dementia

- Alzheimer 병의 인지 기능 감퇴 양상이 유사하나 질병 초기에 변동이 심한 인지기능 장애,
sual hallucination과 같은 정신병적 증상과 Parkinson's disease에서 나타나는 특징적인 운동
증상이 나타난다.
- 파킨슨 증상이 나타나고 1년 이내 치매가 생기면 Lewy body dementia, 1년 이후 치매가 생
기면 파킨슨병 치매로 본다.

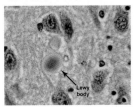

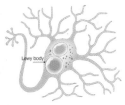

5. 혈관성 치매 (Vascular dementia)

- 허혈 또는 출혈성 뇌혈관질환이나 심혈관 이상으로 인한 허혈 저산소성 뇌 병변에 의해 발생한 치매
- 우리나라의 경우 서양보다 유병률이 높은 편이다.
- 알츠하이머병과 구분이 쉽지 않은 경우가 많으며 때로는 2개가 혼재되어 있는 경우도 있다.

❏ NINDS-AIREN 혈관치매 진단 기준 중에서 개연(probable) 혈관치매 기준

개연 혈관치매에 대한 임상진단기준: 다음과 같은 모든 조건을 만족해야함
치매
일상생활에 장애를 초래할 정도의 지적능력 저하(+)
기억장애와 함께 최소 2가지 이상의 인지능력 손상(+)
지능의 한 분야에 국한되지 않고 의식 수준과는 무관
뇌졸중의 증거(뇌졸중으로 판단될 수 있는 징후로써 편측마비, 안면마비, Babinski징후, 감각저하, 편측 시야결손, 발음곤란 등이 있으면서 뇌졸중의 기왕력이 있거나 없는 경우)와 함께 원인으로 설명할 만한 혈관성 뇌병터가 뇌영상으로 확인되는 경우 위의 두 질환간의 명확한 인과관계가 있는 경우
뇌졸중 발생 3개월 이내에 치매 발생
갑작스런 인지기능 저하 또는 증상의 굴곡 또는 계단식 퇴행

개연 혈관치매에 대한 임상진단기준: 다음과 같은 모든 조건을 만족해야함
보행장애의 조기 발현
불안정하거나 자주 넘어지는 과거력
비뇨기과 질환으로 설명할 수 없는 조기 소변빈뇨, 절박뇨, 또는 다른 소변 증상
거짓숨뇌마비
성격이나 정동장애(의지상실, 우울증, 감정실금, 또는 정신운동지체나 또는 비정상적인 실행기능을 보이는 다른 겉질성 장애를 보이는 경우)

혈관성 치매가 아닐 가능성이 높은 항목
조기 기억력상실(early onset of memory deficit), 그리고 뇌영상에서 뚜렷한 국소적 병터 없이 언어, 운동기술, 지각능력의 진행하는 장애, 인지기능외에 다른 신경학적 징후가 없는 경우
뇌 CT와 MRI에서 뇌혈관 병터가 없는 경우

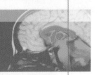

1. 급성세균수막염 (Acute bacterial meningitis)

1) 역학

- 5~10/100,000명
- 흔한 원인균 : S. pneumonia, H. influenzae, N. meningitidis

	신생아	소아	성인
H. influenzae	0~3	10	1~3
S. pneumoniae	0~5	20~50	30~50
N. meningitidis	0~1	30~60	10~35
Gram-negative bacilli	50~60	1~2	1~10
Group B Streptococci	20~40	2~4	5
Staphylococci	5	1~2	5~15
Listeria species	2~10	1~2	5

S. pneumonia	· 젊은 연령과 40대 이후에서 많다. · 폐, 귀, 코, 인후 또는 심장판막의 감염, 알코올중독, splenectomy, 반복적인 세균수막염, dermal sinus tract, sickle cell anemia, skull base fracture의 경우에서 감염되는 경우가 많다.	
H. influenzae	· 과거 2개월~7세의 소아에서 주로 발생하였으나 백신의 개발로 최근 50세 이상의 성인에게 많다. · 소아의 경우 중이염이나 상기도 감염후에 많다.	
N. meningitidis	· 주로 어린이와 청소년에게 발생하며 50대 이후에는 급격히 감소	
Listeria monocytogenes	· 성인의 비외상성, 비수술성 세균수막염의 4번째 원인	
staphylococci, group A streptococci	· pyocephalus, epidural abscess, trauma, 신경외과적 술기, venous sinus thrombosis와 동반	

- Klebsiella, proteus, pseudomonas와 같은 장내세균은 spinal tap, 척추마취, shunt operation 시에 감염될 수 있다.

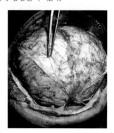

2) 전파경로

  (1) **혈행전파 (hematogenous spread)**

  (2) **두개구조물로부터 전파**
- otitis media, paranasal sinusitis
  → mastoid process, frontal sinus, ethmoid sinus, sphenoid sinus의 화농으로 수막염 유발
- subarachnoid space내 세균감염은 즉각적으로 piarachnoid, CSF, brain 등 모든 구조물에 염증반응을 일으킬 수 있다.

  (3) **기타**
- 뇌수술, 척추천자 등

3) 임상증상
- 초기증상 : fever, severe headache, seizure, mental change, neck stiffness
- 혼수환자, 유아 또는 병의 초기에 neck stiffness가 뚜렷하지 않을 수도 있다.
- S. pneumoniae와 H. influenzae 감염의 경우 국소 뇌증상이 초기에 나타날 수 있다.
- S. pneumoniae 감염에서 뇌신경 이상이 나타날 수 있다.
- seizure는 특히 유아와 소아의 H. influenzae 감염에서 흔하다.
- 유아나 신생아는 headache를 호소할 수 없고 neck stiffness가 나타나지 않을 수 있으며, fever, lethargy, vomiting, seizure 등 비특이적인 징후만 보이는 경우도 많으므로 fontanelle 이 돌출되거나 meningeal irritational sign이 조금이라도 의심되면 항생제 투여 이전에 lumbar puncture를 하는 것이 좋다.

• N. meningitidis 수막염의 경우 진행속도가 빠르고 petechial or purpuric rash, ecchymosis 등을 보이며 circulatory shock이 나타날 수 있다.

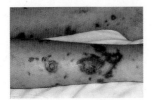

[meningococcal septicaemia]

4) 진단

(1) 이학적 검사 (제2장 7. 뇌막자극검사 참조)
- neck stiffness test (+)
- Brudzinski sign (+)
- Kernig sign (+)

(2) CSF study
- WBC : 250~100,000/mm³ (일반적으로 1,000~10,000/mm³)
- pressure 〉 200mmH₂O
- protein 〉 100~500 mg/dℓ
- glucose 〈 40mg/dℓ or 〈 blood glucose의 40%

• CSF침사의 그람 염색에서 원인균을 발견하거나 CSF 배양에서 세균을 확인하면 정확하다.

(3) 말초혈액
- WBC ↑
- ESR, CRP ↑
- PBS상 미성숙형도 나타남

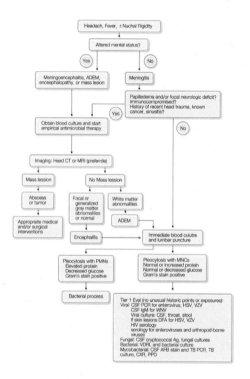

5) 치료

- 의심되는 경우 진단검사 결과가 나오기 전에 즉시 항생제 치료를 시작하며, 나중에 검사결과가 나오면 그에 따라 변경할 수 있다.
- 치료기간은 대부분 최소한 10~14일이 필요하다.
- H. influenzae 감염인 경우 고용량의 dexamethasone을 조기에 사용하면 fever가 빨리 호전되고 감각신경성 난청 등의 신경계 장애의 후유증이 감소한다.

❏ 세균수막염의 치료 지침

나이	주 원인균	항생제
신생아	E.coli와 B형 Streptococci	3세대 cephalosporin 및 ampicillin
유아와 어린이	S. pneumoniae, H. influenzae N. meningitidis	3세대 cephalosporin 및 vancomycin
성인	S. pneumoniae, N. meningitidis L. monocytogenes	3-4세대 cephalosporin 및 vancomycin
병원감염	Klebsiella, Proteus, Pseudomonas	meropenem 및 vancomycin

6) 예후 및 합병증

- 치사율
  - N.meningitidis : 3~10%
  - S.pneumoniae : 15~20%
- 신경학적 후유증(20~40%) : 감각신경난청, 신경심리학적 이상, 반신마비, 발작, 실조, 뇌신경마비 등
- 감염초기에 나타날 수 있는 합병증 : 뇌부종, 수두증, 동맥이나 정맥의 폐색에 의한 뇌경색
- 기타 합병증 : DIC, ARDS, SIADH, 관절염, rhabdomyolysis, pancreatitis, 척수장애 등

(1) Lumbar puncture (요추천자)

- 멸균상태에서 시행한다.
- 국소마취제를 피하로 주입한 후 환자를 lateral decubitus position으로 눕히고 머리와 무릎을 최대한 구부린 자세(knee-chest position)를 취한다.
- **L3~4** 공간이나 그 위아래에서 시행한다.
  (영아나 어린소아에서는 척수가 L3~4까지 뻗어 있을 수 있으니 더 아래에서 천자)
- 성인의 경우 needle이 4~5cm 정도 들어가면 subarachnoid space에 도달하며, 이때 시술자는 갑자기 저항이 떨어진 느낌을 받는다.
- 만약 시술 중 sciatic pain이 유발되면 needle이 너무 외측으로 갔다는 것을 의미한다.
- 두세차례 시도에도 subarachnoid space에 도달하는 것이 실패하면 앉은 자세에서 천자한 후 한쪽으로 눕혀 압력을 측정하고 CSF를 채취한다.
- 일단 subarachnoid space에 도달하면 압력을 측정하고 CSF를 채취한다.

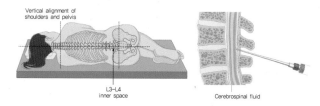

Vertical alignment of shoulders and pelvis

L3–L4 inner space

Cerebrospinal fluid

- 금기★
  - 국소감염
  - 두개강내 공간점유병소 (뇌종양, 두개강내 혈종)
  - 뇌압상승소견 (유두부종, 심한 두통, 구토 등)

(2) CSF study

① 정상수치★

- colorless, clear
- WBC   0~5/mm³
- RBC   0~10/mm³
- Protein   20~40mg/dl
- Glucose   40~70 mg/dl (blood glucose의 1/2이하)
- Pressure   50~180mmHg
- Neutrophil   한 개만 있어도 감염의심

② 뇌수막염의 CSF소견★

	Cells	Glucose	Protein	Smear	Lactic acid
Bacterial	neutrophil ↑	↓	↑	(+)	↑
Viral	lymphocyte ↑	normal	mild ↑	(−)	↓
Tb, fungal	lymphocyte ↑	↓	↑	(+) / (−)	↑

	WBC (Cells/μL)	Glucose (mg/dℓ)	CSF/serum glucose ratio	Protein (mg/dℓ)	Opening Pressure
정상	0~5	45~85 () 혈당의2/3)	0.6	15~45	50~180 mmH₂O
Bacterial meningitis	10~10,000 (대부분 neutrophil)	↓ (〈40)	〈 0.4	↑ ()50)	↑↑↑
Granulomatous meningitis (결핵, 진균 등)	10~500 (대부분 lymphocyte)	↓ (〈50)	〈 0.5	↑ ()50)	↑↑
Aseptic (viral) meningitis	25~500 (대부분 lymphocyte)	N	0.6	다양 (20~80)	N~↑
Spirochetal meningitis (neurosyphilis)	10~1,000 (대부분 lymphocyte)	N or ↓	〈 0.6	↑()50)	↑

2. 급성 무균성 수막염 (Acute aseptic meningitis)

1) 원인

- <u>enterovirus</u> (echovirus, coxsakievirus 등) : 80%
- 그 외 mumps virus, HSV-2, lymphocytic choriomeningitis(LCM), adenovirus 등

2) 증상

- fever, headache, meningeal irritation sign
- 보통 증상은 갑작스럽게 시작되며 38~40℃ 정도의 fever를 보인다.
- headache은 다른 열성질환에 비해 그 정도가 심하다. 초기에는 경미하여 발견이 되지 않을 수도 있다.
- Kernig sign, Brudzinski sign은 무균성 수막염에서는 잘 나오지 않는다.
- 신경학적 증상이 나타나는 경우에도 그 정도가 경미하다.

3) CSF study

- lymphocyte 위주의 WBC 증가
- glucose 정상
  (만약 lymphocyte는 증가되어있으나 glucose가 감소되어있다면 결핵, 진균, 전이종양과 림프종에 의한 수막침범, 수막사르코이드 증을 의심한다)

4) 치료 및 예후

- 대증요법 : fever, headache에 대한 조절
- 치명적인 경우가 드물며, 특별한 치료없이도 자연치유된다.

3. 결핵수막염 (Tuberculous meningitis)

1) 역학

- HIV 감염, 알코올중독, 당뇨병, 악성종양, steroid의 사용자에서 발병률이 높다.
- HIV 감염환자에서 평생 결핵수막염에 걸릴 확률은 1/3이상
- BCG 접종의 예방효과는 논란이 많다.

2) 임상양상

- headache(50%이상), neck stiffness(75%), 미열, 권태감, 졸림, 혼동
- Kernig sign (+), Brudzinski sign (+)
- 특징적으로 이런 증상은 세균성수막염보다는 느리게 진행한다. (1~2주)
- 소아나 유아에서는 emotional flattening(감정둔마), irritability, vomiting, seizure 등이 흔하며 neck stiffness은 뚜렷하지 않거나 아예 나타나지 않는다.
- 뇌신경 침범(주로 oculomotor nerve, 드물게 facial, vestibulocochlear nerve), papilledema 등이 나타날 수 있다. (20%)
- 가끔 출혈경색에 의한 급격한 focal neurologic deficit, IICP 징후 또는 spinal cord와 radiculopathy에 의한 증상 등이 나타난다.

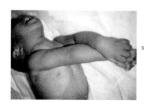
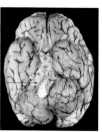

Thick grey shaggy exudate encasting cranial nerves & blood vessels

3) 진단

(1) CSF study

- WBC : 50~500/mm^3 정도 백혈구 증가율을 보이며 초기에는 PML과 lymphocyte가 다소 비슷하지만 며칠 후에는 <u>lymphocyte</u>가 현저해진다.
- Protein ↑
- Glucose ↓ (<40mg/dℓ) : 감소속도가 느려 수일이 지나야 나타난다.
- ADA(adenosine deaminase activity) ↑

(2) 기타

- CSF smear : 10~20%에서만 양성반응이 나타나는 단점
- 배양검사 : 4~6주의 시간이 소요되는 단점

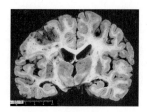

4) 치료

• 복합치료가 원칙이며 9~12개월 동안 투여해야 한다.

• Isoniazid(INH), rifampicin(RFP) + ethambutol(EMB) or ethionamide(ETA) or pyrazinamide(PZA)

• corticosteroid : subarachnoid 폐색, IICP로 인해 hernia가 나타날 때와 같이 신경학적 합병
증시에 항결핵제와 같이 사용한다.

• AIDS 환자의 경우 조기진단이 늦고 일부에서 결핵약 내성(resistance)으로 인하여 사망률이
높다(21%).

❏ 결핵수막염의 임상치료 지침

약물	하루 용량		투여방법	투여기간 (개월)
	소아	성인		
영국*				
isoniazid	5 mg/kg	300 mg	경구	9~12
rifampicin	10 mg/kg	450 mg(〈50 kg)		
		600 mg(〉50 kg)	경구	9~12
pyrazinamide	35 mg/kg	1.5 g(50 kg)		
		2.0 g(〉50 kg)	경구	2
ethambutol	15 mg/kg	15 mg/kg	경구	2
혹은 streptomycin	15 mg/kg	15 mg/kg(MD1 g)	근육주사	
미국**				
isoniazid	10~15 mg/kg (MD 300 mg)	5 mg/kg (MD 300 mg)	경구	9~12
rifampicin	10~20 mg/kg (MD 600 mg)	10 mg/kg (MD 600 mg)	경구	9~12
pyrazinamide	15~30 mg/kg (MD 2000 mg)	40~55 kg person: 1000 mg	경구	2
		56~75 kg person: 1500 mg		
		76~90 kg: 2000 mg		
ethambutol	15~20 mg/kg (MD 1000 mg)	45~55 kg person: 800 mg	경구	
		56~75 kg person: 1200 mg		
		76~90 kg person: 1600 mg		

MD: maximum dose
*: british thoracic society guidelines, 1998
**: guidelines of the joint committee of the american thoracic society, infectious diseases society of america, centers for disease control

❑ 결핵수막염의 치료제 및 주의 사항

약명	용량	권고사항
isoniazid	300 mg/일 경구 9개월 투여 혹은 배양이 음성이면 6개월 +	말초신경병증 예방 위한 pyridoxine 사용
rifampin	600 mg/일 경구, 9개월 투여 혹은 배양이 음성이면 6개월 +	간독성 추적검사
pyrazinamide	15~30 mg/kg (최대 2 g)/일 경구 첫 2개월간 투여 후 중지 +	간독성 추적검사
ethambutol	15~25 mg/kg(최대 2.5 g)/일 경구 첫 2개월간 투여 후 중지	시각신경병증 주의

4. 급성 뇌염증후군

• 무균성수막염과 뇌염을 구분하기가 쉽지 않다. 일반적으로 무균수막염 증상과 더불어 다른 신경계 증상이 동반되면 수막뇌염(meningoencephalitis)으로 진단한다.

1) 원인

• 바이러스, 세균, 진균, 기생충 등이 모두 뇌염을 유발할 수 있으나 일반적으로 뇌염이라 하면 바이러스성만을 지칭한다.

2) 증상

• 무균성 수막염 증상 + 대뇌, 소뇌 혹은 뇌간의 기능장애 증상
• 대뇌, 소뇌 혹은 뇌간의 기능장애 증상이란 경련, 섬망, 혼동, 실어증, 함구증, DTR↑, 반신마비, Babinski sign(+), 불수의 운동, 운동실조, myoclonic jerk, nystagmus, 안구운동마비 등이 나타난다.

3) 기타 뇌염

(1) 단순헤르페스 뇌염 (Herpes simplex encephalitis)

• 미국의 경우 모든 뇌염의 10%에 해당한다.
• 환자의 30~70%가 사망하며 생존한 경우 대부분 심각한 후유증이 생긴다.
• 계절, 지역, 연령과 관계없이 산발적으로 발생한다.

- 다른 급성뇌염과 같은 증상을 보이나 특징적으로 **측두엽, 안와 전두엽**에 국한되는 경향이
  있고 출혈성 괴사를 일으킨다.
- 수일에서 일주일동안 빠르게 진행하여 결국 사망에 이른다.

- 진단
  - CSF : WBC↑, protein↑
  - **EEG** : temporal lobe 한쪽의 간헐적인 sharp wave와 동반된 slow-wave complex가
    2~3초 간격으로 나타난다. (진단가치는 있지만 질병특유의 소견은 아니다)
  - CT : 병소가 저음영으로 나타난다. (50~60%)
  - MRI T2 : 고신호강도
- 치료 : acyclovir 30mg/kg/day for 10~14 days

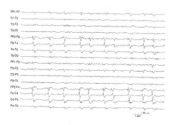 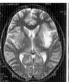 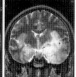

5. 경막하 축농 (Subdural empyema)

- 정의 : dura mater와 arachnoid 사이에 농양이 생기는 경우
- 원인 : <u>sinusitis(mc)</u>, mastoiditis, otitis media
- 원인균주 : streptococci(mc), anaerobic streptococci, bacteroides, S. aureus, E. coli,
  pseudomonas, proteus 등
- 증상
  - 초기에 전신쇠약, 발열, 구토를 동반하는 심한 두통
  - 일측 운동발작, 반신마비, 실어증, lateral conjugate gaze palsy 등의 국소증상 동반
  - 증상은 빠르게 진행하여 수일내에 혼수상태에 이른다.
- lumbar puncture는 금기 (hernia의 위험)
- 치료 : craniectomy나 burr hole(구멍)을 통해 즉각적인 배농과 함께 항생제 투여

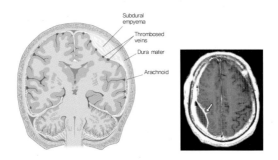

Subdural empyema
Thrombosed veins
Dura mater
Arachnoid

6. 경막외 농양 (Epidural empyema)

- 정의 : dura matar와 두개골 내측판 사이의 농양
- 주로 전두동, 중이, mastoid process 또는 안구 등에서 emissary vein을 통해 감염이 전파되거나 두개골을 통한 직접전파 또는 두개골절제술에 의한 직접 감염등에 의해 발생.
- 증상 : 발열, 참을 수 없는 반구두통
- 치료 : 즉각적인 배농술과 함께 적절한 항생제 치료

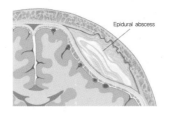

Epidural abscess

7. 뇌농양 (Cerebral abscess)

1) 병태생리
- 가장 흔한 원인균 : streptococci

(1) 직접 파급 (direct spread) (40%)
- otitis media
- mastoiditis
- sinusitis (frontal, ethmoid sinusitis → frontal lobe 침범, maxillary sinus → temporal lobe 침범)

(2) 혈행 파급 (hematogenous spread) (30%)
- acute bacterial endocarditis (mc)
- 폐나 늑막의 세균감염
- 선천심장병이나 pulmonary arteriovenous malformation 등 감염된 색전이 폐를 거쳐 뇌로 전이

▶ 혈행파급으로 인한 뇌농양의 특징

- frequently multiple
- poor encapsulated (thin wall)
- MCA territory
- white & gray matter junction 부위에 호발

(3) 기타
- trauma(10%), immunosuppressed patient

2) 임상양상
- headache : 가장 흔한 first Sx.
- 그 외 abscess의 위치와 크기에 따라 기면, 혼돈, 국소 혹은 전신경련, 국소적인 운동 혹은 감각장애, 발음곤란 등을 보인다.
- 일부에서는 증상이 없을 수도 있고 뇌혈관에 septic embolism이 발생하면 일시적인 국소증상 이 나타날 수 있다.
- 때로 headache와 함께 neck stiffness가 있어 수막염으로 의심하여 항생제를 투여하는 경우 초기에는 잘 반응을 하는 것 같다가 수일~수주후에 다시 headache, 의식저하, 국소 혹은 전 신경련, IICP 징후가 나타나면 cerebral abscess를 의심한다.

3) 진단

- CT : 농양의 피막은 조영이 잘되고 농양의 중심부와 주변의 부종을 동반한 백색질은 저음영을 보인다. (ring enhancement)[6]

- MRI
  - T1 : 피막이 조영증강, 농양의 중심부는 저신호강도로 나타난다.
  - T2 : 주변의 부종이 고신호강도로 나타난다.

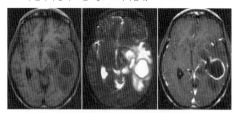

- lumbar puncture는 hernia의 위험이 있어 시행하지 않는다.

4) 치료

- 초기 피막이 형성되기전이나 다발뇌농양의 경우 항생제가 도움이 되나 일반적인 뇌농양은 수술을 통한 배농과 항생제 치료를 병행해야 한다.
- CT유도 정위흡인술(stereotaxic aspiration)로 뇌농양의 크기를 줄여 ICP를 낮추고 피막안의 농양도 빼낼 수 있다.

8. 신경매독 (Neurosyphilis)

- treponema pallidum에 의한 뇌, 수막, 척수감염

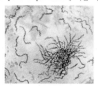

---

6) 병소 주위에 granuloma가 형성되면 조영시에 모세혈관이 풍부한 granuloma가 high density가 되어 희게 링 모양으로 보인다.

1) 역학
- 치료받지 않은 초기매독환자의 약 10%내에서 발생
- HIV 감염자중 약 15%는 혈액검사상 매독의 증거가 있고 약 1%에서는 신경매독을 동반한다.
- 항생제의 사용으로 인해 과거에 흔하던 parenchymal form이 감소하고 meningeal 및 vascular form이 증가하고 있다.

2) 임상증후군
  (1) 무증상 신경매독 (asymptomatic neurosyphilis)
    - 항생제 사용의 증가로 신경매독의 대부분을 차지
    - 신경매독의 증상이 없으면서 CSF 이상 소견이 관찰됨
      (mononuclear cells↑, protein↑, glucose↓, VDRL(+))
    - 치료 안한 1, 2기 매독 환자의 약 40%에서 발생 가능
    - 발견하여 적절히 치료하면 대부분 신경매독을 예방할 수 있다.

  (2) 수막신경매독 (meningeal syphilis)
    - 대개 일차 감염 후 1~2년 이내에 발생
    - 임상양상은 무균수막염과 유사하다
      (N/V, neck stiffness, cranial nerve 침범, 경련, 의식변화 등)
    - Argyll-Robertson pupil : unequal reflex, irregular pupils with poor reflex

  (3) 수막혈관매독 (meningovascular syphilis)
    - 대개 일차 감염 후 5~10년 후 발생
    - piamater와 arachnoid의 미만성 염증과 함께 동맥 침범
    - 임상양상은 다양하며, 비교적 젊은 성인에서 MCA 침범에 의한 CVA가 흔하다.

  (4) 진행마비 (general paresis)*
    - 대개 감염 20년 후 발생한다.
    - spirochetes가 만성수막뇌염을 일으켜 연수막은 두껍고 혼탁해지며 피질에 붙게 되고 피질위축, 뇌실확장, 뇌실막염 등이 발생하며 frontal & temporal lobe에 변화가 심하다.
    - 치매 (기억상실, 판단장애, 감정조절장애 등), dysarthria, 손가락이나 혀의 tremor, irritability, mild headache, personality change, psychosis
    - 최종단계로 가면 치매와 사지마비가 심해지고 발작을 할 수 있으며 치료받지 않으면 3~5년 내에 사망한다.

(5) 척수매독 (tabes dorsalis, 脊髓癆)[7]

- 감염 후 15~20년 후 발생
- posterior spinal root, posterior column의 기능이상
- 번개같은 통증(shooting, lancinating pain), DTR↓, proprioception↓, 괄약근기능장애, 성기능장애(남성)
- locomotor ataxia(wide gaze ataxia), deep pain & temperature sense 상실, paresthesia,
- joint damage (Charcot's joint), foot ulcer, Argyll-Robertson pupil, optic atrophy

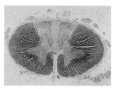

[posterior column의 degeneration]

3) 치료

- aqueous penicillin G

9. 크립토콕쿠스증 (Cryptococcosis)

1) 원인

- cryptococcus neoformans
- polysaccharide capsule로 둘러 싸여 있는 효모(yeast)로서 전신감염없이 중추신경계에 직접 감염을 일으키는 가장 흔한 진균이다.
- Epidemiology
  - world wide : 조류서식지의 토양에서 주로 발견되며 새의 분비물에 의해 전파(특히 비둘기)
  - predisposing condition* : cell-mediated immunity저하, Hodgkin's disease, sarcoidosis, steroid사용, AIDS(10%) (그러나 백혈구저하증이 있어야 감염되는 것은 아니다)
- fungus를 lung으로 흡입하여 발생하며 드물게 피부, 점막도 감염경로가 될 수 있다.

---

7) tabes : '쇠약'이란 의미

2) 임상증상
- 증상은 주로 subacute로 발생하는데 <u>meningoencephalitis</u> 증상이 가장 흔하다.
  - 초기에 headache, fever, nausea, vomiting 등이 나타나나 20~40%에서는 처음에 fever 가 없다.
  - 약 50%에서는 confusion 등의 의식변화를 보이고 진행한 후에는 dementia, cerebellar ataxia, 하지의 강직성 마비 등을 보일 수 있다.
  - 대부분 수개월에 걸쳐 서서히 진행하는 양상을 보인다.
- chest pain(40%), cough(20%)
- skin lesion : papule, ulceration, pustule
- 기타 : osteomyelitis, hepatitis, renal abscess, endocarditis 등

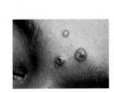
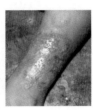

3) 진단
 (1) CSF 소견
   - <u>lymphocyte↑, glucose↓</u> (결핵수막염과 유사)

 (2) Indian ink smear*
   - capsule은 염색되지 않고 back ground만 검게 염색

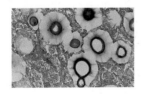
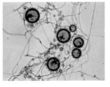

 (3) Latex agglutation test
   - sensitivity 높고 신속하여 널리 사용

4) 치료

- •amphotericin B + flucytosine IV for 2~6 weeks
  - flucytosine을 같이 투여하면 재발율을 떨어뜨리고 amphotericin B의 용량을 줄일 수 있어 신독성을 감소시킬 수 있다.
  - amphotericin B의 부작용 : 혈전정맥염, 오심, 구토, 저칼륨혈증, 신독성
  - BUN 〉 40mg/dl인 경우 투여 중지
  - AIDS환자의 경우 flucytosine의 효과가 떨어지고 백혈구감소증을 잘 일으키므로 fluconazole, itraconazole을 대신 사용할 수 있다.

10. 신경유구낭미충증 (Neurocysticercosis)

- •인간 신경계를 침범하는 가장 흔한 기생충질환
- •기생충에 감염된 사람의 50~70%에서 침범

1) 원인

- •Taenia solium의 larva(애벌래)인 cysticercus cellulosae가 중추신경계를 침범

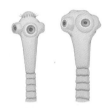

▶ 생활사

- host (종숙주) : human
- intermediate host (중간숙주) : 돼지, 멧돼지, 양, 사슴, 개, 고양이, 쥐
- 사람이 taenia solium의 알을 섭취 → 소장에서 부화 → 장점막을 뚫고 혈액을 타고 전신으로 퍼진다.
- 일반적으로 성체가 된 후 소장에서 기생하지만 때로 신경계, 심장, 근육, 폐, 간, 신장 등을 침범한다.

└ 대부분은 면역체계에 의해 곧 파괴되지만 중추신경계나 안구와 같은 격리부위에서는 5~10년
간 생존할 수 있다.
  • 인분에 오염된 물이나 채소를 먹는 경우가 가장 흔하다.
  • 성충에 감염된 사람이 자신의 손을 통해 자가감염(external autoinfection)되는 경우도
    있고 소장에 있던 애벌래가 regurgitation되어 병을 일으키는 경우도 있다(internal
    autoinfection)

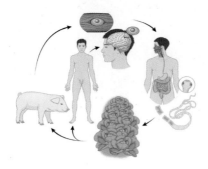

2) 임상양상

  • Parenchymal type : <u>seizure</u> (mc)
  • Meningitic form : meningitis, communication hydrocephalus, arachnoiditis
  • Intraventricular form : obstructive hydrocephalus

3) 진단

  (1) CT

    ┌ cystic, round, low density, <u>calcification</u>
    ├ <u>ring enhancement</u>
    ├ enlarged ventricle, cistern
    └ mass effect with surrounding edema

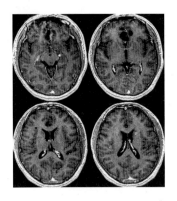

4) 치료

- albendazole (praziquantel 보다 효과적)
- 증상이 심한 경우 steroid와 수술을 병행한다.

11. 프리온 질환 (Prion disease)

1) 서론

- 뇌조직의 해면형(spongiform) 변화를 특징으로 하는 질환

❑ 프리온 질환의 분류

인간 프리온질환	동물 프리온질환
Creutzfeldt-Jakob 병	면양떨림병(양과 염소)
산발성	성체 동물
의원성	갓 태어난 동물
새변이형	소해면뇌병증
가족성	기타 해면뇌병증(밍크, 사슴, 엘크 및 다른
Gerstmann-Straussler-Scheinker 병	유제류 동물, 고양이)
치명가족불면증	
쿠루	

2) 병리

- 현재 prion protein에 대한 연구를 통하여 이 단백의 근원이 외부에서 유입된 병원체의 이종 단백이 아닌 20번 염색체의 단완에서 유래된 동종단백으로 밝혀졌으며, 이 단백을 코드화하는 유전자를 <u>PRNP</u>라고 부른다.
- 정상적인 프리온단백의 기능은 신체내에서 항산화물질, 신경전달물질의 기능, 장기상승작용 (long-term potentiation)에서의 중요기능, 생체리듬조절 등의 다양한 기능을 수행하며 특히 중추신경계에 있는 신경세포에서 가장 높은 발현을 보인다.

PrPc (cellular prion protein)	• 정상 뇌조직에 있는 prion protein • 단백분해효소(protease) K로 처리하면 분해되어 완전히 소실된다.	
PrPsc (scrapie associated prion protein)	• 프리온 질환에서 분리된 prion protein • 단백분해효소(protease) K로 처리해도 모두 절단되어 소실되지 않고 이에 저항성을 가지는 27kDa크기의 단백분획이 남게 된다. • 정상 프리온단백에 존재하는 α-helix structure가 변화되어 43%의 β-sheet structure을 가진다.	

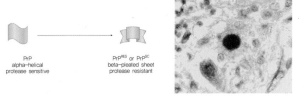

PrP
alpha-helical
protease sensitive

PrP^RES or PrP^SC
beta-pleated sheet
protease resistant

[prion plaque]

- 이러한 구조적인 차이로 인하여 비정상 prion protein은 단백분해효소(protaese)K에 저항성을 가지게 되고 주로 중추신경계 내에 축적되어 신경세포를 손상시킨다.
- 대부분 신경교세포에 축적되어 신경아교증(gliosis)이 일어나게 되는데 이 신경아교증이 프리 온질환에서 신경세포의 사멸과 관련있을 것이라고 생각되고 있다.

▶ 프리온 질환의 공통적인 특징

- 매우 긴 잠복기
- 특징적인 병리 : 공포현상 (vacuolar degeneration, spongiform encephalic change)
- 전염성 질환임에도 불구하고 염증반응 및 면역반응이 일어나지 않는다.
- 일단 증상이 나타나면 1년 내에 사망한다.
- 감염체는 끓이거나 포르말린이나 알코을 처리 또는 자외선소독으로 제거되지 않는다.
- 132℃에서 15pound/inch^{2}의 압력으로 고압멸균 시키거나 5% sodium hypochloride 용액에 1 시간 담그면 제거된다.

3) 크로이츠펠트야콥병 (Creutzfeldt-Jakob disease)

- CJD는 인간에게서만 발생하는 대표적인 프리온 질환
- 전세계적으로 산발적으로 발생하는 spongiform encephalopathy
- 비교적 급격히 진행하는 고위 대뇌기능과 소뇌기능의 저하, 근육간대성경련, EEG상 1~1.5 Hz 의 예파를 특징으로 한다.

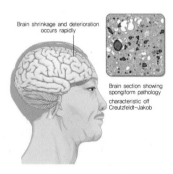

Brain shrinkage and deterioration
occurs rapidly

Brain section showing
spongiform pathology
characteristic off
Creutzfeldt-Jakob

(1) 분류

sporadic CJD (산발 CJD)	• 가장 흔하다 (85%) ① Prodromal Sx. (25%) (특이증상이 나타나기 수주~수개월전) 　원인불명의 무력감과 허약감, 식욕변화, 수면습관의 변화, 체중감소, 집중력감퇴, 일시 　적인 시간 및 장소혼돈, 환각, 감정장애, 시각장애, 어지럼증, 균형장애, 수족의 감각 　장애 등 ② Progressive Sx. 　dementia, ataxia, corticospinal or extrapyramidal sign, visual loss(cortical), 　myoclonus, chorea, muscle wasting(amyotrophy) ③ Terminal Sx. 　mute, onset 12개월안에 death
familial CJD (가족성 CJD)	• CJD의 10~15% • prion protein을 코드화하는 유전자인 PRNP의 돌연변이
iatrogenic CJD (의인성 CJD)	• CJD의 1~2% • 과거 환자의 뇌하수체에서 유래된 성장호르몬으로 주사 맞은 경우 또는 환자를 수술한 　수술도구, 각막이식 등으로 감염되어 발생
new variant CJD (새변이형 CJD)	• 광우병에 걸린 소를 섭취한 후 유발 • 1996년 처음 인간에게서 발견

(2) 진단

산발CJD 진단기준
I. 급속히 진행하는 치매
II. 다음 소견 중 두 가지 이상
　1) 근육간대경련
　2) 시각 또는 소뇌기능장애
　3) 피라미드로 또는 피라미드외로 기능장애
　4) 무동함구증
III. 전형적인 뇌파검사 소견
　(전반적으로 나타나는 1~1.5Hz 주기의 삼상파)

확진 환자
　신경병리학적 또는 면역세포화학적으로 CJD와 부합하는 합당한 소견

의사환자
　추정환자(probable)
　　(표)의 I, II, III을 만족하는 자 또는 의심 환자에 해당하면서 CSF에서 14-3-3 단백이 검출된 자
　의심환자(possible)
　　(표)의 I, II를 만족하면서 이환기간이 2년 이내인 자

　• CT : 정상이거나 전반적인 뇌위축
　• MRI(T2, FLAIR) : basal ganglia, thalamus에 고신호강도
　• MRI(diffusion) : basal ganglia, thalamus, cortex에 고신호강도

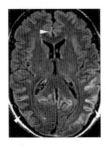

[T2-weighted (FLAIR) MRI showing hyperintensity in the cortex in a patient with sporadic CJD. This so-called "cortical ribboning" along with increased intensity in the basal ganglia on T2 or diffusion-weighted imaging can aid in the diagnosis of CJD]

(3) new variant CJD와 sporadic CJD의 차이

sporadic CJD	new variant CJD
• 발병연령이 55~70세 • 초기에 dementia 증상	• 발병연령이 19~35세 • 초기에 정신이상, 감각중추의 이상 및 운동실조가 타나나다가 말기에 dementia가 나타난다.

4) 쿠루 (Curu)

- 뉴기니 고원지대의 원주민에서 발생하는 프리온질환
- 이 지역 원주민의 식인의식에 의해 사람의 뇌조직같은 감염원의 섭취에서 발생하여 인간에게서 전염성이 확인된 첫 프리온 질환 (현재는 식인의식이 사라져 거의 없음)
- 초기에 보행장애, 체간과 사지의 실조증, 근육간대경련, 무도증, convergence strabismus 등을 보이고 후에는 dementia 증상을 보인다.

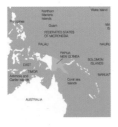

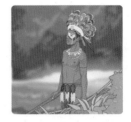

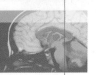

10 뇌종양 Brain tumor

1. 서론 및 분류

☐ 신경계 종양의 WHO 분류

신경상피조직종양(tumors of neuroepithelial tissue)
별아교세포계 종양(astrocytic tumors)
광범위 별아교세포종(diffuse astrocytoma)
역형성별세포종(anaplastic astrocytoma)
아교모세포종(glioblastoma)
털모양별세포종(pilocytic astrocytoma)
다형성황색별아교세포종(pleomorphic xanthoastrocytoma)
뇌실막밑거대세포별세포종(subependymal giant cell astrocytoma)
희소돌기아교세포종(oligodendroglial tumors)
희소돌기아교세포종(oligodendroglioma)
역형성희소돌기아교세포종(anaplastic oligodendroglioma)
혼합 신경아교종(mixed gliomas)
희소돌기별세포종(oligoastrocytoma)
역형성희소돌기별세포종(anaplastic oligoastrocytoma)
뇌실막세포계 종양(ependymal tumors)
뇌실막세포종(ependymoma)
역형성 뇌실막세포종(anaplastic ependymoma)
점액유두뇌실막세포종(myxopapillary ependymoma)
뇌실막밑세포종(subependymoma)
맥락막얼기종양(choroid plexus tumors)
맥락막얼기유두종(choroid plexus papilloma)
맥락막얼기암종(choroid plexus carcinoma)
Glial tumors of uncertain origin
별아교모세포종(astroblastoma)
대뇌신경아교종증(gliomatosis cerebri)
제3뇌실 맥락막 신경아교종(choroid glioma of the 3rd ventricle)
Neuronal and mixed neuronal–glial tumors
신경절세포종(gangliocytoma)
소뇌 형성이상신경절세포종(dysplastic gangliocytoma of cerebellum) (Lhermitte–Duclos)
결합조직형성 영아 별아교세포종/신경절세포종 (desmoplastic infantile astrocytoma / ganglioglioma)
배아형성장애신경상피종양(dysembryoplastic neuroepithelial tumor)
신경절신경아교종(ganglioglioma)
역형성 신경절신경아교종(anaplastic ganglioglioma)
중심신경세포종(central neurocytoma)
소뇌 지방신경세포종(cerebellar liponeurocytoma)
종말끈 곁신경절종(paraganglioma of the filum terminale)
신경모세포계 종양(neuroblastic tumors)
후각 신경모세포종(olfactory neuroblastoma, esthesioneuroblastoma)

후각신경상피종(olfactory neuroepithelioma)
신경모세포종(neuroblastomas)
솔방울샘실질종양(pineal parenchymal tumors)
솔방울샘종(pineocytoma)
솔방울샘모세포종(pineoblastoma)
혼합솔방울샘종/모세포종(mixed pineocytoma/pineoblastoma)
배아종양(embryonal tumors)
속질상피종(medulloepithelioma)
뇌실막모세포종(ependymoblastoma)
속질모세포종(medulloblastoma)
천막상부 원시신경외배엽종양[supratentorial primitive neuroectodermal tumor(PNET)]
비정형 기형종(atypical teratoid / rhabdoid tumor)
뇌신경 및 말초신경 종양(tumors of cranial and peripheral nerves)
신경집종(schwannoma[neurilemmoma, neurinoma])
신경섬유종(neurofibroma)
Perineurioma
악성말초신경집종양(malignant peripheral nerve sheat tumor(MPNST))
수막종양(tumors of the meninges)
수막상피세포 종양(tumors of meningoepithelial cells (meningioma))
mesenchymal, non–meningoepithelial tumors
원발멜라닌세포병터(primary melanocytic lesions)
tumors of uncertain histogenesis(hemangioblastoma)
림프종과 조혈신생물(lymphomas and hematopoietic neoplasm)
악성림프종(malignant lymphoma)
형질세포종(plasmacytoma)
과립세포육종(granulocytic sarcoma)
종자세포종양(germ cell tumors)
종자세포종(germinoma)
배아암종(embryonal carcinoma)
난황낭종(yolk sac tumor)
융모막종(choriocarcinoma)
기형종(teratoma)
혼합종자세포종양(mixed germ cell tumor)
안장부위 종양(tumors of the sellar region)
머리인두종(craniopharyngioma)
과립세포종양(granular cell tumor)
전이종양(metastatic tumors)

1) 빈도

- glioma (45%) (glioblastoma multiforme, astrocytoma)
- meningioma (15%)
- pituitary adenoma (7%)
- neurilemmoma (7%)
- metastatic cancer (6%)

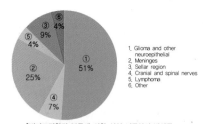

1. Glioma and other neuroepithelial
2. Meninges
3. Sellar region
4. Cranial and spinal nerves
5. Lymphoma
6. Other

[병리조직학적 분류에 의한 성인 뇌종양의 발생률
(From Central Brain Tumor Registry of the United States)]

2) 성별에 따른 빈도차이

Male 호발	Female 호발
• medulloblastoma	• meningioma
• pineal gland tumor	• pituitary adenoma
• glioma	• neurilemmoma

3) 소아와 성인의 차이

소아	• Infratentorial & supratentorial의 발생비율이 거의 같다. ┌ cystic cerebellar astrocytoma ├ medulloblastoma ├ brain stem glioma ├ craniopharyngioma ├ optic glioma └ pineal gland tumor	• 첫증상이 안구운동장애와 같은 뇌신경마비증상이 많다. • 호흡의 이상 및 혼수가 뒤따른다.
성인	• Supratentorial tumor가 많다(70%) ┌ meningioma ├ Schwannoma └ pituitary adenoma	• 첫증상이 국소뇌기능장애증상으로 시작 • ICP가 증가되어 점차 뇌간을 압박하여 혼수로 진행.

▶ 소아 뇌종양의 임상적 특징

- 소아기종양의 20%로 leukemia 다음으로 두 번째로 흔하다.
- 약 60%가 infratentorial, posterior fossa에 위치한다.
- 남 : 여 = 1 : 1 / peak age : 5~9세 (사춘기이후로는 감소)
- 3/4가 glioma (low grade astrocytoma, medulloblastoma)
- central neural axis를 따라 호발
- 전이는 드물다.

4) 뇌종양의 특징

- 제한된 용적 내에서 성장하므로 증상이 병의 경과 중 비교적 초기에 나타난다.
- 조직학적 진단이 같다 하더라도 발생위치에 따라 예후가 달라진다.
- 악성인 경우 재발의 위험이 다른 종양에 비해 높다.
- 다른 장기의 종양이 두 개강내로 전이되는 경우는 비교적 흔하지만, 뇌종양이 신체 다른 부위로 전이되는 경우는 극히 드물다.

5) Calcification을 일으키는 tumor

- craniopharyngioma (50%)
- oligodendroglioma
- meningioma
- ependyoma

6) Radiosensitive vs. radioresistant tumor

Radiosensitive	Radioresistant
• medulloblastoma	• glioblastoma multiforme
• pituitary adenoma	• oligodendroglioma
• pinealoma	• ependymoma
• craniopharyngioma	• astrocytoma
• germ cell tumor	

7) Rim-enhanced tumor

- infarction
- absorbed hematoma
- abscess
- glioma : glioblastoma multiforme, polycystic astrocytoma, optic glioma
- metastasis

8) CSF-seeding tumor

   ┌ glioblastoma multiforme
   ├ oligodendroglioma
   ├ medulloblastoma
   ├ germ cell tumor
   └ ependymoma

9) Spontaneous bleeding 초래 tumor

   ┌ glioblastoma multiforme
   ├ meningioma
   ├ metastasis : choriocarcinoma, melanoma
   └ pituitary adenoma

10) Mural nodule (내벽결절)

   • hemangioblastoma
   • cystic astrocytoma

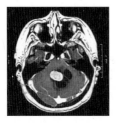

11) Cerebellopontine angle에 호발하는 tumor

   ┌ acoustic neurinoma (80~90%)
   ├ meningioma
   └ dermoid, epidermoid tumor

2. 증상과 합병증

1) 두통

- 환자의 20~35%에서 초기증상으로 나온다.
- 종양이 진행될수록 70%이상에서 나타난다.
- 두통의 특성★
  - 일률적으로 특징지울수 없는 다양한 통증의 세기, 위치, 지속시간 등
  - 양측성 만성긴장형두통의 형태가 가장 흔하며, 종양이 위치한 쪽에도 통증이 있다.
  - 자세나 복압상승(기침, 운동)으로 악화되며 아침에 심한 두통(morning headache)
  - 기전은 종양이 전반적으로 ICP를 상승시키거나 국소적으로 통증에 예민한 구조를 자극하여 일어난다.
  - 급격한 두통은 종양내출혈에 의해 일어나기도 한다.

2) 발작

- 40세 이후에 발생하는 국소발작은 항상 뇌종양을 의심해야 한다.
- 환자의 20%가 진단당시 발작을 경험하며 뇌피질을 침범하는 종양일수록 빈도가 높다.
- 일차뇌종양 환자의 70%, 전이뇌종양 환자의 40%가 임상경과 중 발작을 일으킨다.

3) 인지기능장애

- 비교적 흔한 증상이지만 특히 서서히 진행하는 뇌종양의 경우 뇌의 plasticity 때문에 종양의 위치와 관계없이 증상을 발견하기 어렵다.
- 빠르게 성장하는 종양의 경우 국소장애와 함께 ICP 상승 때문에 심한 인지장애를 동반한다.
- 종양의 방사선치료 후 만성 피로감과 함께 심한 부작용으로 나타나기도 하며, 종양환자에서 흔히 나타나는 우울증에 의해 악화된다.

4) Deep vein thrombosis

- 악성신경아교종(glioma) 환자의 약 1/3에서 발생
- 특히 수술 전후로 자주 발생

5) Cerebral edema, IICP

- 암세포에서 분비되는 단백분해효소나 혈관내피성장인자(VEGF)가 BBB에 변화를 일으켜 발생하는 vasculogenic edema이며 종양주위의 백색질에 나타난다.
- interstitial edema는 종양에 의해 obstructive hydrocephalus가 발생할 때 뇌실주변에 발생한다.

3. 종양의 종류별 특성

대부분의 종양이 수술로써 완전히 제거할 수 없고, 높은 단계로 발전할 가능성이 항상 있으며, ICP를 높이거나 주요구조물을 침범하여 치명적인 결과를 초래하기 때문에 몇몇 예외를 제외하고 뇌종양에 'benign'이란 수식을 잘 쓰지 않는다.

1) Astrocytic tumor (성상세포종양)

- astrocyte로부터 발생하여 주변 정상조직과 경계가 명확하지 않은 침윤성 종양
- 발생위치, 나이, 성장속도, 침윤성, 형태학적 모양, 임상경과 등이 매우 다양하다.
- ICP 상승에 따른 일반적인 증상이 나타나며, 비교적 천천히 성장하므로 ICP 상승하기전에는 seizure, hemiplegia, 언어장애, 성격변화 등 국소신경학적 증상이 나타난다.

- 생물학적인 악성도에 따라 grade I ~ IV로 구분된다.

☐ WHO 분류와 St. Anne-Mayo 분류의 비교

WHO 분류		St. Anne-Mayo 분류	
등급	명칭	명칭	조직학적 기준
I	털모양별세포종 (pilocytic astrocytoma)	별아교세포종 단계 1	핵 비정형이 없는 경우
II	광범위별아교세포종 (diffuse astrocytoma)	별아교세포종 단계 2	한 가지, 보통 핵 비정형성
III	역형성별세포종 (anaplastic astrocytoma)	별아교세포종 단계 3	두 가지, 보통 핵 비정형성과 유사분열
IV	다형성아교모세포종 (glioblastoma multiforme)	별아교세포종 단계 4	세 가지, 내피세포 증식이나 괴사가 추가됨

(1) Astrocytoma (성상세포종)

- 젊은 나이(평균 34세)에서 호발
- frontal, temporal lobe에서 호발
- seizure가 첫증상으로 잘 나타난다.
- brainstem외의 장소에 발생한 경우 예후가 좋아 수술후 평균 6~8년 생존한다.

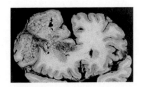

▶ Cerebellar astrocytoma (소뇌 성상세포종)

- 성인에서는 드물지만 소아의 경우 뇌종양의 약 10~20%를 차지
- 발생연령은 6~8세, 70~80%에서 10세 이전에 발생한다.
- cystic change, mural nodule 형성이 흔하다
- 수술로 치료할 수 있는 가장 흔한 저등급 glioma

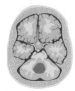

(2) Glioblastoma multiforme (다형성아교모세포종)
- 가장 악성종양으로 다양한 병리학적 소견을 보이므로 multiforme을 붙였다.
- 두개내 종양중에 가장 많으며(12~15%), glioma의 50~60%를 차지한다.
- 40~60세에 호발
- vascularity가 높고, 매우 악성이라 예후가 가장 안좋다.
- hemorrhagic necrosis가 흔하나 calcification은 드물다.

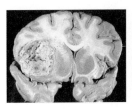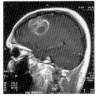

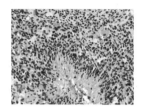

2) Oligodendroglial tumor (희소돌기아교세포종)

- 중추신경계 myelin을 형성하고 있는 oligodendrocyte에서 발생하는 종양.
- 순수한 oligodendroglioma는 드물며 대부분 astrocytoma와 혼합되어 있는 mixed glioma가 대부분이다.

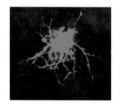

3) Ependymoma (상의세포종)

- 주로 5세 미만의 소아에서 뇌실이나 척수에서 발생한다.
- 4th ventricle wall(소아)에서 발생이 가장 흔하며, 다음으로 lateral ventricle(성인), 3rd ventricle, spinal cord에서 발생한다.
- CSF를 따라 잘 파급되며, 재발을 잘 한다.

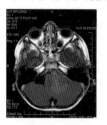

4) Mixed glioma (혼합교종)
- 역학, 임상양상은 oligodendroglioma와 거의 같다.
- 두가지 이상의 신경교종 세포로 구성되어 있다.

5) Choroid plexus tumor (맥락총 종양)
- 소아에서 2~4%로 발생하며, 절반이 2세 이하에서 발생한다.
- 소아환자의 약 80~90%에서 CSF의 과다생산으로 인하여 communication hydrocephalus 또는 종양으로 인한 CSF내 고단백증, 미세출혈을 일으켜 obstructive hydrocephalus를 유발한다.

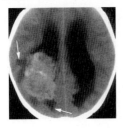

6) Medulloblastoma (수모세포종)
- 전체 두개종양의 약 4%, 소아 뇌종양의 약 18%를 차지
- 호발연령은 3~8세, 16세 이하에서 전체의 80%가 발생
- 주로 소뇌충부에서 발생하며 4th ventricle을 채우고 자라며(80%), 소뇌반구에 위치하기도 한다.(20%)

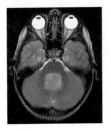

7) Acoustic neurinoma (청신경초종)

- Schwann cell에서 시작된 종양인 Schwannoma (neurinoma) 중의 하나로서 양측 <u>vestibular nerve(CNⅧ)</u>를 침범한다.
- slowly growing benign tumor*
- 30세 이후의 성인에서 주로 발생 (여성:남성 = 2:1)
- 20세 미만에서는 양측성으로 발생하는 제2형 신경섬유종증이 주로 발생한다.
- 증상*

   ┌ <u>tinnitus</u>(이명) : 가장 먼저 나타난다.

   ├ progreesive hearing loss

   ├ episodic vertigo

   ├ CN V 압박증상 : 이마의 sensory loss, corneal reflex소실

   └ CNⅦ 압박증상 (드물다) : peripheral facial nerve palsy

     (CNⅦ은 central portion이 짧고 CNⅧ의 cochlear portion은 central portion이 길다. 따라서 더 긴 CNⅧ central portion이 pressure vulnerable하다.)

- 크기에 따른 증상의 변화

Stage I	• 청력의 변화, 전정신경장애에 의한 증상
Stage II	• CN V장애에 의한 증상 (안면신경마비는 극히 드물다)
Stage III	• 하부뇌신경장애 및 brainstem, cerebellum 장애에 의한 증상
Stage IV	• hydrocephalus에 의한 증상

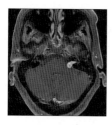
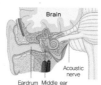
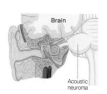

8) Meningioma (수막종)

- 경질막의 meningoepithelial cell 또는 arachnoidal cell에서 기원한다.
- 두 개 종양의 약 30%를 차지하며, 척수강내 종양의 약 25%를 차지한다.
- 주로 성인에서 발생하며 40~50대에 호발
- 남성:여성=1:2

• 호발부위★

┌ parasagital-falx
├ convexity (대뇌궁륭부)
├ sphenoid wing
├ parasellar region
└ thoracic spine

• X-ray 소견★

┌ calcification (10%)
├ hyperostosis (골화과잉증)
└ meningeal groove의 tortuisity 증가

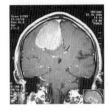

9) Hemangioblastoma (혈관모세포종)

• 주로 성인의 소뇌반구에서 발생하는 양성의 혈관종양.

• 환자의 25%에서 <u>von Hippel-Lindau disease</u>와 연관되어 발생한다. (AD유전)

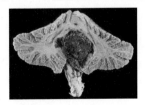

▶ von Hippel-Lindau disease

┌ retina의 angiomatosis
├ hemangioblastomas : tumors of the CNS, 특히 cerebellum, brain stem, spinal cord
└ 그 외 pheochromocytoma (갈색세포종), renal cell carcinoma, pancreas의 cysts 나 tumors

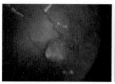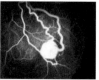

10) CNS lymphoma (중추신경계 림프종)

- secondary의 경우 non-Hodgikin's lymphoma(NHL) 환자의 25~30%가 중추신경계로 전이되는데, 대부분 연질뇌척수막이나 경질막밖으로 이행된다.
- primary CNS lymphoma(PCNSL)의 경우 60%이상이 천막상부 뇌실주변에 발생하며, 약 50%는 다발성이다.
- 척수발생은 1%, 연질막전이는 30~40%, 안구침범은 15~20%에서 일어난다.
- 면역기능이 저하된 AIDS환자나 장기이식을 받은 환자에서 EBV 감염과 관련되어 발생하며, EBV와 상관없이 50~60대 면역능이 정상인 환자에서도 나타날 수 있다.

11) Pineal parenchymal tumor (송과체실질종양)

- pineal gland와 그 주변에 발생하는 종양 (전체 두개내 종양의 1%)
- 임상적으로 hydrocephalus, Parinaud's syndrome(30~50%)을 일으킬 수 있다.

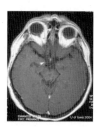

12) Pituitary adenoma (뇌하수체선종)

- 원발성 뇌종양의 약 15%를 차지한다.
- 호발연령은 30~50대, 여성에서 더 많다.

(1) 호르몬 분비에 따른 분류

- 기능성선종(functioning adenoma)
  - PRL 분비선종(mc) : galactorrhea, hypogonadism, amenorrhea, infertility, impotence
  - GH 분비선종 : acromegaly 또는 gigantism
  - ACTH 분비선종 : Cushing syndrome
  - TSH 분비선종(rare) : hyperthyrodism
- 비기능성선종(non-functioning adenoma)

(2) 크기에 따른 분류

- microadenoma : 〈 1cm
- macroadenoma : 1~4cm
- giant adenoma : 〉 4cm

(3) 증상

- functioning adenoma는 과다분비되는 호르몬에 따라 각각의 endocrine dysfunction 유발
- non-functioning adenoma는 mass effect로 panhypopituitarism, <u>bitemporal hemianopsia</u>
  와 같은 시각장애 유발

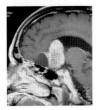

(4) 치료

- 수술요법
  - transsphenoidal approach (TSA)
  - transcranial approach (TCA)

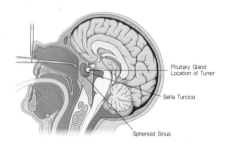

- 약물요법
- 방사선치료

13) Craniopharyngioma (두개인두종)

- 양성 선천성 종양으로 태생기에 buccal epithelium으로부터 돌출된 diverticulum인 ductus craniopharyngeus의 잔유물인 Rathke's pouch(뇌하수체주머니)로부터 발생한다.

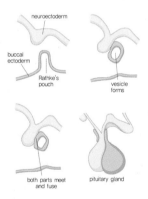

- 5~15세, 50세 이상에서 주로 발생하며, 두개내 종양의 1.2~4.6%를 차지한다.
- calcification을 동반하는 solid 형태와 cholesterol crystal이 떠있는 cystic 형태 또는 두 형태가 혼합되어 있는 형태로 존재한다.

- 증상★
  - 시신경 및 시교차부위 압박에 의한 <u>시각장애</u> (**bitemporal hemianopsia**)
  - <u>호르몬장애</u> (DI, small stature, gonadotropine deficiency, ACTH deficiency 등)
  - 남성에서 발기장애, 여성에서 amenorrhea
  - hydrocephalus
  - IICP sign

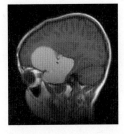

14) Metastatic brain tumor (전이성 뇌종양)

- lung cancer (50%)
- breast cancer (15%)
- melanoma (10%)
- kidney Ca. rectal Ca. 등
- 뇌실질로 전이되는 경우 80%가 대뇌반구의 백색질-회백질 경계에서 일어나며, 70%가 multiple 로 발생한다.

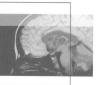

11 수두증 hydrocephalus

1. 원인과 분류

CSF의 과잉생성	choroid plexus papilloma, vitamine A 과다증 등
CSF의 통로폐쇄(mc)	주로 aqueduct of Sylvius(수도관), 4th ventricle의 배출구가 종양으로 막혀 생김
CSF의 흡수장애	arachnoid villi fibrosis, venous sinus pressure 증가 등

Non-communicating hydrocephalus	Communicating hydrocephalus
Congenital	Congenital
• aqueductal stenosis • foramen of Monro의 atresia • Chiari malformation • Dandy-Walker malformation • benign intracranial cysts • skull base anomalies	• Arnold-Chiari malformation • Dandy-Walker malformation • leptomeningeal inflammation • incompetent arachnoid villi • benign cyst
Neoplastic inflammatory	Neoplastic inflammatory
• infectious ventriculitis • intraventricular hemorrhage • chemical ventriculitis	• infectious meningitis • subarachnoid hemorrhage (spontaneous, traumatic, surgical) • chemical arachnoiditis

Normal   Hydrocephalic

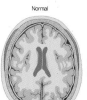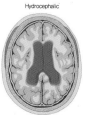

2. 임상증상

1) 영유아

- 머리크기 증가가 비정상적으로 빠르거나 두위가 정상범위의 2표준편차 범위보다 큰 경우에는 의심해야 한다.
- 대천문이 팽륜(budging of fontanelle)되어 있고 봉합선의 분리(suture separation), scalp vein이 확장된 경우도 있다.
- setting sun sign (sunset eye) : 안구가 하방으로 치우쳐 수평선에 걸려있는 석양처럼 보인다.
- 외전신경마비에 의한 내사시가 나타날 수 있다.
- Macewen's sign : 두부를 타진하면 깨진 냄비 두드리는 소리가 들린다. (cracked pot sound)

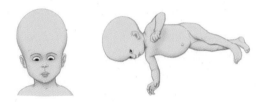

2) 2세 이상의 소아

- megalocephaly, headache, vomiting, 시력장애, 행동이상, 기억력장애, 지능발육저하, 뇌신경마비 및 주로 하지의 강직성 마비 등이 나타나며 심한 경우 보행장애가 나타나기도 한다.
- 드물게 내분비장애 증상(왜소증, 비만증, 성조숙증, 사춘기지연 등)이 나타나기도 한다.

3) 성인

- IICP에 의한 headache, nausea, vomiting, 보행장애, 체간성 운동실조, 시력장애 등이 나타난다.

3. 진단

1) 단순 두개골 방사선 소견

- macrocephaly
- suture separation
- buldging of fontanelle
- skull base의 flattening
- skull의 digital marking

2) 신경초음파 검사

- 영유아에서 대천문이 열려있는 경우 뇌실의 확장을 보여주는 간단하고 비침습적인 검사
- 분만 전 태아 수두증의 진단에도 사용할 수 있으며, 뇌실내 출혈도 확인할 수 있다.

3) CT

- 뇌실의 확장과 뇌실질의 변화가 관찰되며, 각 뇌실의 확대양상에 따라 CSF의 폐색부위도 알 수 있다.

4) MRI

- CT에 비해 뇌실 확장의 원인이 될 수 있는 병변들에 관하여 더욱 정확한 영상을 얻을 수 있다.

5) 방사성 동위원소 뇌조조영술(radioisotope cisternography)

- 방사성 동위원소(radioisotope)를 요추의 subarachnoid space내로 주입하여 CSF의 흐름을 조사하는 방법
- communicating hydrocephalus의 경우 CSF가 ventricle내로 역류하여 24시간까지 정체되어 있으며 대뇌표면으로 이동하지 않는다.

4. 치료

1) 약물치료

- acetazolamide(Diamox), furosemide : 맥락총에서의 CSF 생성저하, CSF의 흡수증가
- 장기적인 치료로 적합하지 않으며 대사장애 및 탈수장애를 유발할 수 있다.

2) CSF 배액술

• 뇌실천자를 사용한 배액술이나 주기적인 lumbar puncture가 도움이 될 수 있다.

3) 단락술 (shunt)

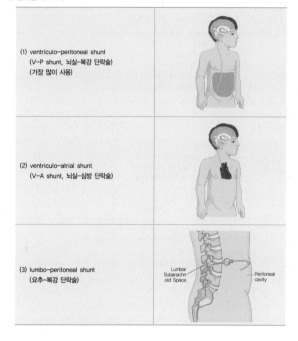

(1) ventriculo-peritoneal shunt (V-P shunt, 뇌실-복강 단락술) (가장 많이 사용)	
(2) ventriculo-atrial shunt (V-A shunt, 뇌실-심방 단락술)	
(3) lumbo-peritoneal shunt (요추-복강 단락술)	Lumbar Subarachnoid Space / Peritoneal cavity

▶ 단락술(shunt)의 부작용

┌ infection (staphylococcus epidermis 40%)
├ obstruction (ventricular catheter tip부위)
└ 과다 또는 과소배액

5. 정상압 수두증 (Normal-pressure hydrocephalus)

1) 정의
- 뇌실은 확장되어 있으나 ICP는 정상인 hydrocephalus
- 더 이상 진행하지 않는 뇌수막 또는 뇌실막질환에서 수두증이 발생하지만 안정기로 유지될 수 있다. 즉 CSF의 생산과 흡수가 평형이 된 상태이다.
- ICP는 점차 감소하지만 정상 범위 내의 높은 상태에서 유지된다.

2) 원인
- 특발성 : 원인을 알 수 없는 경우가 대부분이며 무증상섬유증수막염(asymptomatic fibrosing meningitis)에 의해 발생하는 것으로 추정된다.
- 원인질환 : 뇌동맥류파열, 두부손상, 뇌종양, 뇌수술, 수도관협착 및 뇌막염 등

3) 증상*

Gait disturbance (보행장애)	• 가장 첫 증상으로 나타난다. • 총총걸음이나 발을 넓게 벌리고(wide base) 걷는 걸음 • 출발이 어려울 수 있다(start hesitation) • 걸음이 바닥에 붙어 떨어지지 않는 보행(magnetic gait) • 때로 수의적인 운동이 느려지고 강직이나 진전이 동반되어 파킨슨병으로 오진되기도 한다.
Mental change (인지장애)	• 주로 전두엽 기능장애로 나타난다. • 최근 사건에 대한 기억력 상실이 특징이다. • 자발성이나 시도성(initiative)이 줄어들고 취미생활에 대한 흥미가 감소되며 무관심, 무기력, 움추림 등의 증상이 있고 주의력과 집중력도 감소된다. • 언어능력은 비교적 보존되지만 비언어능력은 상당한 장애를 보인다.
Incontinence (요실금)	• 가장 늦게 나타난다. • 대부분의 경우 전두엽성 요실금이 나타나 배뇨필요성에 대한 인식이 저하되거나 소실된다. • fecal incontinence는 드물다.

4) 진단
- 임상소견이 가장 중요하며 특징적인 보행장애, 정신장애, 요실금 등이 나타나면 전형적인 NPH로 진단할 수 있다.
- CT : 뇌실의 크기가 커지고 뇌실 주변의 저음영이 관찰된다. 뇌실질위축의 정도가 심하지 않으며 국소적인 병변은 관찰되지 않는다.
- MRI : subarachnoid space내의 CSF는 정상이나 ventricle내 CSF는 증가한다.
  (Alzheimer's disease에서는 ventricle, subarachnoid space내의 CSF가 같이 증가한다.)

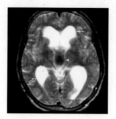

[The frontal horns (solid arrow) and the posterior horns (open arrow) of the
lateral ventricles are dilated. The third ventricle (arrowhead) is very wide]

5) 치료 및 예후

- ventriculoperitoneal shunt를 시행하면 호전 (60%)
- 선행 원인질환이 있는 경우가 특발성보다 예후가 좋다.

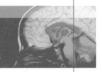

12 척수와 운동신경세포질환
Disorders of Spinal cord & Motor neuron

1. 국소 척수병소의 국소화(localization)

- 척수는 길이가 41~45cm에 이르는 긴 구조물로서 운동, 감각 및 자율신경계를 포함하고 있어 다양한 임상양상을 보인다.
- 척수를 침범하는 병변은 국소적이거나 광범위하다. 국소병변은 단지 하나의 level에 국한된 분절성 징후를 보이지만 병변을 지나는 tract을 침범하면 이와 관련된 증상을 동시에 보인다.

□ 분절과 분절사이 징후 및 증상에 의한 척수병변의 국소화

	병터부위	징후 및 증상
분절성	앞뿌리 혹은 앞뿔	분절위축, 이완근력약화, 근육긴장저하
	등쪽뿌리 혹은 척수신경	감각의 분절성 소실(모든 종류 감각소실 가능)
	뻗침반사활	국소 뻗침반사의 소실이나 감소
	척주	해당 병터에 국한된 통증과 압통
	척수원뿔 혹은 말총	배변 및 배뇨장애
분절사이	직접 및 간접활동경로	병터 하부의 강직성 마비, 뻗침반사의 항진 및 Babinski 징후, 배표면반사 소실
	척수뒤기둥 혹은 가쪽척수시상로	병터 하부에 다양한 형태의 감각소실
	병터 하부의 자율기능장애	반사신경탓방광, 요실금, 배변장애 혈압조절 기능소실, 발한장애

□ 척수병변의 위치에 따른 증상 및 징후

	운동장애	감각장애	자율신경장애
완전척수절단	병터 부위 이하의 양하지마비 또는 사지마비 위운동신경세포 손상 징후	병터 수준 이하에서 모든 종류의 감각기능장애 (가벼운 촉각, 위치감각, 진동감각, 온도감각 및 통각)	방광과 직장의 조임근기능 이상, 요실금, 변실금, 무한증, 영양성 피부변화, 체온조절장애, 혈관운동 불안정성, 성적기능이상 (특히 발기부전) 등
편측절단증후군 (Brown-Sequard증후군)	병터 부위 이하의 동측 강직성마비 동측 위운동신경세포 손상 징후	편측절단 반대쪽의 통각과 온도감각의 소실 병터 부위 이하의 동측 고유감각 소실	
중심부병터 (척수 구멍증)	병터 부위 이하의 강직성마비 위운동신경세포 손상 징후	감각소실의 해리 (양측성 조끼모양 분포의 온도감각 및 통각 소실 + 위치감각과 진동감각은 유지)	방광기능장애 (예: 요정체)
뒤가쪽기둥증후군 (아급성 연합변성)	병터 부위 이하의 강직성마비 위운동신경세포 손상 징후	고유감각과 진동감각의 소실을 포함한 뒤기둥기능 장애 감각성 실조증(통각과 온도감각은 유지)	
뒤기둥증후군(척수로)		진동감각과 고유 및 위치감각장애 촉각의 국소화 감각성 실조증	요실금
앞뿔세포증후군	양측성 전반적인 마비 (아래운동신경세포 손상 징후)		
앞뿔세포와 피라미드로의 혼합 질환(근육위축가쪽 경화증)	양측성 전반적인 마비(처음 발병시는 국소적이거나 비대칭적)		
앞척수동맥경색	위운동신경세포 및 아래운동신경세포 손상 징후	병터 수준 이하에서 통각과 온도감각의 소실 위치감각과 진동감각을 유지	방광기능장애

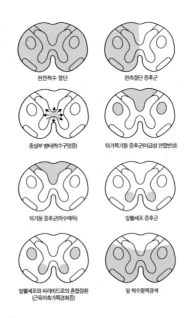

완전척수 절단   편측절단 증후군

중심부 병터(척수구멍증)   뒤가쪽기둥 증후군(아급성 연합변성)

뒤기둥 증후군(척수매독)   앞뿔세포 증후군

앞뿔세포와 피라미드로의 혼합질환
(근육위축가쪽경화증)   앞 척수동맥경색

□ 척수병변에 의한 감각기능 진찰소견

병터 혹은 병명	감각이상 소견
앞척수증후군	병터 수준 이하에서 통각 및 온도감각 소실 위치감각과 진동감각은 유지
등쪽척수증후군	병터 수준 이하에서 위치 및 진동감각 소실
중심척수증후군, 척수구멍증	말초신경 분포에 잘 맞지 않는 분절성 감각소실(감각해리)
Brown-Sequard증후군	편측절단 병터의 반대쪽: 통각 및 온도감각 소실 편측절단 병터의 동측: 위치감각과 진동감각 소실
척수외압박	병터 수준 이하에서 통각 및 온도감각 소실(앞쪽압박) 병터 수준 이하에서 위치 및 진동감각 소실(뒷쪽압박)
척수원뿔, L5-S1 말총병터	양측 넓적다리의 뒤쪽 부분과 항문주위: 통각 소실

2. 염증성 척수질환

> • poliomyelitis (회색질척수염) : 염증의 병소가 회색질에 국한된 경우
> • leukomyelitis (백색질척수염) : 염증의 병소가 백색질에 국한된 경우
> • transverse myelitis (횡단척수염) : 척수의 전단면을 침범하는 경우
> • meningomyelitis (수막척수염) : 척수와 수막에 동시에 염증이 있는 경우

• 증상 : 병소의 위치에 따라 다르지만 대부분 빠르게 진행하는 근력약화, 감각변화, 반사의 변
  화, 배변 및 배뇨장애가 나타난다.

□ 척수염의 분류 및 원인

원인	종류
바이러스	enterovirus, herpes virus, HIV, Epstein-Barr virus, cytomegalovirus, herpes simplex virus, rabies, arboviruses/flavivirus, 사람T세포림프친화바이러스-1
세균	Mycoplasma pneumoniae, Lyme병, 고름형성(pyogenic), 결핵, 매독, 사르코이드, catscratch disease
곰팡이	Cryptococcus neoformans, histoplasma, aspergillus, blastomyces, coccidioides
기생충	Shistosoma haematobium, S. mansoni, Echinococcus granulosia, Taenia solium(유구낭미충증), paragnonimiasis, 톡소포자충증
비감염성, 염증성	감염후 및 백신투여후, 다발경화증, Devic병 결합조직질환(루프스 등), 항인지질항체증후군, 신생물딸림

1) 특발 횡단척수염

• rare : 1~8명/백만명
• 주로 10대와 30대에서 호발하며 30~60%에서 다양한 감염이
  선행
• 대부분 원인을 알 수 없으나 EBV, CMV, mycoplasma 등의
  감염이 흔하다.
  (Gullain-Barre syndrome의 원인이 될 수 있는 campylobater
  jejuni는 척수염을 일으키지 않는다.)
• 호발부위 : 중간흉수 (성인), 경수 (소아)
• 백색질과 회색질을 모두 침범한다.
• CSF : 세포증가(10~100/mm^3), 단백증가, 당 정상
• MRI T2 : 2개 이상의 척추분절에서 신호이상

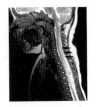

[diffuse cord edema & increased signal intensity from C3 to T6]

- 치료 : high dose steroid
- 예후

　┌ 환자의 75~90%는 일회성 염증
　├ 대부분 8주내에 어느정도 증상의 호전을 보이며, 3~6개월동안 빠르게 회복 이후 약 2년에
　│ 걸쳐 서서히 회복되는 경과
　├ 1/3은 후유증없이 회복, 1/3은 심한 장애
　└ 재발위험성 : 다초점척수병변, 뇌의 수초탈락병변이나 혼합결합조직병이 동반된 경우,
　　　oligoclonal band(+), autoantibody(+)

2) 경막외 농양 (epidural abscess)

- 호발연령 : 60대 이상
- 원인

　┌ 대부분 감염된 disc에 인접하여 발생하며, 혈행성으로 전파되기도 한다.
　└ 원인균 : staphylococcus aureus(mc), streptococcus

- 위험요인 : 당뇨병, 악성종양, 면역억제, blunt trauma, 척추골절, alcoholism, 원격감염병소,
　　　척추의 침습적 procedure 등

- 증상

　┌ axial pain (축성동통) : 점차 악화되며 근육경련이나 뻣뻣함 등이 동반
　├ 발열, 오한
　└ spinal cord compression : 진행성 신경근 또는 척수마비, 괄약근 장애

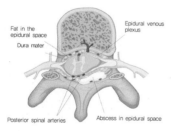
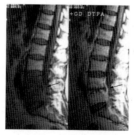

- 치료 (빠른 치료가 예후와 밀접하여 초기진단이 매우 중요)
　: 농양의 위치가 영상진단으로 확인되면 즉시 항생제 투여하고, 척수압박소견이 심한 경우 응급으로 외과적 배농술 시행.

3. 혈관성 척수질환

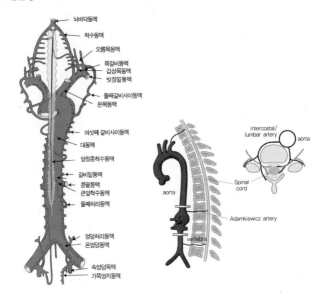

뇌바닥동맥
척수동맥
오름목동맥
목갈비동맥
갑상목동맥
빗장밑동맥
둘째갈비사이동맥
온목동맥
여섯째 갈비사이동맥
대동맥
앞정중척수동맥
갈비밑동맥
콩팥동맥
큰앞척수동맥
둘째허리동맥
엉덩허리동맥
온엉덩동맥
속엉덩동맥
가쪽엉치동맥

intercostal/
lumbar artery
aorta
Spinal cord
aorta
Adamkiewicz artery
vertebra

1) 척수경색증 (spinal cord infarction)

(1) 원인

- anterior spinal artery infarction 〉〉 posterior spinal artery infarction
- 대부분 aorta atherosclerosis나 thoracoabdominal aneurysm 수술 합병증으로 발생한다.
- 특히 심장이나 대동맥수술의 경우 대동맥을 30분 이상 결찰하면 발생 가능성이 높아진다.
- 7~36%는 특별한 원인이 없다.

(2) 임상양상

- 대개 허혈 후 수 분 ~ 수 시간 이내 증상발현
- 초기에 화끈거리거나 찌르는 양상의 격렬한 통증이 등쪽에서 발생
  → 양측 다리에 통증이 있을 수 있으며 양측 발에서 시작하여 장딴지, 허벅지와 배쪽으로

빠르게 퍼져나가는 화끈거리는 양상의 이상감각이 있기도 하다.

→ 이어 다리에 힘이 빠지게 된다.

- 과거에는 watershed zone인 중간흉수에서 경색이 흔하다고 하였으나 최근에는 lower thoracic~thoracolumbar 경계부에에서 더 흔하다.

① <u>Anterior spinal artery infarction</u>

- cervical 부위인 경우 사지마비, 병소 이하의 감각장애와 대,소변 장애가 나타난다.
- corticospinal tract, spinothalamic tract, 자율신경계에 영향을 주게 된다.
- anterior horn이 necrosis된 경우 그 부분에서는 LMN sign이, 그 이하에서는 UML sign이 나타난다.
- C3~C5 : 호흡장애
- T4~T9 : 기립성 저혈압 (greater splanchnic nerve를 통한 vasomotor tone의 조절불가)

② Posterior spinal artery infarction

- 매우 드물며, 병소 아래 고유감각과 진동감각의 소실

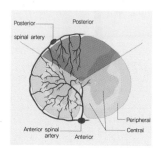

4. 기타 척수질환

1) 척수쇼크 (Spinal shock)*

- 척수손상환자에서 손상부위이하의 모든 척수기능 (운동, 감각, 반사 및 자율신경기능)이 일시적으로 소실되는 현상
- 평균 2~3주(3일~6주)간 지속된다.
- 이 기간이 지나면 손상부위 이하의 척수분절기능이 회복되는데, 가장 먼저 회복되는 것은 <u>bulbocavernous reflex</u> (망울해면체반사)로 이 반사가 보이면 일단 spinal shock에서 벗어난 것을 의미한다.

- spinal shock 상태에서는 자율신경장애로 인한 저혈압, 요실금, 마비성 ileus, 생식반사소실 등이 나타난다.
- shock이 끝나고 나면 강직성마비로 변하고 반사도 항진되는 경우가 많다.
  (bulbocavernous reflex★ : 남성의 경우 귀두, 여성의 경우 음핵을 손으로 자극했을때 항문괄약근이 수축하거나 항문주위피부에 주름이 지는 현상)

2) 척수구멍증 (Syringomyelia)

  (1) 정의
  - 척수에 central canal이 생기는 질환

  (2) 원인 및 발생부위
  - 대부분 특발성 혹은 발달장애로 생기지만 외상, 원발성 척수내종양, 중앙척수괴사를 동반한 외인성압박, arachnoiditis, 척수내출혈 또는 괴사척수염에 의해서도 발생한다.
  - 약 90%가 제1형 Chiari anomaly와 관련된다.
  - 발생부위 : 주로 lower cervical region에서 많이 발생하고 위로는 medulla, pons까지, 아래로는 thoracic, lumbar region까지 퍼져서 발생할 수 있다.
  - 중심관의 바로 앞에서 교차되는 spinothalamic tract은 손상되지만 대개 posterior column은 보존 → dissociated sensory loss (해리성 감각장애)

  (3) 증상
  - 주로 어깨 망토를 두르는 부위인 neck, shoulder, arms의 segmental dissociated sensory loss (해리감각소실) : pain, temperature 감각 소실 / tactile, vibration, position 감각은 보존★
  - lower neck, arms, hands의 muscle atrophy
  - anterior horn cell의 파괴 : DTR loss
  - thoracic scoliosis : paravertebral muscle의 asymmetrical weakness로 인함

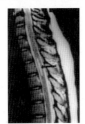
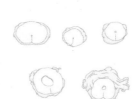

5. 운동신경세포질환 (Motor neuron disease)

motor neuron만 선택적으로 사멸	• amyotrophic lateral sclerosis (ALS) • progressive muscular atrophy (PMA) • progressive bulbar palsy (PBP) • primary lateral sclerosis (PLS)
주요병소가 motor neuron	• spinal muscular atrophy (SMA) • spinobulbar muscular atrophy (SBMA) • benign focal amyotrophy (Hirayama disease)

1) Amyotrophic lateral sclerosis (ALS, 근육위축가쪽 경화증)

(1) 정의

- 대뇌피질의 <u>upper motor neuron</u> + brainstem과 spinal cord의 <u>lower motor neuron</u>이 모두 progressive degeneration
- 서서히 진행되는 사지의 weakness 및 atrophy로 시작하여 수년내 호흡근 마비로 사망
- 루게릭병(Lou Gehrig's disease)이라고도 한다.

(2) 역학

- 1~13명/10만명
- 50대 후반부터 발병증가
- 남성:여성 = 1.4~2.5:1
- sporadic form > familial form

(3) 원인

- unknown
- 유전성, 흥분독성, 산화독성, 단백응집, 면역기전, 감염, 신경미세섬유의 기능이상, 사립체 기능이상, 신경성장인자부족, 호르몬이상, 환경인자 등 서로 복합적으로 작용하는 것으로 추정된다.

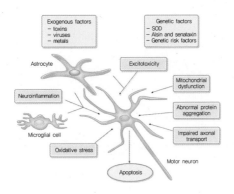

(4) 임상양상

- <u>upper motor neuron(UMN)</u> + <u>lower motor neuron(LMN)</u> lesion sign이 모두 나타난다.
- tonic atrophy(긴장성 근위축) : 근긴장이 증가(UMN)되며 동시에 근위축(LMN)이 나타난다.
- UML과 LMN 증상이 여러 형태로 조합되어 다양하게 나타날 수 있다.

  (주로 상지에서는 LMN sign, 하지에서는 UMN sign)

UMN 증상	• DTR↑ (muscle atrophy가 너무 심하면 나타나지 않을 수도 있다) • pathologic reflex (+) • spastic paralysis • 발의 clonus
LMN 증상	• muscle atrophy • Fasciculation (+) • muscle tone↓

- aspiration은 ALS에서 치명적일 수 있으므로 혀근육 부분수축은 잘 관찰해야 한다. 식사를 할 때 사레가 들리거나 자주 기침을 하고 밤에 잠을 자주 깨는 증상이 나타날 수 있다.
- 호흡곤란은 diaphram과 intercostal muscle의 weakness로 발생한다.
- 인지기능 장애 : sporadic ALS의 5%, frontotemporal dementia
- ALS에서 나타나지 않는 증상

  ┌ 방광직장장애 (−)
  ├ 안구운동장애 (−)
  ├ 감각장애 (−)
  └ 욕창 (−)

□ 숨뇌와 척수의 각 분절에서 위운동신경세포, 아래운동신경세포의 손상 시 나타나는 증상 및 징후

	숨뇌	경수	흉수	허리엉치 척수
아래운동신경세포증후군 위약, 위축, 근육 일부분의 수축 근경련, 건반사 감소	턱, 얼굴, 구개, 혀, 후두	목, 팔, 손, 횡경막	등, 가슴, 배	등, 배, 다리, 발
위운동신경세포증후군 위약, 건반사의 비정상적 퍼짐 clonus, 건반사 항진, 세밀한 운동능력 감소, 경직 거짓숨뇌징후 위축된 근육에서 보존된 건반사	턱의 건반사 항진, 구역반사, snout반사 항진, glabellar 징후, 병적 웃음 또는 울음, 비정상적 하품, 강직성 발음장애	Hoffman반사, clonus, 건반사 항진, 위축된 근육에서 보존된 건반사	표면복부반사소실, 근긴장도 항진, 건반사 항진	clonus, 건반사 항진, 근긴장도 항진, 병적 반사, 위축된 근육에서 보존된 반사

(5) 아형

- progressive muscular atrophy (PMA)
- progressive bulbar palsy (PBP)
- primary lateral sclerosis (PLS)

(6) 진단

- EMG
  - denervation : fibrillation potential과 positive sharp wave의 관찰 (LMN의 손상 증거)
  - reinnervation : long duration, polyphasic, large amplitude motor unit action potential, firing rate↑, interference pattern↓, 불완전한 motor unit action potential

(7) 치료

- 진단 후 평균수명 : 3~4년
  (10%는 양성으로 진단 후 10여년 이상 생존)

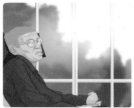

[renowned scientist Stephen Hawking suffers from amyotrophic lateral sclerosis]

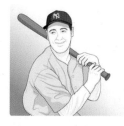

[Lou Gehrig(루게릭) : 뉴욕 양키스팀의 1루수이며, 4번 타자로서, 3번 타자인 B.루스와 함께 백만 불짜리 타선이라는 평을 받았다. 1925년 6월~1939년 4월까지 2,130게임 연속 출전이라는 메이저리그 최고기록을 세워 '철인'이라고도 하였다. ALS 진단을 받은 후 2년 뒤 사망하였다.]

2) Spinal muscular atrophy (척수근육위측, SMA)

- spinal cord와 brainstem의 motor neurons 퇴화에 따른 <u>weakness</u>가 주증상
- <u>LMN</u> 증상만 있다. (ALS와 차이)
- 원인

  ┌ 5q11.12-13.3에 위치한 survival motor neuron(SMN) 유전자 이상
  └ 일부는 neuronal apoptosis inhibitory protein과 BTF2p44와 관련

- 임상양상

SMA I (급성영아형)	• Werdnig-Hoffman disease • 생후 6개월 이내에 발병하고 생존기간 중 혼자 앉을 수 없으며 진행하여 <u>2년 안에 사망한다.</u> (floppy infant)
SMA II (만성영아형)	• 대부분 생후 6~18개월 사이에 발병하여 앉으면 혼자 앉을 수 있고 청소년기 또는 그 이상 생존한다.
SMA III (만성청소년형)	• Kugelberg-Welander disease • 생후 18개월 이후에 발병하여 걸을 수 있는 시기가 있고 비교적 정상적인 수명을 유지한다.
SMA IV (성인형)	• 평균 발병연령이 30대 중반으로 예후가 가장 양호하여 일부에서는 휠체어를 타게 된다.

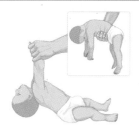

3) Spinobulbar muscular atrophy (척수숨뇌근육위축, Kennedy disease)

- X-linked AD, 성인기에 발병
- androgen receptor의 mutation
- 증상
  - 연수와 사지의 weakness와 atrophy
    (weakness는 몸쪽과 상지에서 심하고 손근육의 atrophy도 흔히 관찰된다)
  - 안면근육 특히 입근처와 혀를 포함한 bulbar muscle의 증상이 특징적
  - geographic tongue (지도모양설) : 혀의 위축
  - 다른 운동신경세포질환보다 손의 tremor가 심히며 DTR↓
  - 내분비이상 : gynecomastia, impotence, 일부에서 diabetes

4) Benign focal amyotrophy (양성국소근육위축)

- 10~20대에 발병하며 남성에서 흔하다.
- 드물게 하지를 침범하는 경우도 있으나 대부분 편측 상지의 distal weakness, atrophy가 1~3년간 진행되다가 멈추는 양성경과를 취한다.

13 척추질환 Disorders of spine

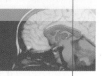

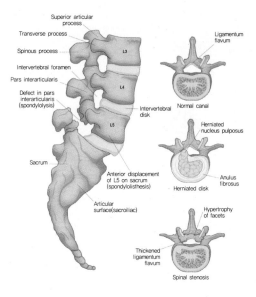

1. 척추간판 탈출증 (Intervertebral disc herniation)

1) 서론

(1) 추간판(intervertebral disc)의 구조와 기능

nucleus pulposus (수핵)	• mucopolysaccharide gel과 cartilaginous fibril로 구성된 반고체성 겔 형태 • 척추에 부하되는 수직방향의 하중을 흡수하고 수평방향으로 분산시키는 역할
annulus fibrosus (섬유륜)	• 12개 정도의 concentric 섬유성 층판으로 구성 • 추간판의 외층을 형성 • 섬유륜의 앞쪽에는 anterior longitudinal ligament와 후방에는 posterior longitudinal ligament와 붙어있다.
cartilaginous endplate (연골성 종판)	• hyaline cartilage로 구성되어 있으며, 골성의 추체와 추간판의 이행부로 작용한다.

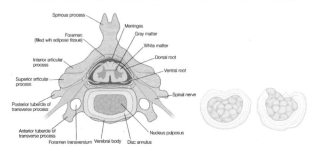

(2) 추간판 탈출의 병태생리
- 수핵은 나이가 증가함에 따라 수분이 감소하여 퇴행성 변화 → 탄력성 소실
- 섬유륜은 부분적으로 갈라지면서 약해됨 → 수핵이 섬유륜을 밀고 돌출(protrusion) 또는 뚫고 일부가 빠져나가 탈출(extrusion)
- 섬유륜의 후방은 <u>posterior longitudinal ligament</u>가 좁고 얇어 중앙부만 싸고 있다.
  → 섬유륜의 후측방 또는 후중앙으로 쉽게 탈출 → 신경압박
- 탈출방향 : <u>posterolateral</u>(후측방) 〉 central(중앙) 〉 medial(내측) 〉 foraminal(측방)
- 발생빈도 : 요추부 〉 경추부 〉 흉추부
- 탈출정도

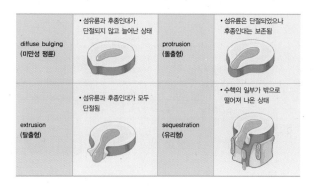

diffuse bulging (미만성 팽륜)	•섬유륜과 후종인대가 단절되지 않고 늘어난 상태	protrusion (돌출형)	•섬유륜은 단절되었으나 후종인대는 보존됨
extrusion (탈출형)	•섬유륜과 후종인대가 모두 단절됨	sequestration (유리형)	•수핵의 일부가 밖으로 떨어져 나온 상태

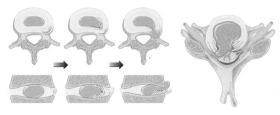

(3) 추간판 탈출증으로 인한 통증의 기전

- distension of annulus : 섬유륜 팽창으로 인한 섬유륜 외측에 존재하는 신경자극
- mass of HNP : 탈출된 수핵의 직접적인 신경근 또는 경막낭의 압박
- inflammatory interface : 신경근 주변의 생체내 화학적 변화

4) 요추간판탈출증 (Lumbar disc herniation)

(1) 역학과 발생부위

- 활동이 많은 30~50대에서 호발 (최근에는 10~20대에서도 증가추세)
- L4~5, L5~S1 (80%) 그 외 L3~4, L2~3, L1~2 순

신경과학 & 신경외과학

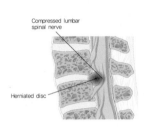
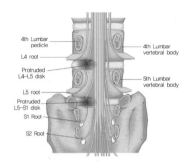

4th Lumbar pedicle
L4 root
Protruded L4-L5 disk
L5 root
Protruded L5-S1 disk
S1 Root
S2 Root

4th Lumbar vertebral body
5th Lumbar vertebral body

Compressed lumbar spinal nerve

Herniated disc

(2) 증상*

- 처음에 하부요통(lower back pain) → 점차 하지 방사통(radicular pain, sciatica)
- local pain & tenderness on the sciatic course
- 60%에서는 증상을 일으킬만한 선행인자가 없으며 요추의 운동, 특별한 자세, 기침이나 재채기 또는 배에 힘을 주면 통증이 악화된다.
- 무릎, 하지를 굴곡시키면 통증이 완화된다.
- 수핵탈출은 대부분 척추관내부에서 발생하며 해당신경공보다 한단계 아래쪽 신경근을 압박한다. 그러나 신경공 외측에서 발생한 경우에는 해당 신경공의 신경근을 압박한다.

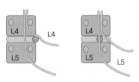

[수핵 탈출로 인한 신경근 압박]

	L3~4	L4~5	L5~S1
Involved root	L4	L5	L6
Motor ↓	knee extension	great toe, ankle dorsiflexion	greater toe, ankle plantar flexion
Pain region	thigh의 anterolateral side 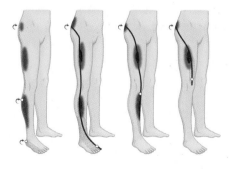	thigh의 posterolateral side medial foot, great toe	posterior leg lateral foot
Numbness Atrophy	quadriceps femoris	toe의 small extensor	calf muscle
Reflex	knee jerk ↓	none	ankle jerk ↓

▶ Cauda equina syndrome (마미증후군)

• cauda equina(마미총) : L3 이하에서 나오는 신경근들의 다발 (말꼬리를 닮아 붙여진 이름)

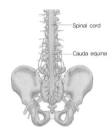
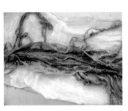

• 원인
추간판 탈출증(mc), 척추관 협착증, 골절, 종양, 염증 등
• 증상
┌ 천추부위의 피부, 회음부, 고환, 음경과 대퇴부 후면의
│ 심한 통증, 하지의 근력약화
└ 나중에 요실금, 배변곤란 등

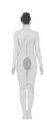

(3) 진단

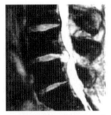
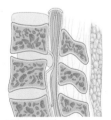

[posterior disc herniation at L4–L5]

▶ 신체검사 진단기준 (4가지 중 3가지 이상)

① 하부 요통보다 둔부, 하지통증이 더 심하다.

② 신경학적 증상들이 특징적이다. (ex. 해당 신경근 영역의 감각저하)

③ straight leg raising test, crossed straight leg raising test, bowstring sign 중
1가지 이상 (+)

④ 신경학적 징후 중 적어도 2개 이상 (+)
: weakness, wasting, sensory loss, reflex change

▶ 신체검사

• Naffziger test : 경정맥을 압박할 때, 뇌척수압이 증가하며 신경근을 더욱 압박하게 됨에 따
라 하지 방사통이 심해진다.

• Straight leg raising test (SLRT, 하지 직거상 검사)
슬관절을 신전시킨 상태에서 서서히 하지를 거상시켜 고관절을 굴곡시키면, 좌골신경이 긴장
되어 하지에 동통을 야기시키는 방법 (가장 신빙성이 높다)

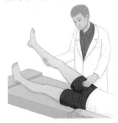

• Crossed straight leg raising test (Peyton sign)
건측 다리를 SLRT 했을때 환측의 통증이 유발되는 검사로 수핵이 척추강 중앙부로 탈출된 경
우에 양성으로 나온다.

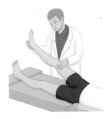

- Femoral stretch test

  환자를 엎드리게 한 자세에서 고관절을 신전시키면서 슬관절을 굴곡시키면 대퇴부에 통증이
  악화된다. 주로 상부요추 탈출증에서 볼 수 있다.

- Bowstring sign (활시위징후)

  SLRT 도중 환자가 방사통을 느끼는 자세에서 슬관절을 굴곡시킨 후 검사자가 슬와부의 슬와
  신경(popliteal nerve)을 강하게 압박할 때 대퇴부 및 요부에 통증이 발생된다.

- Patrick-Fabere test

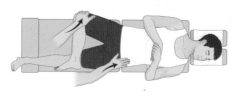

(4) 치료

- 침상안정, 진통제, 소염제, 근이완제 투여
- 골반견인 : 섬유륜 압력을 감소시키고 추간공을 넓혀준다.
- 물리치료 : 온열치료, 맛사지, 투열요법, 초음파요법 등으로 동통과 경직을 감소
- 요근부운동 (William's exercise) : 척추부속근을 강화시켜 척추를 지지한다.
- 경막외주사 : 약물로 조절이 안되는 급성 신경근통증에 효과적
- 수술

> ▶ **수술 적응증***
> ┌ 배뇨장애를 동반한 cauda equina syndrome
> ├ 보존적 요법에도 호전이 없는 경우
> ├ 하지근육약화나 foot drop과 같은 마비증상이 있는 경우
> └ 견딜 수 없는 통증으로 정상생활을 할 수 없는 경우

trans-canal approach	• standard open lumbar laminectomy & discectomy • microdiscectomy • microendoscopic discectomy
intradiscal procedures	• chemonucleolysis • percutaneous nucleotomy • endoscopic nucleotomy • laser nucleotomy

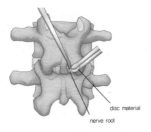
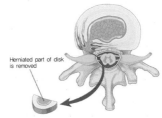

Herniated part of disk
is removed

disc material

nerve root

2) 경추간판탈출증 (Cervical disc herniation)

(1) 종류

연성 추간판 탈출증	• 수핵이 섬유륜을 뚫고 신경조직을 압박하는 형태 • 어느 연령층에서나 발생하며 외상과 관계있다. • 후측방에는 uncinate process가 있기 때문에 후측방보다는 후중앙부에 잘 발생되며, 수핵의 대량탈출시 척수압박으로 인한 척수병증을 보인다. 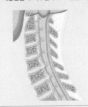
경성 추간판 탈출증	• 퇴행성 변화로 인하여 경추의 골극(osteophyte)의 성장이 경추 신경근을 압박함에 따라 상지 방사통을 유발한다. • 따라서 진정한 추간판 탈출증은 아니다. • uncovertebral joint (Luschka's joint, 구상척추관절) 비대를 주로 동반하며, 후측방 골극돌출 에 의한 추간공 협착과 신경근 압박이 많다. 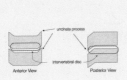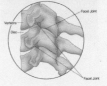

(2) 증상

- 경부통 및 견갑골 내측의 흉배부 통증
- 신경근 피부분절을 따라 나타나는 상지 방사통
- 압박받는 구조물에 따라 다음의 증상이 나타난다.

┌ radiculopathy : nerve root 압박
├ myelopathy : spinal cord 압박
└ radiculomyelopathy

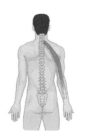

- 발생부위는 <u>C6~7</u> 부위가 가장 많다. (C7 신경근 압박)

	C4~5	C5~6	C6~7	C7~T1
Involved root	C5	C6	C7	C8
Reflex ↓	biceps	biceps brachioradialis	triceps	none
Motor ↓	triceps	biceps	triceps	hand muscles
Sensory 이상	shoulder	arm, thumb forearm radial side	2, 3rd finger	4, 5th finger
	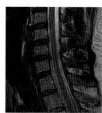			

(3) 진단

[small posterior protrusion of the C6/C7 disc]

▶ 신체검사

- Spurling's sign*
  머리를 신전시킨 후 아픈쪽으로 고개를 돌리면서 머리를 아래로 누르면 상지 방사통이 유발되며 이는 경추간판 탈출증과 추간공 협착에 의한 신경근 압박 소견을 확인하는 가장 의미있는 검사

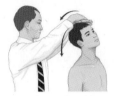

- Lhermitte's sign
  고개를 앞으로 숙이거나 뒤로 젖힐때에 등줄기를 따라 전류가 흐르듯 찌릿찌릿한 증상으로 척수가 전후방에서 압박당하고 있음을 암시하며, 심한 후종인대 골화증이나 다발성 경화증에서 나타날 수 있다.

- Shoulder abduction test
  방사통이 있는 팔을 머리위로 올리게 하면 통증이 감소하거나 소실되는 경우로 신경근 압박이나 긴장도를 판단하는 검사

(4) 치료

- 보존적 치료로 90% 이상에서 경부통과 상지방사통이 호전
  (경추견인치료, 진통소염제, 근이완제로 약 3~6주간 시행)
- 수술

3) 흉추간판탈출증 (Thoracic disc herniation)

(1) 역학

- 모든 탈출증의 0.25~0.75%로 매우 드물다.
- 주로 T8이하에서 75%가량 발생

(2) 증상

- 흉배부 동통 및 방사통(60%), 감각변화(23%), 근력변화(18%)

2. 척추전방전위증 (Spondylolisthesis)

1) 정의

- 척추전방전위증 (spondylolisthesis) : 척추체가 아래 척추체에 대해 전방으로 전위
- 척추분리증 (spondylolysis) : 척추후궁의 협부(pars interarticularis, isthmus)에 편측 혹은
  양측에 결손이 있는 경우

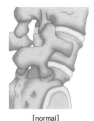 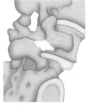 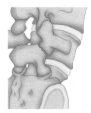

[normal]　　　　　　[spondylolisthesis]　　　　　[spondylolysis]

2) 역학

- 인구의 **4~5%**, 남녀 빈도동일
- L5 〉 L4 〉 L3
- 원인은 밝혀지지 않았으며 선천성, 외상, 발육부전 등으로 생각된다.

3) 분류

제 I 형 Congenital or Dysplastic (선천형 또는 이형성형)	• 조기에 나타나며 청소년기에 볼 수 있다. • 척추 후궁의 후관절돌기의 선천성 이상이나 이상발육이 원인 • 주로 상부 천추, L5에 호발	
제 II 형 Ismic, Spondylolytic ⌈ isthmic defect ⌊ elongated isthmus (협부형)	• isthmic defect (협부결손형) 협부에 stress fracture가 발생	Fibrous tissue

	• elongated isthmus (협부신장형) 미세한 stress fracture로 반복되어 협부가 길어지면서 서서히 전방전위	
제III형 Degenerative (퇴행성)	• 척추의 퇴행성 변화에 의함 • 협부의 결손없이 척추분절의 불안정성이 원인 • 40세 이후 여성에서 많다. • L4~5 〉 L3~4 〉 L5~S1	
제IV형 Traumatic (외상성)	• 심한 외상에 의한 척추 지지 부분 골절의 2차적인 현상으로 점진적 추체 전위 • 드물다	
제V형 Pathologic (병적형)	• 종양, 감염, 골질환등에 의하여 척추의 경부, 협부, 상하관절돌기 등이 파괴되어 발생	
제VI형 Postsurgical (수술후형)	• 척추후방감압술 시행 후 너무 광범위하게 후관절돌기가 제거된 경우 발생	

4) 증상*

• 특별한 증상이 없는 경우도 있어 다른 검사 중 우연히 발견될 수도 있다.

• 주증상 : 요통, 양하지로의 방사통, 근력저하, 감각둔화

• 소아에서는 사춘기까지 증상이 없는 경우도 있다.

• 요추의 지속적인 굴신운동 같은 심한 활동, 오랫동안 보행 또는 서있는 경우, 무거운 물건을
들어올릴 때 악화되고, 안정을 취하면 경감되거나 소실되는 특징이 있다.

• wadding gait(동요성보행) : 슬근긴장으로 인해 무릎을 약간 굽히고 보폭이 좁고 발가락으로
　　　　　　　　　　　 걷는 것 같은 오리걸음을 한다.
• step off deformity(계단변형) : 환자를 세워놓고 보면 하부 요추의 극돌기 부분이 움푹 패여
　　　　　　　　　　　　 들어가 있고, 극돌기를 촉진하면 마치 계단의 턱을 만지는
　　　　　　　　　　　　 것같이 촉진된다.
• 요추배부근육의 강직과 슬근의 경직으로 인해 허리의 flexion이 제한될 수 있다.

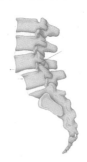

5) 영상학적 소견

• 상위 척추체가 하위 척추체의 전방으로 밀려나 있는 모습을 보인다.
• Scotty dog sign (terrier dog)★
　oblique view에서 pars interarticularis의 결손
　(pedicle : 개눈, superior articular process : 귀, inferior articular process : 다리)

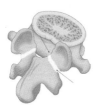 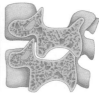

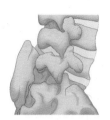 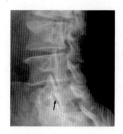

6) 치료
- 보존적 치료 : 심한 운동의 제한, 허리보조기의 착용, 진통제, 근이완제, 요천추부 및 복근강
  화운동 등
- 수술의 적응증
  - 보존적인 치료에도 증세가 호전없고 진행하는 경우
  - 증상이 없더라도 50%이상 전위된 경우
  - 성장기의 청소년에서 전위가 점차 진행하거나, 이상보행과 자세변형이 심한 경우

3. 요추 척추관 협착증 (Lumbar spinal stenosis)

1) 정의
- 척추관의 단면적이 좁아져 척수관내의 spinal cord, cauda equina, nerve root 등이 압박되
  어 claudication과 하지통이 발생하는 질환

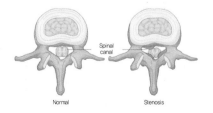

2) 역학 및 호발부위

- 선천적으로 척추관이 좁으면 30~40대부터 증상이 있을 수 있으나 대부분의 퇴행성 척추관 협착증은 50~60대 이후에 높은 빈도로 발생.
- 대부분 퇴행성변화로 발생한다.
- 퇴행성 척추관 협착증의 호발부위 : L4~5 〉 L3~4 〉 L2~3 〉〉 L5~S1, L1~2

3) 분류

Congenital	• 연골무형성증 (achondroplasia)
Aquired	• 퇴행성변화(mc) • 선천적인 요인과 퇴행성 협착증 또는 추간판 탈출증이 동반된 것 • spondylosis나 spondylolisthesis에 의한 것 • traumatic 또는 수술 후 퇴행성 변화 • 기타 질환 (Paget's disease, fibrosus)

절대적 협착증	척추관의 전후직경 ≤ 10mm
상대적 협착증	척추관의 전후직경 10~13 mm

중심성 척추관 협착 (central canal stenosis)	척추관 중앙부에서 압박
외측성 척추관 협착 (lateral canal stenosis)	척추관의 외측부에서 압박

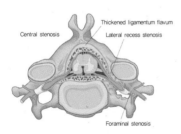

Central stenosis — Thickened ligamentum flavum
Lateral recess stenosis
Foraminal stenosis

3) 임상증상 및 징후

- 요통 및 둔부통 (low back pain, buttock pain or hamstring tightness)
- 신경인성 간헐적 파행증 (neurogenic intermittent claudication, NIC)★
  - 환자가 기립자세를 취하고 보행을 시작하면 어느 정도 지나서 양측 다리로 방사통, 저림, 감각저하, 근력약화가 발생하여 더 이상 걷지 못하고 앉거나 누워 쉬면 이러한 증상이 사라지는 양상을 보인다. (∴ 걸을 때 허리를 숙이고 걷는다)

└ 발생기전 : 보행 시 동반되는 요추의 과신전 → 척추관 협착의 악화 → cauda equina의
  물리적 압박 및 정맥혈의 순환저하

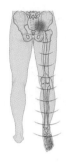

❏ Vascular vs. Neurogenic intermittent claudication*

	Vascular (혈관성)	Neurogenic (신경인성)
자세와의 연관	관련없음	flexion시 호전, extension시 악화
통증의 진행	distal → proximal	proximal → distal
증상발현	하지 운동과 관련	요추 자세와 관련

4) 치료

• 보존적 치료 : 증상이 경미하거나 발현초기에는 약물치료, 안정, 물리치료 등

• 수술 적응증

┌ cauda equina syndrome의 발생가능성이 높은 경우
├ 신경학적 결손이 뚜렷하거나 악화되는 경우
└ 통증이 지속적이거나 점차 증가하는 경우

4. 후종인대 골화증 (Ossification of posterior longitudinal ligament)

1) 정의 및 역학

• 후종인대(posterior longitudinal ligament) 자체에 새로 발생한 이상 골화

- 한국, 일본 등 동양인에 많으며, 백인과 흑인에게는 적다
- 40세 이후의 중년 및 노년층에서 많이 발생. 남〉여
- 경추에 호발(90%), C5〉C4〉C6

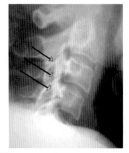

2) 원인

분절형 골화	추간판 변성, 팽윤, 수핵탈출 등 척추증을 일으키는 국소적 인자가 관여
연속성 골화	체질, 유전적요인, 당뇨병과의 관계, 이상대사인자, 성장호르몬 분비이상 및 섬유증 등이 관여

3) 분류

```
┌ 연속형 (continous type)
├ 분절형 (segmental type)
├ 혼합형 (mixed type)
└ 국소형 (localized type)
```

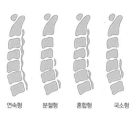

연속형   분절형   혼합형   국소형

[후종인대 골화증의 형태학적 분류]

4) 임상양상

- 무증상인 경우가 많다.
- 외상에 의해 사지마비가 발생하거나 마비가 급격히 악화되는 경우가 많다.
- 경부통(mc), 두중감, 두통, 상지통, 상하지의 이상감각, 견갑부통, 체간부의 냉감이나 열감, 요통, 하지의 냉감
- 사지마비(특징적) : 상하지의 이상감각, 지각장애, 배뇨장애 등 주로 척수횡단성마비증상
- 경추를 침범한 경우 상지건반사↑, Hoffmann sign(+)

5) 치료

- 증상이 없는 경우 경과관찰
- 급성통증 및 신경학적 결손을 보이는 경우 보존적 치료
  : 안정, 척추고정장구를 이용한 외고정 또는 견인술, 소염진통제, 근이완제, steriod 등
- 수술 : 보존적인 치료가 효과가 없고 신경학적 결손 증상이 진행되거나 척수압박이 있는 경우

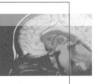

14 말초신경질환
Peripheral nerve disorder

1. 신체검사와 신경학적 진찰

1) 증상

감각증상	양성	• paresthesia, dysesthesia, pain, causalgia
	음성	• small fiber sensory loss : temperature, pain↓ • large fiber sensory loss : position, vibration↓ → pseudoathetosis
운동증상	양성	• fasciculation, myokymia(근육잔떨림), tremor, muscle cramp
	음성	• muscle wasting, atrophy
자율신경증상		• 기립성저혈압, 발한장애, 동공이상, 위장관장애, 배뇨 및 배변이상, 성기능이상 등

▸ fasciculation (속상수축)
　안정시에 피부위로 보이는 불규칙한 근의 자발적 수축 (실룩실룩)으로 LMN의 장애로 일어난다.

2) 해부학적 분포양상

국소	다초점	광범위
• radiculopathy • plexopathy • mononeuropathy	• polyradiculopathy • multiple mononeuropathy	• polyneuropathy
• 국소적 원인 　: 직접적인 trauma, compression, entrapment, vascular lesion, 　신생물이나 육아종 등의 세포침윤 등		• 전신성 대사장애 및 일부의 　면역반응이상이 원인 　: 약물복용, 독성물질, 영양소결핍, 　당뇨병 등

• polyneuropathy(다발성말초신경병증)은 대부분 감각장애, 운동장애 및 건반서의 변화가 distal
쪽에서 먼저 나타나고 proximal쪽으로 진행한다.
　(짧은 신경보다 긴 신경이 상대적으로 손상을 더 받음)

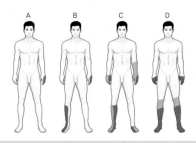

A : mononeuropathy B : 다발홑신경병증 C : 중복다발홑신경병증 D : polyneuropathy

3) 기능선택성 (functional selectivity)

(1) 운동증상이 주로 나타나는 신경병증

운동신경세포병*
다초점운동신경병증*
Guillain-Barre 증후군
급성운동축돌기신경병증*
포르피린신경병증
만성염증수초탈락여러신경병증
뼈경화골수종
당뇨허리다발신경근병증
유전운동감각신경병증
납중독

*감각이상 징후 없이 운동이상 징후만을 주로 나타냄

(2) 감각증상이 주로 나타나는 신경병증

감각신경세포병증
　　신생물딸림감각신경세포병증
　　Sjögren증후군
　　특발
독성여러신경병증
　　cisplatin과 analogues
　　비타민 B_6 과잉
수초탈락여러신경뿌리병증
　　Guillain-Barre 증후군
　　Miller-Fischer 변형
　　IgM MGUS(불분명의미 단세포군 감마병)

IgM MGUS: immunoglobuline M monoclonal gammopathy of uncertain significance

(3) 자율신경증상이 주로 나타나는 신경병증
- acute pandysautonomia (급성범자율신경기능이상)

(4) 침범 신경에 따른 증상
- small fiber sensory 침범 : 온도감각, 통각, 자율신경의 이상
- large fiber sensory 침범 : 근력쇠약, 건반사이상, 위치와 진동감각의 이상

2. 진단

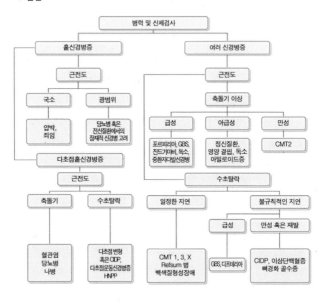

3. Guillain-Barre syndrome (GBS, 길랑-바레 증후군)

1) 정의 및 역학

- 말초신경에 발생한 급성 마비성 질환으로 acute inflammatory demyelinating polyneuropathy (AIDP, 급성염증수초탈락여러신경병)으로 불리운다.
- 연간 1명/10만명 발생, 남=여, 성인이 소아보다 흔하다.

2) 선행질환

- 약 70%에서 임상증상이 나타나기전에 선행하는 질환에 이환된다★
  상기도 감염, 폐렴, 바이러스 감염, campylobacter jejuni gastroenteritis, mycoplasma disease, sarcoidosis, CMV disease, EBV disease 등

3) 임상양상★

- 선행질환의 발생 수주후에 시작
  - 비교적 빠르게 진행되는 **symmetrical ascending polyneuropathy**
    (대개 1~3주에 걸쳐 진행되지만 급격한 경우 수일만에 정점에 도달할수도 있다)
  - symmetrical weakness, loss of tone, flaccidity, DTR↓
  - 하지의 distal부터 힘이 빠지는 증상으로 시작되어 수일에 걸쳐 하지의 몸쪽으로 마비가 진행되는 양상. (대부분 하지가 상지보다 심하다) (Landry 상행마비)
  - 양측 facial nerve palsy 동반(50%) : bilateral facial weakness
  - respiratory insufficiency or paralysis (1/3) → 기관내삽관 필요★
  - 자율신경계증상(50%) : 혈압, 맥박의 변동, 요정체 등
  - 대부분 motor nerve만 침범하며, sensory nerve가 침범하는 경우 경미하다.

4) 병태생리

- 수초탈락에 의한 전도차단
  (∴ 축돌기의 연속성은 정상으로 유지되어 있으므로 수초만 재생되면 임상증상이 빠르게 회복)
- 그러나 심한 수초탈락이 동반된 경우 이차 축돌기 손상이 발생하여 회복속도가 느리고 후유장애의 정도도 심하다.

5) 검사소견

- CSF : **albuminocytologic dissociation** (알부민세포해리반응)★
  염증세포의 증가없이 demyelination된 파편(protein)만 증가하는 현상

48시간 이내인 경우는 CSF가 정상소견을 보이나 1주일후부터는 이상소견이 나타난다.

6) 치료

- 고용량의 면역글로불린(immunoglobulin) 정맥주사
- plasmapheresis (혈장분리교환술)
- steroid는 효과가 적다
- <u>호흡보조근이 약화된 경우</u> 인공호흡기를 필요로 하며(30%) 때로는 수 주 이상 필요로 한다★

7) 예후

- 조기에 진단하여 치료하면 완전한 회복을 기대할 수도 있지만 전형적인 증상 이외에 다른 증상이 있으면 조기진단이 어렵다.
- 운동마비증상이 시작되어 최고조에 이른 후부터 증상이 서서히 호전된다.
- 85%에서는 6개월후 혼자 걸을 수 있을 만큼 회복
- 3%에서는 재발
- 사망률은 2~3%, 약 50%에서 후유장애

3. 당뇨신경병증 (Diabetic neuropathy)

- 당뇨병의 약 15%에서 증상 및 징후가 보이며 50세 이상에서 흔하다.
- 약 50%에서 신경전도검사상 말초신경손상 소견

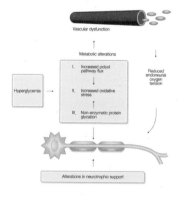

1) Symmetric distal polyneuropathy

- diabetic neuropathy중 가장 흔하다 (3/4)
- 초기진단환자의 약 7.5%, 25년된 환자의 약 50%에서 발견
- axonal loss, sensory가 주로 손상
- 주로 하지에서 발생(발가락부터) → 점차 위로 진행
- numbness, tingling, paresthesia, severe hyperesthesias, 발목반사는 거의 소실
- pain도 발생 가능 (deep-seated, severe, 휴식시에도 발생, 밤에 악화됨) → neuropathy가 진행되면서 점차 감소되어 결국 사라진다.
- 일단 시작되면 저절로 좋아지지 않는다.

2) Acute diabetic mononeuropathy

- 갑자기 발생한다. (당뇨병은 정상인에 비해 말초신경이 외부압력이나 죄임에 취약)
- 단일 신경 분포 부위의 pain이나 motor weakness
- sciatic nerve, femoral nerve 손상이 가장 흔하다. 그 외 median, ulnar, peroneal nerve 등
- cranial nerve palsy : CNIII (oculomotor nerve)가 가장 흔하며, CNIV, VI palsy도 나타난다.
- oculomotor nerve palsy는 대부분 50세 이상의 환자에서 후두부의 통증과 함께 갑자기 나타나며, 6개월 이내에 저절로 회복된다.

3) Diabetic amyotrophy

- type2 DM의 1%, type1 DM의 0.3%에서 나타나며, 40대 이후의 남자에서 많다.
- 칼로 도려내는 듯한 심한 통증과 함께 progressive muscle weakness (pain은 밤에 더 심하다)
- 대부분 distal muscle, 대퇴부, 드물게 견갑부에서 발생한다.

4) Diabetic radiculopathy

- dermatome을 따라 severe asymmetric pain or paresthesia 발생 (가슴, 배 부위)

5) Diabetic autonomic neuropathy

- 동공과 분비기능이상, 땀분비이상 및 혈관성반사이상, 야한증, 위장관 및 방광이완증, 기립저혈압 등
- 일단 시작되면 회복이 어려운 비가역적 변화

4. 신경근병증 (Radiculopathy)

- 신경근(nerve root) : 경질막낭(dural sac)내에 있는 말초신경
  (감각신경인 dorsal root + 운동신경인 ventral root)

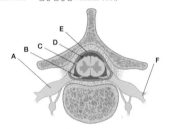

A : dorsal root ganglion   B : ventral root ganglion   C : dorsal nerve root
D : pia mater   E : dura mater   F : spinal nerve

- ┌ 척수분절(spinal segment) : 척수신경이 지배하는 영역
- ├ 피부분절(dermatome) : 감각신경분절의 지배영역
- └ 근육분절(myotome) : 운동신경분절의 지배영역
- 신경근병증(radiculopathy)은 보통 피부분절을 따라 방사통을 동반하며 신경병소의 위치와 정도에 따라 해당 근육분절의 근위축과 건반사소실을 보일 수 있다.
- 원인 : 대부분 HID, spondylosis, spondylolisthesis, spinal stenosis

□ 신경뿌리병의 위치에 따른 임상징후

신경뿌리 위치	통증 및 감각이상 부위	운동이상(근력저하)*	건반사 이상
C_5	어깨	어깨세모근육	두갈래근반사
C_6	아래팔, 엄지와 검지	두갈래근육, 위팔노근육	두갈래근반사
C_7	검지와 중지	세갈래근육	세갈래근반사
C_8	안쪽 아래팔, 환지와 약지	엄지벌림근육, 손가락폄근육	세갈래근반사
T_1	안쪽 아래팔	엄지벌림근육, 손가락폄근육	없음
L_1	샅고랑		없음
L_2	허벅지 앞과 내측	엉덩허리근육	없음
L_3	안쪽 허벅지와 무릎	사두근육, 엉덩이모음근육	무릎반사
L_4	안쪽 다리	발목굽힘근육	무릎반사
L_5	가쪽 다리, 발등	발가락폄근육	없음
S_1	발바닥, 외측 발	발가락굽힘근육	발목반사
$S_{2~4}$	항문주위	없음	망울해면체근반사

*해당 신경뿌리가 지배하는 대표적인 근육명칭이며 근전도검사에서 흔히 이용되는 근육임.

5. 신경총병증 (Plexopathy)

1) 상완신경총병증 (Brachial plexopathy)

- 원인 : traction injury (mc), avulsion injury, 산과적 마비 등
- 목과 겨드랑이에 고정되어 있어서 폐쇄성 traction injury(당김손상)에 취약한데 특히 신생아의 Erb paralysis와 Klumpke paralysis와 같은 산과적 마비나 20대의 교통사고에서 많이 발생한다.
- avulsion injury(찢김손상)는 C8, T1 nerve root에 빈발하며 예후가 좋지 않다.
- neurogenic thoracic outlet syndrome* : C7의 선천성 cervical rib이나 주위의 인대에 압박되어 발생하고 주로 T1 nerve root anterior branch에 손상

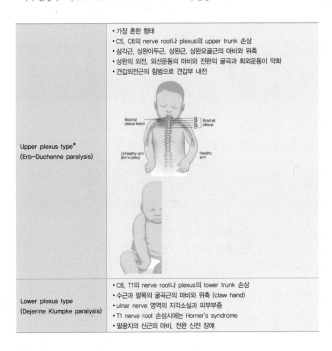

Upper plexus type* **(Erb-Duchenne paralysis)**	• 가장 흔한 형태 • C5, C6의 nerve root나 plexus의 upper trunk 손상 • 삼각근, 상완이두근, 상완근, 상완요골근의 마비와 위축 • 상완의 외전, 외선운동의 마비와 전완의 굴곡과 회외운동이 약화 • 견갑외전근의 침범으로 견갑부 내전
Lower plexus type **(Dejerine Klumpke paralysis)**	• C8, T1의 nerve root나 plexus의 lower trunk 손상 • 수근과 팔목의 굴곡근의 마비와 위축 (claw hand) • ulnar nerve 영역의 지각소실과 피부부종 • T1 nerve root 손상시에는 Horner's syndrome • 팔꿈치의 신근의 마비, 전완 신전 장애

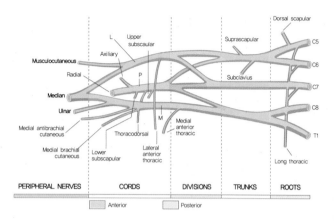

- clavicle을 중심으로 supra-clavicular plexus의 손상이 infra-clavicular plexus의 손상에
비해 흔하며 증상이 심하고 오래간다.

2) Lumbosacral plexopathy

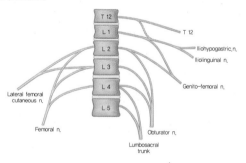

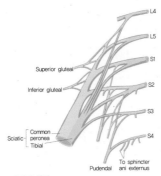

- lumbosacral plexus 손상의 원인

  ┌ 압박성 질환 : 출혈, 종양, 임신, 외상, 수술 후 손상, 동맥류 등
  └ 비압박성 질환 : 당뇨병성 근위축증, 방사선치료, 특발성 신경총염, 혈관염, 감염성질환, 마
    약독성 등

6. 단발신경병증 (Mononeuropathy)

1) 수근관증후군 (Carpal tunnel syndrome)

- 정중신경(**median nerve**)*의 압박성 신경손상으로 여성에게 흔하다
- 손목통증과 밤에 심해지는 손가락의 저림증상이 정중신경 부위에 나타난다.
- abduction pollicis brevis의 근력약화, thenar muscle atrophy를 보인다.

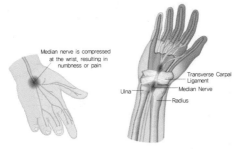

• 검사★

Phalen sign	• 1~2분간 손목을 굽혔을 때 증상이 재현된다. (특이적) 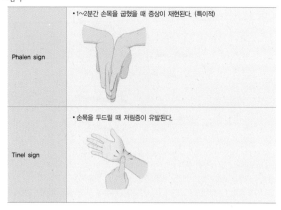
Tinel sign	• 손목을 두드릴 때 저림증이 유발된다.

2) Ulnar nerve palsy (척골신경병증)

• 대부분 팔꿈치부위의 압박으로 유발되며, 드물게 손목부위(Guyon tunnel)의 압박으로도 발생한다.

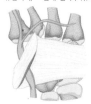

[Guyon tunnel]

• ulnar nerve 지배근육의 근력약화와 근육위축이 나타나며 특징적인 <u>claw hand</u>(갈퀴손) 양상을 보이게 된다. (terminal phalanxes flexion)

• Wartenberg sign : 손가락 abduction이 약해져 주머니에 손가락을 넣을 때 손가락이 걸리게 된다.

• Froment sign : 종이를 집을 때 엄지와 검지의 굽힘이 보인다.

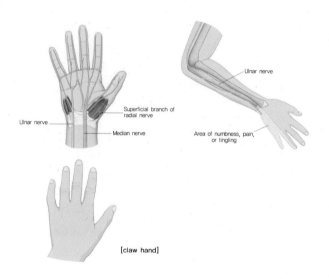

[claw hand]

4) Radial nerve palsy (요골신경병증)

- 상대적으로 드물게 발생하며 주행경로가 길기 때문에 상지, 전완, 손목 등에서 손상받을 수 있으며, 상지와 겨드랑이 부위에서의 손상이 가장 흔하다.
- wrist drop(손목처짐)*의 증상이 특징적이다.

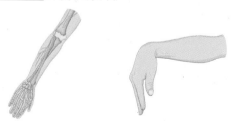

5) Axillary nerve palsy (척골신경병증)

- 어깨 바깥쪽의 감각소실, 어깨의 외전과 외회전의 부분적인 근력약화를 보인다.
- axillary nerve와 관련없는 infraspinatus, supraspinatus는 정상이므로 어깨의 운동은 부분 마비만을 보인다.

6) Peroneal nerve palsy (비골신경병증)

- 하지에서 가장 흔한 압박성 신경병증
- 남자에서 흔하며 대개 일측성이며 fibula 상단의 병소가 가장 흔하다.
- 원인
  수술 중 압박에 의한 손상, 체중감소, 습관적인 다리꼬기, 장시간 앉아서 일하는 경우, 무릎주변 석고붕대, 보조기착용, 압박성 스타킹착용, 당뇨병, fibula fracture, 무릎탈골, 관절내시경과 같은 무릎수술과정 등

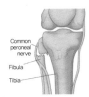
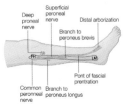

- <u>foot drop</u>★을 초래하며 발목과 발가락의 dorsiflexion이 힘들어지며, 발목 eversion의 부분적인 약화가 동반된다.

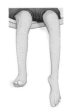

7) Sciatic nerve palsy (좌골신경병증)

- 고관절 치환술, 고관절의 탈구 및 골절에 의해 가장 흔히 발생하며, 혼수환자의 자세로 인한 압박이나 <u>장시간 앉은 자세(toilet seat)</u>에서의 신경압박도 중요한 원인이다.

- foor drop, plantar flexion ↓, knee flexion ↓
- Piriformis syndrome

  ┌ sciatic nerve가 골반출구에서 piriformis muscle에 의해 압박
  ├ 주로 여성에서 많으며 앉아있을 때나 다리를 움직일 때 둔부통증과 압통을 호소한다.
  └ 서있거나 걸으면 통증이 완화된다.

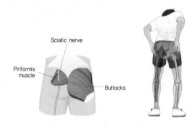

8) Tibial nerve palsy (경골신경병증)

- popliteal area의 Becker cyst, ganglion cyst 등에 의해 압박받아 생길 수 있다.
- 발바닥의 통증과 감각이상이 생기므로 tarsal tunnel syndrome(발목굴증후군)과 감별을 요한다.

❑ 압박성 홀신경병증의 호발부위와 임상증상

신경	호발부위	주요증상
정중신경	손목(손목굴증후군) 아래팔(앞뼈사이신경증후군) 팔꿈치(엎침근육증후군)	손바닥 감각이상, 근육위축 pinch징후, 감각이상은 동반되지 않음 압통, 손바닥 감각이상
자신경	팔꿈굴 Guyon통로	가쪽 손 감각이상, 갈퀴손모양 가쪽 손바닥 감각이상, 근육위축
노신경	겨드랑 나선 고랑 뒤뼈사이 앞팔에서 얕은 노신경	손목처짐, 엄지와 검지 사이의 손등 감각이상 손목처짐, 엄지와 검지 사이의 손등 감각이상 손가락처짐 손등 감각이상
궁둥신경	궁둥패임 궁둥구멍근육증후군 오금	족하수, 발목반사 소실
종아리신경	종아리뼈목 앞 구획	발처짐, 발등 감각이상 발처짐
정강신경	발목(발목굴증후군)	발바닥 감각이상
넓적다리신경	샅고랑인대	무릎폄 근력저하, 무릎반사소실
가쪽넓적다리피부신경	샅고랑인대 넙다리감각이상증	가쪽 허벅지 감각이상
폐쇄신경	폐쇄관	안쪽허벅지 감각이상, 허벅지 내회전 근력 감소

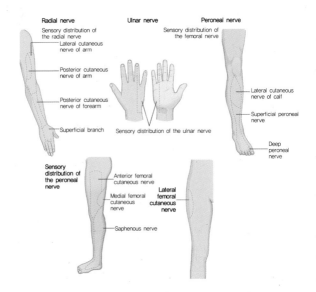

7. 안면신경마비 (Facial nerve palsy, Bell's palsy)

1) 역학

- 연간발생률 : 11~40명/10만명 (평생동안 60명중 1명이 경험)
- 남녀간 차이는 없으며 어느 연령에서도 발생 가능
- 출산전후와 당뇨병환자에서 발병률이 더 높다

2) 원인

- unknown (viral infection, ischemic vascular lesion, autoimmune 등)
- HSV type1 : 무릎신경절에서 herpes simplex virus(HSV)의 유전체가 발견되고, 안면신경의 endoneurial fluid에서 HSV type1의 유전체 일부가 PCR기법으로 확인되면서 HSV type1이 원인 중 하나로 알려졌다.
  → 안면신경의 부종, 안면신경관내 국소적 허혈 → 특히 미로분절에 가장 많은 손상

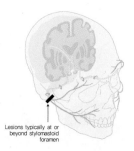

Lesions typically at or
beyond stylomastoid
foramen

3) 임상양상*

- 전형적인 임상증상이 있으면서 얼굴마비를 일으킬 만한 다른 원인이 없고 외이도에 대상포진
  병변도 없어야 안면신경마비로 진단할 수 있다.
- 비교적 갑자기 시작되며 얼굴의 반쪽에서 시작된 후 대체로 <u>7일 이내</u>에 최고조에 달한다.
- 마비가 시작되기 1~2일전에 귀 뒤쪽에서 통증이 느껴지기도 한다.
- 마비된쪽의 <u>미각이 소실</u>되고 <u>청각과민(hyperacusis)</u>이 나타날 수도 있다.
- 청각과민은 stapedius muscle의 마비로 고막의 긴장이 풀어져 고막의 움직임이 과도해져 나타남.
  (안면신경 손상부위에 따른 기능장애 → 총론에서 다룸)

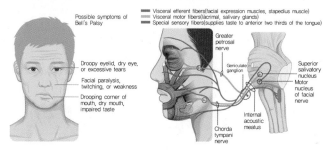

Possible symptoms of
Bell's Palsy

■ Visceral efferent fibers(facial expression muscles, stapedius muscle)
■ Visceral motor fibers(lacrimal, salivary glands)
■ Special sensory fibers(supplies taste to anterior two thirds of the tongue)

Droopy eyelid, dry eye,
or excessive tears

Facial paralysis,
twitching, or weakness

Drooping corner of
mouth, dry mouth,
impaired taste

Greater
petrosal
nerve

Geniculate
ganglion

Superior
salivatory
nucleus
Motor
nucleus
of facial
nerve

Internal
acoustic
meatus

Chorda
tympani
nerve

4) 감별진단

(1) 중추성 안면신경마비 (central facial palsy)

- 중추 병소의 <u>반대편</u>에 안면신경마비를 나타내며, <u>이마에 주름을 잡을 수 있으며, 눈도 감
  을 수 있다.</u>

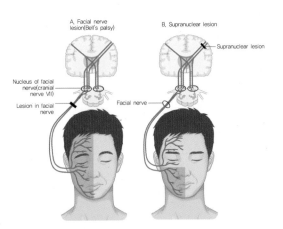

A. Facial nerve lesion(Bell's palsy)

B. Supranuclear lesion

Supranuclear lesion

Nucleus of facial nerve(cranial nerve VII)

Lesion in facial nerve

Facial nerve

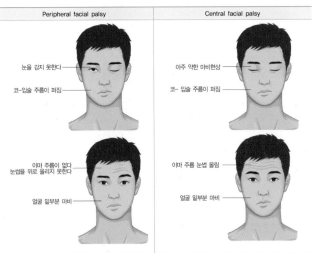

Peripheral facial palsy	Central facial palsy
눈을 감지 못한다	아주 약한 마비현상
코-입술 주름이 퍼짐	코-입술 주름이 퍼짐
이마 주름이 없다 눈썹을 위로 올리지 못한다	이마 주름 눈썹 올림
얼굴 밑부분 마비	얼굴 밑부분 마비

(2) Ramsay-Hunt syndrome

- 환자의 잠재성 대상포진 바이러스가 재활성화되어 발생
- 외이와 외이도, 고막까지 <u>수포성 발진</u>이 있으면서 안면신경마비가 동반
- 이통이 심하며 감각신경성 난청, 이명, 현기증을 동반하기도 한다.
- 특발성 안면신경마비에 비해 완전 회복률은 20% 정도로 매우 떨어진다.

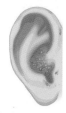
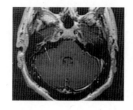

5) 치료

- prednisolon 40~60mg/day for 7~10일간
- acyclovir 단독투여보다 prednisolon 병합투여가 효과가 더 좋다.
- 눈이 불완전하게 감기는 경우 각막이 건조해지고 이물질에 의한 손상이 쉬우므로 각막염(keratitis)에 대한 주의가 필요하다. 종이테이프로 아래위 눈꺼풀을 붙여 감기게 한다.
- 마비된 안면근육을 마사지 하는 것도 도움이 된다.

6) 예후

- 환자의 80%는 <u>수 주~ 수개월</u> 안에 완전히 회복된다.
- 미각이 일주일안에 회복되고 운동기능이 5~7일안에 호전되기 시작하면 예후는 매우 좋다.
- EMG상 발생 10일안에 탈신경전위가 나타나면 회복이 지연될뿐만 아니라 불완전하게 회복될 가능성이 높다.
- 불완전하게 회복된 안면의 모습
  ┌ 마비되었던 얼굴근육이 수축
  ├ palpebral fissure(눈꺼풀틈새)가 좁아지고, nasolabial fold(코입술주름)가 깊어진다.
  ├ 안면근육의 일부를 움직이면 다른 부분도 동시에 수축하는 현상(synkinesia), 예를 들면 턱을 열면 동측의 눈이 감기는 현상, 턱윙크(jaw-winking)와 반얼굴연축이 나타나기도 한다.
  └ 악어눈물(crocodile tear) : 안면근육을 지배하는 신경섬유가 회복과정에서 눈물샘으로 연결되면 안면근육을 움직일때 눈물이 나는 현상

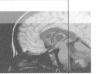

15 신경근육접합질환
Neuromuscular junction disease

1. 개요

신경근육접합질환의 분류

근육무력증후군들	원인인자 혹은 유전적 결함	시작 나이	임상양상
후천성 근육무력증후군			
연접전 보툴리눔독소증	펩티드독(peptide toxin); C.botulinum	모든 나이	눈이 침침, 삼키기힘듬, 팔다리근력약화
Lambert-Eaton근육무력증후군	자가면역질환 VGCC 항체	30-40대	몸통위약, 자율신경기능장애
연접 살충제	유기인산염의 AChE 억제	모든 나이	동공축소, 설사, 근육련 근육위약, 지연성 말초신경병
연접후 중증근무력증	자가면역질환, AChR 및 MuSK항체	20-30대	겹보임, 눈꺼풀 처짐, 운동시 상하지 위약
뱀독소	다발펩티드독 → Na, K통로(연접전 및 연접후)	모든 나이	급성마비장애
선천성,유전성 근육무력증후군			
연접전 간헐무호흡	choline acethyltransferase	10대	경미한 급발성 근육약감과 호흡장애
연접소포의 감소	미상	10대	반복적인, 지속적인 근위약감
연접 AChE결핍	AChE	10대	전신근위약, 겹보임
연접후 느린통로증후군 (slow channel syndrome)	AChR 소단위	10대-60대	눈꺼풀 처짐, 전신근위약 발육장애
일차AChR결핍	AChR 소단위	10대	눈꺼풀 처짐, 반복적인 근위약감, 발육장애

AChE: acethylcholine esterase, AChR: acetylcholine receptor, MuSK: muscle-specific kinase, VGCC: voltage-gated calcium channel

2. 중증근육무력증 (Myasthenia gravis)

1) 역학
- 14.5명/10만명
- 여성 : 남성 = 3 : 2
- 여성은 20~30대, 남성은 50~60대에서 호발

2) 원인
- 신경근육접합부(neuromuscular junction)에서 post-synaptic membrane의 **acetylcholine receptor (AChR)의 loss**★
- acetylcholine receptor에 대한 자가항체가에 의한 자가면역반응
- 그러나 자가면역이 어떻게 시작되고 유지되는지는 알려져있지 않다.
- 환자의 75%에서 **흉선(thymus)**의 병리학적 이상소견이 보여 흉선이 중요한 역할을 담당하는 것으로 보인다. (10% thymoma, 65% thymic hyperplasia)★

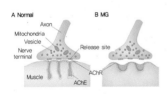
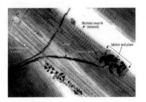

3) 임상증상★
- 기본적인 증상 : **근력약화**(muscle weakness)와 **피로**(easy fatigability)
- 근력약화 : 피곤하면 심해지기 때문에 주로 오전에 증상이 경미하다가 오후에 심해지는 경향이 있으며 잠시 쉬거나 잠을 자면 호전된다.
- 발병초기 몇 년동안은 악화와 호전이 반복된다. 치료를 하지 않은 경우에 드물게 자연적으로 완화되는 경우도 있지만 대부분 다시 나타난다.
- 감염 등의 전신질환에 의해 증상이 급격하게 악화되어 호흡마비가 동반되는 'crisis(위기)' 상황이 될 수도 있다 → 보조적인 인공호흡치료 필요
- MG에서 올 수 있는 crisis

Myasthenic crisis	• 증상이 심해져서 오는 호흡장애 (mydriasis) • tensilon 정맥주사로 증상개선
Cholinergic crisis	• anticholinesterase의 과다투여로 오는 호흡장애 (miosis) • tensilon 정맥주사로 개선안됨

• 근력약화부위는 주로 뇌신경의 지배를 받는 근육에서 두드러진다.
  → 특히 눈꺼풀, 외안근의 근력약화에 의한 <u>ptosis, diplopia</u>가 발병초기에 흔히 나타나며 안면근육약화, 저작근력약화, 연수근육 근력약화에 의한 콧소리, dysarthria, dysphagia 등도 흔한 증상이다*
• 근육의 근력약화는 대개 비대칭형이며 proximal part 위주로 약화

Ocular myasthesia	• 약 15%에서는 ptosis, diplopia 등 눈증상이 장기간 지속
Generalized myasthesia	• 약 85%는 비록 초기에 눈에만 국한되는 것 같지만 결국은 다른 부위의 근육까지 침범된다. • 2년이상 눈증상만 있다면 전신형으로 발전하지 않는다

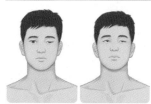

4) 진단*

(1) Anticholinesterase test (Endrophonium(Tensilon) test)
  • anticholinesterase는 cholinesterase가 ACh을 분해하는 것을 막아서 ACh이 AChR에 더욱 반복적으로 작용하게 하여 근육의 힘을 증가시킨다. endrophonium이 30초 안에 효과가 나타나고 5분 뒤에 없어지므로, MG의 진단에 제일 널리 쓰이는 anticholinesterase이다. (국내에서는 neostigmine(Prostigmin)을 사용)

(2) 전기진단검사
  • 반복신경자극검사 (repetitive nerve stimulation test(RNST))
  • 단일섬유근전도검사 (single fiber EMG(SFEMG))

(3) acetylcholine receptor (AChR) Ab. 측정
  • MG의 80%, ocular MG에서는 약 50%에서 검출

(4) 흔히 동반되는 질병에 대한 검사

- thoracic CT, MRI : thymoma
- TFT : MG환자의 3~8%에서 hyperthyroidism 관찰

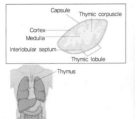

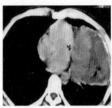

5) 치료

- 적절하게 치료를 잘 하면 거의 대부분의 환자들이 정상생활을 할 정도로 예후가 좋다.

(1) anticholinesterase drug (choice)

- pyridostigmine(국내시판), neostigmine
- 부작용 (parasympathetic effect) → atropine, diphenoxyate, loperamide 투여
  - muscarinic side effect : 설사, 복통, 침분비, 구역
  - nicotinic side effect : muscle twitching, tremor

(2) thymectomy (흉선절제술)

- thymoma는 대부분 양성이지만 악성인 경우도 있기 때문에 국소적인 침윤이나 전이를 예방하기 위해 MG 동반여부와 무관하게 절제한다.
- 절제술 후 수개월 ~ 수년 후 효과가 나타나며 50% 이상에서 호전된다.

(3) 면역요법

- steroid
- azathioprine
- plasmapheresis

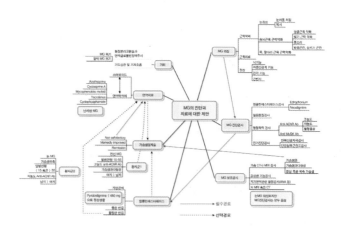

6) 주의하여야 할 약물들

중증근육무력증 증상을 악화할 수 있는 약물
신경근육차단제
vecuronium 등
항콜린에스터레이스 과다
pyridostigmin, 유기인 살충제
adrenocorticosteroid / ACTH
갑상샘약제
synthyroid 등
항부정맥제
lidocaine 정맥주사, quinidine 제제, procainamide, phenytoin 등
항생제
aminoclycosides; hentamycin, tobramycin, amikacin, naeomycin, streptomycin
polypeptides ; polymyxin B, colistin
tetracyclines: chlortetracycline, oxytetracycline, doxycyline, minocycline 등
기타: clindamycin, ciprofloxacin, eythromycin
자가면역반응을 촉진해서 중증근육무력증을 유발할 수 있는 약물
D-penicillamine
trimethadione

3. Lambert-Eaton 근육무력증후군

- neuromuscular junction 부위의 Ca^{2+} channel에 대한 antibody
  → ACh의 분비 감소 → 근력약화
- 특별한 원인없이 발생하기도 하지만 악성종양, 특히 small cell lung cancer에 동반되는 paraneoplastic syndrome으로 나타나는 경우가 많다.
- 근력약화는 이론적으로 운동초기에 일시적인 호전을 보인다고 하지만 실제 관찰하기는 어렵다.
- 입이 마르고 땀이 줄어드는 등의 자율신경기능장애(75%), DTR↓
- 외안근이나 연수근육의 침범증상도 1/3에서 나타나지만 대부분 MG에 비해 경미하며, anti-AChE를 투여해도 증상이 호전되지 않는다*

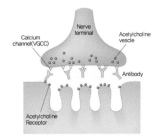

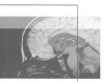

16 근육질환 muscle disease

1. 염증근육병증 (Inflammatory myopathy)

주요 특발염증근육병증	피부근육염 여러근육염 포함체근육염
겹침증후근	전신홍반루푸스와 동반된 경우 혼합결합조직병과 동반된 경우 피부경화증과 동반된 경우 Sjögren증후군과 동반된 경우 류마티스관절염과 동반된 경우
기타 특발염증근육병증	국소근육염 호산구근육염 호산구근막염 육아종근염 사르코이드증 Behcet병 대식세포근근막염
감염근육병증	바이러스성 세균성 기생충성 진균성

1) 주요 특발염증근육병증

- 크게 피부증상을 동반하는 <u>dermatomyositis(피부근육염)</u>와 동반하지 않는 <u>polymyositis(다발성 근염)</u>로 구성된다.

(1) 역학

- 여성에서 더욱 흔하다
- dermatomyositis : 소아기나 성인기에서 모두 발생
- polymyositis : 20대 이후에서 주로 발생

(2) 원인

- MCH의 기능과 체액 및 세포성 면역기전의 이상으로 추정
- nonsuppurative inflammatory process (주로 lymphocytic infiltration)에 의해 skeletal muscle damage가 발생

(3) 임상양상*

- dermatomyositis는 polymyositis에 비해 급성으로 발병하며 빠르게 진행한다.
- 수주~수개월에 걸쳐서 진행되는 **proximal muscle의 weakness**가 특징이며, dermatomyositis는 근육통을 더욱 호소한다.
- 둔부와 대퇴부 근력약화로 앉았다 일어나기가 힘들며, 계단을 오르기가 힘들다.
- 어깨근육의 근력약화로 물건을 높이 들거나 빗질하기가 힘들다.
- muscle weakness는 특히 어깨, 골반부위근육, neck flexor muscle에서 흔하며, 때로는 neck extensor muscle의 심한 약화로 목을 들고 있기가 어려워 고개를 앞으로 끄덕이는 증세를 보인다.
- 드물게 dermatomyositis의 경우에는 pharyngeal, laryngeal muscle의 약화를 보일 수 있으며 호흡근의 약화를 보이는 경우 인공호흡기가 필요하다.
- reflex는 정상이며, 외안근은 침범하지 않는다. (MG와 D/Dx.)
- dermatomyositis의 경우 cancer의 위험도가 증가 (특히 50세 이상)

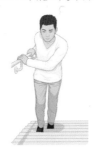

▶ **Dermatomyositis의 피부소견***

- 특징적인 rash로 인하여 조기에 진단 가능
  - helicotropic rash : 윗 눈꺼풀의 부종을 동반한 연보라색 발진 (가장 특징적)
  - Gottron's sign : 주먹결풀(knuckle)의 erythema & raised scaly eruption
  - erythromatous rash : 전흉부(V sign), 등과 어깨(shawl sign), 무릎, 팔꿈치, 목 등

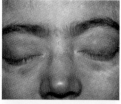

[helicotropic rash]

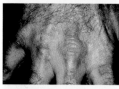

[Gottron's sign]

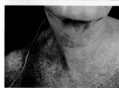

[shawl sign]

(4) 근육외 소견
- 심장 침범 : AV block, arrhythmias, DCM, myocarditis, CHF 등
- 폐 침범 : 간질성폐질환 (특히 anti-Jo-1) 양성

(5) 진단
① 혈액검사 : <u>CK</u>, myoglobulin, aldolase, AST, LD, ALT↑
② 근전도 검사
③ 근육생검 : 근섬유의 분절괴사, 근섬유재생, 단핵세포침윤 등
④ 자가항체
- myositis-specific Ab (MSA) : cytoplasmic Ag에 대한 항체로 PM/DM의 약 20%에서 발견

anti-Jo-1 Ab (anti-histidyl tRNA synthetase)	• 가장 흔한 MSA • DM보다 PM에서 더 흔하다. • ILD, arthritis, fever 등과 관련되며 예후가 안좋다.
anti-Mi-2	• classic DM rash와 관련되며 예후 좋음
anti-SRP (signal recognizing particle)	• acute PM, 심장 침범, 예후 안좋다.
anti-nRNP Ab	• PM in SLE

(6) 치료

- corticosteroid : 일차치료제로 사용하며 60~70%에서 부분 또는 완전회복
- 면역억제제 : azathioprine
- high-dose IV immunoglobulin

2. 근육디스트로피 (Muscular dystrophy, 근이영양증)

1) Duchenne type muscular dystrophy (DMD)

(1) 역학

- 유전 : X-linked recessive
  (남아에서만 발생하며, 드물게 여아는 Tunner syndrome에서 나타날 수 있다.)
- 1/3은 sporadic
- 1명/3,500명

(2) 원인

- dystrophin의 결핍
- dystrophin은 근세포막에서 다른 단백질들과 결합하여 dystrophin-glycoprotein complex (DGC)를 형성
- DGC의 하나인 dystroglycan은 extracellular basal lamina의 주요 단백질인 laminin과 결합하고, 근세포내에서 dystrophin은 F-actin과 결합하여 laminin-dystroglycan-sarcoglycan-dystrophin 구조를 형성하여 세포막 내외와 연결을 이루어 근세포막의 안정성에 관여한다.
  - → 세포내에서는 dystrophin-F-actin과 연결, 세포외에서는 dystroglycan-laminin-extracellular matrix를 연결하여 축(axis)을 형성
  - → 만약 dystrophin 단백이 소실되거나 부분결손되면 축이 잘못되어 근세포막의 손상
  - → 근섬유의 괴사 및 퇴행 → 근력저하, 근위축

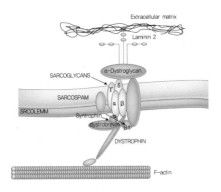

(3) 임상양상

- 5세 이전에 발병하며, 13세 이후에는 혼자서 보행이 불가능하다
  (대개 보행시기후에 부모가 발견하는 경우가 많다)
- progressive symmetric muscle weakness
- proximal → distal, lower limb → upper limb로 진행
- 비복근(gastrocnemius)의 **가성비대(pseudohypertrophy)**★
  : 위축된 대퇴부근육에 비해 상대적으로 비복근은 통통하다. 비복근이 위축되어 지방조직
  으로 대체되어 비대해진 것처럼 보인다.
- 하지의 근위근육침범 증상 : Gower sign, wadding gait, lordosis, sliding-through
  phenomenon
- 심근장애, intercostal muscle 약화로 인한 호흡곤란 (cause of death)
- **Gower sign**★ : 아무것도 붙잡을 것이 없는 곳에 누워있는 상태에서 일어나라고 명령하면
  우선 다리를 단단히 세운후 팔로 다리를 잡아 지지하면서 상체를 일으켜 세운다. (다발성
  근염에서도 관찰)

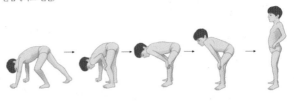

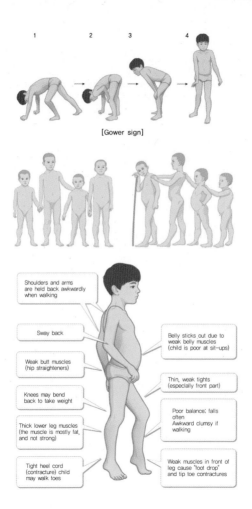

[Gower sign]

Shoulders and arms are held back awkwardly when walking

Sway back

Weak butt muscles (hip straighteners)

Knees may bend back to take weight

Thick lower leg muscles (the muscle is mostly fat, and not strong)

Tight heel cord (contracture) child may walk toes

Belly sticks out due to weak belly muscles (child is poor at sit-ups)

Thin, weak tights (especially front part)

Poor balance; falls often
Awkward clumsy if walking

Weak muscles in front of leg cause "foot drop" and tip toe contractures

(4) 검사

① 혈액검사 : <u>CK</u>, SGOT, LDH, aldolase ↑

② 근전도 검사 : 근원성소견(low voltage & short duration)

③ 근생검 : dystrophic change

(근섬유크기의 변화, 위축섬유와 비대섬유 관찰, 근섬유 괴사 및 재생, 유리섬유 관찰, 섬유화 증가)

2) Becker type muscular dystrophy (BMD)

• 증상은 DMD와 비슷하나 경미하다.

• 16세까지도 보행이 가능하다.

3) Oculopharyngeal dystrophy (눈인두디스트로피)

• AD 유전

• 30대후반~40대에서 호발

• 증상 : 진행성 외안근마비로 인한 ptosis, 구마비로 인한 dysphagia, 안면근육마비

• 8.5nm 크기의 intranuclear inclusion이 특징적인 병리소견

4) Myotonic dystrophy (근육긴장디스트로피)

(1) 역학 및 분류

• DM1은 유럽과 미국에서 약 1/7,400명

• dystrophia myotonia type1(DM1, Steinert's disease) ┌ 선천성 DM1
└ 일반적인 DM1

• dystrophia myotonia type2(DM2, proximal myotonic myopathy (PROMM))

(2) 임상양상

• myotonia를 특징으로 하며 수의적 근수축을 멈춘 후 <u>근이완이 정상적으로 이루어 지지 않는다.</u>

DM1	선천성DM1	• 제일 심한 표현형으로 floppy infant(근육긴장저하아)로 나타난다. • 연하장애 및 호흡장애로 인한 발육부전으로 약 25%는 사망 • 혈중CK는 정상이며, 근육긴장증도 없다. • 이 시기를 잘 지나면 유아기까지 잘 성장하는데, mental retardation 및 cardiomyopathy 등이 동반된다.

| DM1 | 일반적DM1 | • 증상이 대개 10~30대에 시작
• 근력저하 및 근위축이 주로 <u>distal</u>쪽 finger flexor, neck flexor, facial muscle에서 시작
　→ trunk로 진행
• 주먹쥐기 근긴장 : 어떤 물건을 쥐고 있다가 갑자기 놓게 하면 느린 이완과 손아귀의
　열림으로 마치 물체가 손가락에 붙은 것 같은 양상
• 얼굴의 특징 (hatchet face)
　┌ baldness
　├ ptosis, 미간의 atrophy
　└ temporal fossa와 check이 홀쭉해지는 뾰족한 얼굴
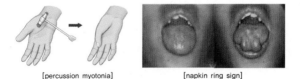
• 발음장애, 연하곤란, 심전도장애, 정신변화, 과다수면, 백내장, type1DM, 고환위축, 불임,
　습관성유산, 월경이상 등이 관찰
• percussion myotonia(타진근긴장증)과 혀의 napkin ring sign이 관찰된다. |
| DM2 | | • AD유전
• 신체의 <u>proximal</u>쪽으로 근력저하 및 근위축이 온다. (DM1과 D/Dx.) |

• percussion myotonia : tendon hammer로 근육을 타격한 후 dimple(압흔)이 생겨 오래
  지속된다.

[percussion myotonia]　　　　　[napkin ring sign]

(3) 검사소견
　• EMG : driver-bomber sound를 나타내는 wax & wane의 myotonic discharge

3. 주기마비 (Periodic paralysis)

1) Familial periodic paralysis (가족주기마비)
- 10대 전후의 청소년기에 주기마비가 시작되는 보통 AD성향의 유전질환

(1) 분류

□ 가족주기마비의 임상적 특징

	HypoPP	HyperPP	PC	AS
발병연령	청소년기~청년기	유아기~학동기	영아기~학동기	청소년기
증상지속시간	수 시간~수 일	수 시간	수 분~수 시간	수 시간~수 일
혈중 칼륨치	↓	↑, →	↑, →	↑, →, ↓
유발인자	과식, 운동 후 휴식, 고염식, 인슐린	운동 후 휴식, 칼륨섭취, 결식	추위, 운동	운동
증상의 중증도	+++	++	+	+
근육긴장증	–	±	++	
			이상근육긴장(param yotonia)	–
몸쪽근육병증	++	++	±(아주 드묾)	+
근비대	–	–	–	–
골격발달장애	–	–	–	+
심실성 부정맥	–	–	–	+

Hypo PP: hypokalemic periodic paralysis   PC: paramyotomia congemita
Hyper PP: hyperkalemic periodic paralysis   AS: Anderson syndrome

(2) 임상양상

▶ 저칼륨주기마비 (hypokalemic periodic paralysis)*

- 가장 흔한 유형으로 10~20대 남성에서 호발한다.
- 유발요인 : 주로 당분이 풍부한 음식을 섭취한 후나 힘든 운동 후 수면시 또는 이른 아침에 의식이 동반되지 않는 마비가 발생 (추위나 배고픔에 의해 유발되기도 한다)
- 마비당시 저칼륨혈증을 보이며 K^+를 투여하면 증상이 호전된다.
- 마비는 수분~수시간에 걸쳐 진행하며 최고조에 달하면 주변에 도움을 청할 수 없는 상태에 이르기도 한다.
- 마비는 수시간~수일간 지속되며 가장 늦게 마비된 근육부터 회복된다.
- 회복 후 두통, 졸음, 다뇨증, 설사 등이 뒤따르기도 한다.

- DTR은 감소하거나 완전소실되나 감각계의 이상소견은 없다.
- 침범경향 : <u>사지 〉 몸통, 하지 〉 상지</u>, <u>proximal muscle 〉 distal muscle</u>
- 얼굴, 혀, 인두, 후두, 횡격막, 괄약근 등이 마비되는 일은 거의 없다.
- 치료 : 경구 KCl, acetazolamide(예방), 저탄수화물식 및 고칼륨식

▶ 고칼륨주기마비 (hyperkalemic periodic paralysis)

- 유아기 또는 학동기에 발병
- 발병초기에는 하지근육의 마비에 국한되는 경우가 많지만 마비가 거듭될수록 하지에서 상지를 거쳐 목 및 안면근육까지 침범되는 특징
- 심한 경우 DTR의 감소 및 소실, 감각이상, 근육통 등이 발생한다.
- 호흡근의 마비는 드물다.
- 마비의 지속시간은 수분~수시간으로 저칼륨주기마비에 비해 상대적으로 짧다.
- 공복시, 힘든 운동 후 휴식시, 정신적 스트레스나 근육이 차가운 환경에 노출되었을 때 골격 근마비가 잘 유발된다.
- 마비시에 반드시 고칼륨혈증이 동반되는 것은 아니다.

▶ 선천이상근육긴장 (paramyotonia congenita)

- 임상적 및 분자유전학적으로 고칼륨주기마비와 유사하다.
- 주기마비와 더불어 특징적으로 근수축이 반복됨에 따라 근육긴장증이 더욱 심해지는 paramyotonia(이상근육긴장)를 보인다.
- 주로 얼굴과 손에서 나타나며 차가운 환경에서 더욱 심해진다.

▶ Andersen syndrome

- 10대 전후의 이른 청소년기에 시작된다.
- triad : 주기마비, 부정맥(ventricular ectopy), 얼굴 및 팔다리 기형

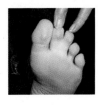

2) 이차성 주기마비

□ 원인

> 갑상샘항진증
> 알도스테론혈증
> 17α-수산화효소결핍(hydroxylase deficiency)
> 바륨중독
> 감초과용
> 갑상샘호르몬남용
> 만성 콩팥부전 및 부신부전
> 이뇨제 및 설사제 과용
> 저칼륨증을 동반하는 신부전

- K^+ 대사이상을 초래하는 질환이나 약물과용 등에 의해 주기마비가 나타날 수 있다.
- 주로 저칼슘혈증과 관련되지만 때로는 코칼륨혈증과 동반되기도 한다.
- 이뇨제나 설사제 등 약물과용에 의한 주기마비가 임상에서는 가장 흔하다.

▶ **Thyrotoxic periodic paralysis (갑상선 독성 주기마비)***

- 주로 20~40대 사이의 <u>젊은 남성에서 호발</u> (남성 : 여성 = 17~70 : 1)
- 중국, 베트남, 필리핀, 일본, 한국과 같은 <u>동양인</u>에서 비교적 흔하다.
- 마비는 갑상선기능이 항진된 상태에서만 발생하며, 임상특징은 <u>hypokalemic periodic paralysis</u>* 와 같다.
- 대부분 혈중 갑상선호르몬 증가가 경미한 경우가 많아 hyperthyroidism에 대한 무증상으로 인하여 진단에 어려움이 있다.

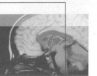
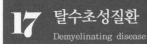

17 탈수초성질환
Demyelinating disease

1. 다발성경화증 (Multiple sclerosis)

- multiple : 병소가 multiple, 증상이 multiple
- sclerosis : demyelination된 곳에 neuroglial cell의 증식을 의미

1) 역학

- 중추신경계의 수초탈락병(demyelinating disease) 중 가장 흔하다.
- 주로 20~40세에 가장 흔히 발생하고 10세 이전이나 60세 이후에는 드물다.
- 남성 : 여성 = 1 : 1.4~3.1 (나이가 많을수록 남녀비는 거의 같다)
- 유럽계 백인 >> 동양인, 흑인

2) 병태생리

- 병소의 호발부위 : 뇌실주위 백색질, 시각신경과 시각신경교차, spinal cord, brain stem, cerebellar peduncle, corpus callosum
- 병리 : <u>demyelination</u>, perivenular focal inflammation, glial scarring, gliosis

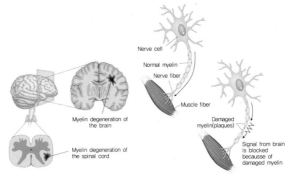

Nerve cell

Normal myelin

Nerve fiber

Muscle fiber

Myelin degeneration of the brain

Damaged myelin(plaques)

Myelin degeneration of the spinal cord

Signal from brain is blocked becausse of damaged myelin

4) 임상양상

- nerve demyelination → 신경흥분 전도장애
- 악화와 호전을 반복하는 만성 염증성 질환으로 CNS의 multiple, pathway involvement로 인한 **다양한 증상**이 특징이다. (∴ 다른 질환들을 모두 R/O한 후 진단)

Motor Sx. (mc)	• 병소에 따라 다양한 형태의 paralysis, paresis
Sensory Sx.	• anesthesia, paresthesia, dysesthesia • useless hand syndrome : posterior column이나 brainstem의 lemniscal system의 병소로 인하여 한쪽 상지의 고유감각 또는 판별감각의 선택적 소실로 인하여 상지기능이 소실되는 증상 • <u>Lhermitte sign</u> : posterior column 침범시 목을 굴곡시킬때 shooting, electric-like pain이 등을 통해 팔, 다리로 뻗어나가는 느낌 (수초탈락이 일어난 신경섬유가 자극되어 유발)
Visual Sx.	• <u>retrobulbar neuritis</u>* (optic neuritis, 구후시신경염) (15%) : sudden visual loss + pain on eye movement
Bladder Sx.	• urgency, incontinence (→ cystitis로 오인되기 쉽다)
Spinal cord Sx.	• 불완전한 횡단척수염, spastic paraparesis, both lower limb tone↑, bilateral ankle clonus, stretch reflex↑, bilateral extensor plantar response
Brain stem Sx.	• <u>internuclear ophthalmoplegia</u>*(MLF syndrome, 핵간안근마비) • trigeminal neuralgia, diplopia, facial weakness & sensory loss, episodic dysarthria, dysphagia
Cerebellar Sx.	• dysarthria, ataxia, dysmetria, dysdisdokokinesis
Mental Sx.	• 우울증, 기억력장애 → 진행하면 인지기능장애 • <u>과도한 피로</u>
기타	• <u>Uthhoff 현상</u> : 고온에 의해 유도되는 신경학적 증상 • basal galglia 침범시 → chorea, athetosis • midbrain 침범시 → Argyll-Robertson pupil

5) 경과와 유형

재발완화형 (relapsing-remitting MS)	• 증상의 악화와 완화를 반복하는 가장 일반적인 형태
양성형 (benign MS)	• 1~2회의 재발에서 회복 후 악화되지 않고 경미한 장애나 전혀 장애를 보이지 않는 경우
이차진행형 (secondary progress MS)	• 처음에 재발완화형으로 시작되던 환자들도 일정기간 불규칙한 재발과 완화를 반복 하면서 신경계 손상이 점차 축적된다. • 재발 후 회복의 정도가 점차 줄어들면서 악화나 뚜렷한 재발없이 마치 만성퇴행성 질환의 양상으로 계속 악화만 되는 상태 • 재발완화형에서 10년내 50%, 25년 이상 지나면 90%에서 이차진행형으로 전환된다.
일차진행형 (primary progress MS)	• 뚜렷한 재발없이 처음부터 점진적으로 진행하는 경우

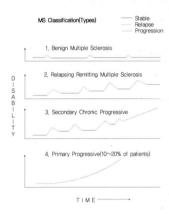

6) 진단

- MS의 진단은 **병력청취**(m/i), 신경학적진찰을 바탕으로 임상소견에 따라 결정
- MRI, CSF검사, 시각유발전위검사, 감별진단을 위한 혈액검사 등이 필요하다.
- 일반적으로 젊은 성인에게서 악화와 호전이 반복되고 CNS에 산재된 병소(2개 이상)를 시사하는 임상증상과 진찰소견이 있으면 임상적으로 진단
- 단 다른 많은 신경계 질환의 가능성을 <u>모두</u> 배제하였을 때만 진단이 가능하다.

(1) MRI
  • 특히 periventricular area (뇌실주위) 병변을 잘 관찰할 수 있다.

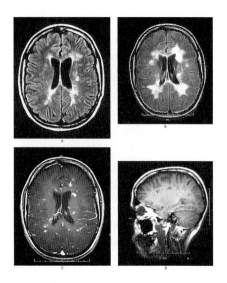

(2) CSF 검사
  • protein, lymphocyte의 경미한 증가
  • IgG index ↑ (albumin과 globulin의 비율변화)
  • oligoclonal band

(3) 진단기준

❏ McDonald criteria (2005)

임상 발현	다발경화증 진단에 필요한 추가 자료들
2회 이상의 발병a, 2개 또는 그 이상의 병터에 대한 객관적인 임상적 근거	없음b
2회 이상의 발병a, 1개의 병터에 대한 객관적인 임상적 근거	공간적 산재, 아래에 의해 증명된 경우: 1. MRIc 또는 2. 2개 또는 그 이상의 다발경화증에 합당한 MRI 병터와 CSF검사 양성 소견 또는 3. 다른 위치를 의미하는 추가적인 임상적 발병a
1회 발병a, 2개 또는 그 이상의 병터에 대한 객관적인 임상적 근거	시간적 산재, 아래에 의해 증명된 경우: 1. MRIe 또는 2. 2번째 임상적 발병a
1회 발병a, 1개 병터에 대한 객관적인 임상적 근거 (단일 증상 발현; 임상적 단독증후군)	공간적 산재, 아래에 의해 증명된 경우: 1. MRIc 또는 2. 2개 또는 그 이상의 다발경화증에 합당한 MRI 병터와 CSF검사 양성 소견d 그리고 시간적 산재, 아래에 의해 증명된 경우: 1. MRIe 또는 2. 2번째 임상적 발병a
다발경화증을 시사하는 잠행성 신경학적 증상의 진행	1년간의 병의 진행(후향적 또는 전향적으로 판단) 그리고 아래의 2가지를 포함 1. 뇌MRI상 양성 소견(9개의 T2 병터 또는 4개 이상의 T2 병터)와 시각유발전위검사 양성f 2. 척수MRI상 양성 소견(2개의 국소적인 T2 병터) 3. CSF검사상 양성 소견d

제시된 진단 기준에 부합하고 임상양상에 대한 더 좋은 설명이 없다면, 다발경화증으로 진단한다. 만약 다발경화증이 의심되지만 진단 기준에 완전히 부합되지 않는다면 "possible 다발경화증"으로 진단한다. 만약 평가 기간 중 다른 진단이 제시되고 전반적인 임상양상에 대해 더 좋은 설명이 가능하다면 다발경화증으로 진단하지 않는다.

a: 증상의 발병은 염증, 수초탈락병터들에 의해 신경학적장애가 발생한 경우로 정의한다. 이는 주관적인 증상 호소/객관적인 결과로 보완이 되는 또는 객관적인 관찰 결과이어야 하며, 최소 24시간 동안 지속되어야 한다.

b: 추가적인 검사는 필요하지 않다. 하지만 검사 소견(MRI, CSF검사)이 음성일 경우, 다발경화증 진단에 매우 세심한 주의가 필요하며, 다른 진단이 반드시 고려되어야 한다. 임상양상과 다발경화증을 지지하는 일부 객관적인 증거에 대한 더 좋은 설명이 없어야 한다.

c: 공간적 산재에 대한 MRI의 근거는 표16-3에 제시된 Barkhof과 Tintore의 기준을 만족하여야 한다.

d: CSF검사 양성 소견은 정립된 방법(isoelectric focusing)에 의해 관찰된 올리고클론띠(혈청과 CSF를 동시에 검사하여 CSF에서만 관찰되는 band가 있는 경우) 또는 면역글로불린G지수의 증가에 의해 결정된다.

e: 시간적 산재에 대한 MRI의 근거는 표 16-4에 제시된 기준을 만족하여야 한다.

f: 다발경화증에서 관찰되는 유형의 비정상적인 시각유발전위검사.

7) 감별진단

❑ 다발경화증과 흔히 감별해야 할 질환

염증질환	육아종질환
전신홍반루푸스 Behcet병 결절다발동맥염 중추신경계혈관염 Sjögren병 신생물림림뇌척수병증 급성파종뇌척수염	사르코이드증 Wegener육아종증
감염질환	기타 질환
Lyme병 사람T세포림프친화바이러스-1 척수병증 사람면역결핍바이러스 감염 진행다초점백색질뇌병증 신경매독	부신백색질형성장애 이염색백색질질형성장애 비타민B$_{12}$결핍증 Arnold-Chiari기형 척수소뇌변성

8) 치료

- 급성기치료 : high dose steroid IV.
- 질병완화치료 : β-interferone, glatiramer acetate
- mitoxantrone : 진행형MS에 효과가 입증된 유일한 약
- 기타 대증 요법, 과도한 햇빛이나 피로를 피하고 infection되지 않도록 주의

2. 급성파종뇌척수염 (Acute disseminated encephalomyelitis, ADEM)

1) 역학 및 기전

- MS와는 달리 감염질환 또는 예방접종후에 발생하며 임상경과가 단상인것을 특징으로 하는 중추신경계의 급성자가면역수초탈락병
- 빈도는 0.8명/100,000명, 주로 청소년기에 호발
- virus와 human protein 사이의 구조적 유사성(공통항원)에 의한 myelin basic protein의 autoimmnunity 반응

2) 임상양상

- 약 50~70%에서 바이러스나 세균감염이 선행 : 비특이적 URI (mc), 위장관감염 후
  (measles, mumps, influenza, parainfluenza, infectious mononucleosis, mycoplasma, chicken pox, herpes zoster, leptospirosis 등)

- MMR vaccination, poliomyelitis vaccination 후에도 발생할 수 있다.
- 소아에서는 measles 감염 후 발병이 가장 많으며, 치사율이 높고 신경학적 후유증을 남기는 경우가 많다. (예방접종 후 거의 발생하지 않는다)
- 평균 잠복기 : 4~21일
- 전구증상 : 발열, 권태감, 근육통, 두통, 구역 및 구토 등
- 초기에 meningeal irritation symptom (headache, neck stiffness 등)
  → 진행되면서 multifocal neurologic Sx. (drowsiness, coma 등의 의식장애, 발작, 반신불완전마비, 실어증, Babinski sign 등)
- spinal, cerebral, cerebellar. meningeal, peripheral form으로 구분되나 대부분 mixed form 으로 나타난다.
- optic neuritis, ataxia, 급성횡단척수염 등의 증상도 나타날 수 있다.

3) 진단

   (1) CSF 검사
   - lymphocyte, protein 약간↑ (검사소견 차이가 크다)

   (2) MRI
   - 병의 초기에 광범위하고 비교적 대칭성의 white matter의 병변이 대뇌 양측에서 관찰된다.
   - 소아에서는 cerebellum, brain stem 침범이 흔하다.
   - basal ganglia, thalamus도 침범할 수 있다.

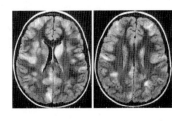

[multifocal subcortical hyperintense foci with confluent white matter disease in basal ganglia]

4) 치료 및 예후
   - high dose steroid
   - 사망률 : 10~30%
   - 생존할 경우 90%이상에서 신경학적 증상이 완전히 회복된다.
   - 재발은 거의 없다.

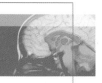

18 간질 Epilepsy

1. 서론

- seizure (발작) : 대뇌피질의 신경세포들의 갑작스럽고 무질서하게 과흥분함으로써 나타나는
  신체증상 (one episode)
- epilepsy (간질) : 이러한 발작이 재발하는 상태 (same form seizure의 recurrent)

1) 임상적 epilepsy (간질) 진단의 criteria

- 특별한 유발요인없이 seizure이 2회 이상 발생 (발작과 발작사이는 최소한 24시간 이상)
- 발작이 1회 밖에 없어도 간질을 일으킨 원인이 지속적으로 존재

2) 분류

부위	부분발작 (partial seizure)	발작이 대뇌의 국소에서 발생하는 경우
	전신발작 (generalized seizure)	발작이 대뇌전반에 걸쳐 발생하는 경우
유발요인의 유무	유발발작 (provoked seizure)	열성경련, 전해질이상, 알코올금단발작, 뇌졸중, 두부외상 등의 유발요인이 있는 경우
	비유발발작 (non-provoked seizure)	• 유발요인이 없는 spontaneous seizure • 만약 과거력이나 검사상 뇌손상이나 뇌병변의 증거가 있으면 remote symptomatic seizure라고 한다.
원인의 유무	특발 (idiopathic)	• 특별한 원인을 밝힐 수 없고 유전이라고 생각되는 간질
	증상 (symptomatic)	• 간질의 원인이 있는 경우
	잠재 (cryptogenic)	• 원인을 확실히 규명할 수 없는 간질

2. 역학

- 발생률 : 24~25명/100,000명/year
- 유병률 : 4~8명/1,000명
- 연령분포 : 생후 1년 이내에 가장 높았다가 급격히 낮아지고 청소년기와 장년기에 걸쳐 낮은 발생률을 보이다가 60세 이상에서 다시 급격히 증가 (U-형)

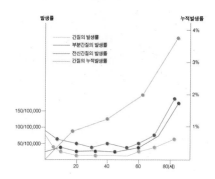

- 간질의 유형별 빈도

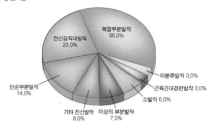

3. 원인

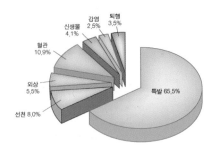

4. 위험인자

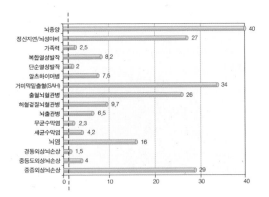

▶ Febrile seizure(열성경련)에서 간질발생으로의 이행 위험인자

┌ 15분 이상의 발작
├ 부분발작

┌─ 24시간내의 발작의 재발
├─ 신경학적 이상
└─ 부모나 형제의 비열성발작

5. 간질의 분류 (Classification of Epilepsy)

❑ 간질발작의 국제분류 (2001)

자기제한 발작형(self-limited seizure types)
전신발작
긴장-간대발작(간대 또는 근육간대경련기로 시작되는 변형을 포함)
강직기를 동반 또는 동반하지 않은 간대경련
전형 또는 비정형 소발작
근육간대경련소발작
강직발작
연축(spasms)
근육간대경련발작
소발작을 동반 또는 동반하지 않은 눈꺼풀근육간대경련
근육간대경련 무긴장발작
음성근육간대경련
무긴장발작
전신간질증후군의 반사발작
국소발작
기본 또는 경험 감각증상의 국소감각발작
기본-간대운동증후/비대칭 강직운동발작/전형(관자엽)자동증/운동과다자동증/국소음성근육간대경련/
억제운동발작의 부분운동발작
홍소발작(gelastic seizures)
반신간대발작
이차전신발작
국소간질증후군의 반사발작(reflex seizures in focal epilepsy syndromes)
지속발작형(continuous seizure types)
전신간질지속증
전신강직-간대간질지속증
간대간질지속증
소발작간질지속증
강직간질지속증
근육간대경련간질지속증
국소간질지속증
Kojevnikov 부분간질지속증
조짐지속증
둘레간질지속증(정신운동지속증)
반신불완전마비를 동반한 반신발작지속증
반사발작을 유발하는 자극
시각자극(깜빡거리는 빛, 양상, 기타 시각자극), 생각, 음악, 먹기, 행위, 몸감각, 고유감각, 읽기, 뜨거운 물, 놀람

1) 부분발작 (Partial seizure)

(1) 단순부분발작 (Simple partial seizure)
- sensory, motor, association area의 일부침범 증상
- <u>의식은 유지된다.</u>

① 운동증상
- <u>Jacksonian march</u> : 발작이 운동 영역에서 규칙적으로 파급되어 손가락에서 팔 그리고 얼굴, 상하지로 점차 진행되는 경우

| a | b | c | d |

- <u>Todd paralysis</u> : 발작이 끝나고 발작 부위에 일시적인 근력 감소가 있는 경우
- epilepsia partialis continua : 국소발작이 멈추지 않고 30분 이상 지속되는 경우

② 감각증상
- 촉각, 시각, 청각 등에서 일시적인 환각 증상
- 공포감, 분노, 미시감(jamais vu), 기시감(deja vu)언어장애, 감정이상 등

③ 자율신경증상
- 오심, 구토, 발한, 안면홍조, 요실금, 이유 없이 소름이 끼침

(2) 복합부분발작 (Complex partial seizure)
① 의식의 장애*
불러도 반응이 없거나 발작 후 전혀 기억을 하지 못한다거나 정상과는 전혀 다른 불충분한 사고 과정을 일시적으로 경험
② 자동증(automatism) : 의도하지 않은 무의미한 동작
- 입자동증(oral automatism) : 입맛다시고 씹거나 삼킴
- 동작자동증(gestural automatism) : 옷자락을 만지작
- 언어자동증(verbal automatism) : 단어나 어휘를 반복
- 병적배회(ambulatory automatism) : 목적없이 걷기

③ 조짐(aura)

- 의식소실전에 단순부분발작이 나타난다.
- epigastric rising sensation, 이상한 기분, 공포, 어지럼증, 저린 느낌, 기시감, 감각 증세, 환시나 환청 등
- 대부분 temporal lobe에서 시작된다 (psychomotor epilepsy or temporal lobe epilepsy (TLE))
- EEG : unilateral temporal spike
- frontal, parietal, occipital lobe에서도 나타날 수 있다.
- 치료 : <u>Carbamazepine</u> (Tegretol)

	Simple Partial	Complex Partial
의식변화	(-)	(+)
영역	운동 영역, 전두엽	측두엽, 변연계
증상	신체 일부분의 근육수축경련	자동증, 불러도 대답 없고 발작 후 반응 없음

2) 전신발작 (Generalized seizure)

(1) 소발작 (Absence seizure, Petit mal seizure)8) ★

- 주로 <u>소아</u>에서 발생 (3~15세)
- <u>의식소실</u>과 함께 하던 행동을 멈추고 멍하게 앞이나 위를 바라보는 형태를 띤다.
- 의식이 회복되는데는 <u>수초~수십초</u> 정도 소요, 하루에도 여러번 발작이 올 수 있다.
- 본인은 발작여부를 인지하지 못하고(amnesia) 발작 후에는 아무일도 없는 것처럼 원래 하던 행동이나 상황으로 복귀한다.
- 전조(aura)(-), postural change(-)

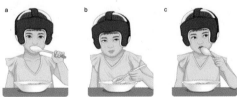

- 눈꺼풀이나 입주위의 간대발작(clonic seizure)이나 자동증이 동반될 수 있다.
- provocation test : hyperventilation, photic stimulation
- EEG : bilateral, synchronous <u>3Hz spike & wave</u>

---

8) absence(결여)라고 한 것은 발작시에 마치 혼이 빠져 멀어진 상태로 되기 때문에 붙여졌다.

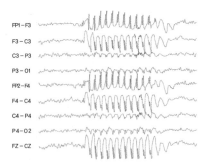

FP1 - F3	
F3 - C3	
C3 - P3	
P3 - O1	
FP2-F4	
F4 - C4	
C4 - P4	
P4 - O2	
FZ - CZ	

- 약 반수에서 대발작으로 진행되어 성인이 되도록 지속
  → 이때 예방적 항경련제 투여로 대발작으로의 진행을 막을 수 있다
- 좋은 예후 인자 : ① 조기 발생 ② F/Hx. (−) ③ 정상 지능 ④ 정상 신경학적 검사
- 치료 : Ethosuximide

▶ **비정형 소발작 (atypical absence seizure)**

정형소발작에 비해 발작이 서서히 나타나고, 지속시간이 길며, 강직발작 등의 다른 유형의
발작이 자주 동반하는 특징을 가진다.

(2) 강직간대발작 (Tonic-clonic seizure, grand-mal seizure)
- 전신발작의 가장 대표적인 형태
  ① 강직기 (tonic phase)
   갑작스런 의식소실과 함께 전신근육의 긴장으로 전신이 뻣뻣해지고, 호흡은 흡기위에 멈
   추어 있다.
  ② 간대기 (clonic phase)
   강직기 이후 반복적인 굴신운동로 진행하며 주기는 점차 길어진다.
   간대기가 끝날때까지 호흡은 정지되어 있다.
   → 발작후에는 대개 깊은 수면이 따르는데 혼수나 혼동 등 다양한 의식장애외 기억소실
   - 호흡근의 긴장으로 괴성이 동반되고 호흡곤란으로 청색증을 보이기도 한다.
   - 입에서 침과 거품이 나오며 턱의 간대발작으로 혀를 깨물기도 하며 요실금이나 대변실
   금이 나타날 수 있다[9]

---

9) 경련 후 최초의 호기에서는 기도내 모여져 있던 분비액이 밀려나오기 때문에 거품을 내뿜는 것처럼 보인다.

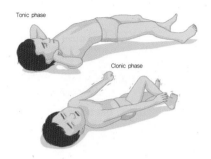

Tonic phase

Clonic phase

(3) 근육간대경련발작 (Myoclonic seizure)
- 빠르고 짧은 근육의 순간적인 수축이 한쪽 또는 양쪽 팔다리와 몸통에 한번 또는 연속적으로 반복된다.*
- 주로 아침이나 수면과 관련되어 발생하고 피곤하거나 복잡한 생각, 광자극 등으로 심해지기도 한다.
- 대표적으로 juvenile myoclonic epilepsy에서 볼 수 있다.
- 정상인에게도 수면시 흔히 발생되고 약물의 부작용, 저산소뇌손상 등 다양한 뇌질환, 척수질환에서도 발생할 수 있다.

(4) 간대발작 (Clonic seizure)
- 강직기를 동반하지 않고 간대기만 있는 전신발작을 말한다.

(5) 강직발작 (Tonic seizure)
- 근육의 수축으로 사지가 뻣뻣하게 굳는 것을 말하는 것으로 호흡근의 긴장으로 괴성과 호흡곤란이 생기고 동공은 확장된다.

(6) 무긴장발작 (Atonic seizure)
- 순간적인 의식소실과 함께 근육의 긴장이 순간적으로 빠지는 발작형태
- 힘이 없어지면서 갑자기 푹 쓰러지면서 머리, 안면, 치아 등을 다치는 경우가 많다.

6. 간질증후군

I. 국소간질

A. 원발성
1. 양성영아발작(비가족성)
2. 중심관자극파를 동반한 양성소아간질
3. 소아뒤통수엽간질(조기발현-Panayiotopoulos형, 후기발현-Gastaut형

B. 가족성(상염색체우성)
1. 양성가족신생아발작
2. 양성가족영아발작
3. 상염색체우성 야간이마엽간질
4. 가족관자엽간질
5. 가변초점을 동반한 가족국소간질

C. 증상성(또는 추정)
1. 둘레간질
   a. 해마경화를 동반한 안쪽관자엽간질
   b. 특정원인에 의한 안쪽관자엽간질
   c. 위치와 원인에 의한 기타 형
2. 신겉질간질
   a. Rassmussen증후군
   b. 반신발작-반신마비 증후군
   c. 위치와 원인에 의한 기타 형
   d. 조기영아의 이동부분발작a

II. 전신간질

A. 원발성
1. 영아양성근육간대경련간질
2. 근육간대경련못섬발작을 동반한 간질
3. 소아소발작간질
4. 근육간대경련소발작을 동반한 간질
5. 가변특현형을 동반한 특발성전신간질

a. 청소년소발작간질
b. 청소년근육간대경련발작간질
c. 전신강직-간대발작만을 동반한 간질
6. 열성발작을 동반한 전신간질 플러스a

III. 반사간질
1. 특발광과민뒤통수엽간질
2. 기타 시각과민간질
3. 원발읽기간질
4. 놀람간질

IV. 간질뇌병증
(간질모양이상은 기능이상 진행에 관여하는 것으로 추정)
1. 조기근육간대경련뇌병증
2. Ohtahara증후군(조기영아간질뇌병증)
3. West증후군
4. Dravet증후군(중증영아근육간대경련간질)
5. 비진행뇌병증에서의 근육간대경련지속증a
6. Lennox-Gastaut증후군
7. Landau-Kleffner증후군
8. 서파수면중 지속극파를 동반한 간질

V. 진행근육간대경련간질(특징질환 참조)

VI. 간질진단에 포함되지 않는 질환
1. 양성신생아발작
2. 열성발작
3. 반사발작
4. 알콜금단발작
5. 약물 또는 다른 화학물에 의한 발작
6. 직후와 조기 외상후발작
7. 단일발작 또는 단독발작군집
8. 드물게 반복되는 발작(희소간질)

a 새로이 발전 중의 증후군(syndromes in development)

1) Temporal lobe epilepsy (TLE)

• lateral TLE와 mesial TLE로 나누는데, medial TLE는 성인에서 가장 흔하다.

Mesial temporal lobe epilepsy (MTLE)	• temporal lobe의 inner aspect에 있는 hippocampus, parahippocampal gyrus, amygdala에 병변 • <u>hippocampus의 경화(sclerosis)</u>가 가장 흔한 원인★
Lateral temporal lobe epilepsy (LTLE)	• temporal lobe의 outer surface에 있는 neocortex에 병변

- 복합부분발작(complex partial epilepsy)로 나타나며 epigastic aura(배에서 치밀어 오르는 느낌)와 automatism(씹거나 삼키거나 만지작거리는 등)이 동반된다.
- 발작후에는 confusion이 발생하고 2차 전신발작으로 진행하는 경우도 흔하다.
- 치료 : 대부분 약물에 저항성을 나타내어 anterior temporal lobectomy 시행

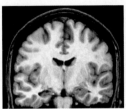

[unilateral hippocampal atrophy in temporal lobe epilepsy]

2) Juvenile myoclonic epilepsy (청소년근육간대경련간질)

- 전체 간질증후군의 7%를 차지할 정도로 흔하며, 소아소발작간질 환아의 15%가 juvenile myoclonic epilepsy로 진행한다.
- 10대 초중반에 팔다리의 근육간대경련발작과 전신강직간대발작으로 발현한다.
- 주로 아침이나 잠에서 깬 직후에 나타나고 광자극에 의해 유발될 수 있다.
- 치료 : Valproate (효과는 좋으나 중지하면 쉽게 재발)

3) West syndrome

- 3~12개월의 영아에서 발생.
- 원인 : unknown(30%), 뇌의 저산소손상, 뇌의 기형, 선천성대사장애, 감염 등
- infantile spasm : 갑작스런 flexor나 extensor muscle의 연축으로 상체와 몸통의 놀람반응(startle response)이 1~2초 정도씩 군집성으로 발생한다.
- mental retardation (90%)
- EEG : hypsarrhythmia*
- 치료 : ACTH, vigabatrin

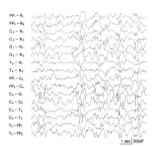

4) Lennox–Gastaut syndrome

• 2~4세에 발병되며 주로 뇌에 기질적 질환이 있는 경우에 주로 발생
• 30%에서는 West syndrome에서 발전한다.
• tonic(mc), clonic, atonic, myoclonic, absence 등의 다양한 형태를 보이는 것이 특징.
• 무긴장발작에 의해 drop attack으로 안면을 다치는 경우가 많다.
• 대부분 mental retardation을 동반하며 약물에 반응하지 않는 난치성 간질로 drop attack을
방지하기 위해 corpus callosotomy를 하기도 한다.

5) Status epilepticus (SE, 간질지속증)*

• 정의 : **30분 이상**의 지속적인 간질발작이나 발작간에 의식의 회복없이 반복되는 발작
• 원인 : 항간질약의 중단이나 noncompliance (mc)
• 전체 간질의 7%, 사망률 20%

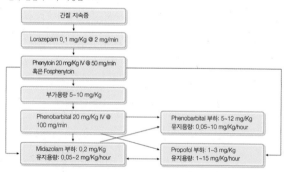

7. 약물치료

1) 약물의 작용기전

약물	소디움통로	칼슘통로	억제신경전달	흥분신경전달
phenytoin	◆◆◆	◆		
carbamazepine	◆◆◆			
valproate	◆	◆		◆
phenobarbital		◆	◆◆◆	
ethosuximide		◆◆◆		
benzodiazepine		◆	◆◆◆	
oxcarbazepine	◆◆◆	◆		◆
topiramate	◆◆	◆◆	◆	◆◆
lamotrigine	◆◆◆	◆		
vigabatrin			◆◆◆	
pregabalin				◆◆◆
zonisamide	◆◆	◆◆		
levetiracetam*			◆◆	
gabapentin	◆	◆	◆◆	

◆◆◆: 작용기전의 확인 정도, 많을수록 정립된 작용기전을 의미함.
*: 기전이 아직 잘 알려져 있지 않음

2) 발작종류에 따른 항간질약의 효과

Partial seizure	carbamazepine, phenytoin
Generalized seizure	valproic acid

약물	부분발작	강직간대발작	소발작	근육간대경련발작
phenytoin	+	+	–	–
carbamazepine	+	+	–/W	–/W
phenobarbital	+	+	–	△
valproate	+	+	+	+
ethosuximide	–	–/W*	+	–
benzodiazepine	+	+	+	+
oxcarbazepine	+	+	–	–
topiramate	+	+	+	+
zonisamide	+	+	△	+
lamotrigine	+	+	+	+
levetiracetam	+	+	+	+
vigabatrin	+	+	W	–/W
pregabalin	+	+	–	–
gabapentin	+	+	–	–

+: 효과 있음, –: 효과 없음, △: 효과가 있을 가능성이 있음, W: 악화시킬 수 있음
*: 소아에게서 악화시킬 가능성이 의심됨

3) 부작용

Phenytoin*	dose excess	tremor, vertigo, nystagmus, ataxia, drowsiness
	idiosyncratic	gingival hyperplasia, hirsuitism, exanthema, lymphadenopathy
Carbamazepine	dose-related	mental slowing, nausea, drowsiness, nystagmus
	idiosyncratic	exanthema, SIADH, leukopenia, aplastic anemia, hepatic toxicity
Valproate	dose-related	increased appetitie, hair loss, tremor, ataxia, drowsiness
	idiosyncratic	toxic hyperammonemia, hepatic toxicity

8. 예후

• 약 70%에서 항간질약에 의해 장기간의 완화 가능
  - 30~40% : 소량의 단독약물요법으로 쉽게 완화할 수 있고 장기간의 완화이후에는 약물치료를 중단해도 재발이 없는 완치상태
  - 30% : 단독약물요법으로 완화가 되지만 약물치료를 중단하게 되면 재발
  - 20% : 적극적인 약물치료로 완화할 수 있으나 간혹 재발하기도 한다.
  - 20% : 약물치료에 반응하지 않고 발작의 재발이 지속 (intractable epilepsy)

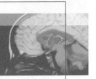

19 신경피부질환
Neurocutaneous syndrome

신경피부증후군(neurocutaneous syndrome)은 중추신경계와 피부의 증상이 같이 나타나는 다양한 질환군을 말한다.

1. 신경섬유종증 (Neurofibromatosis)

1) 신경섬유종증 1형 (Von Recklinghausen's disease)
- 보통 AD 유전

❏ 진단기준 근거 (2개 이상인 경우 임상적 진단가능)

6개 이상의 담갈색반점 〉 5 mm (사춘기 이전의 소아) 〉 1.5 cm (사춘기 이후의 소아나 성인)
형태에 관계없이 두 개 이상의 신경섬유종 혹은 하나 이상의 얼기모양신경유종
겨드랑 또는 샅고랑주근깨
시각신경아교종
두 개 이상의 Lisch결절
직계가족 중에 신경섬유종증 1형이 존재
특징적인 뼈의 이상; 큰나비뼈날개의 형성이상(dysplasia of the greater sphenoid wing), 거짓판절증(pseudoarthrosis)

(1) 피부증상

	• 대부분 태어나면서 존재하며 나이가 들면서 많아지고 크기도 커진다.
cafe-au-lait spot (담갈색반점)	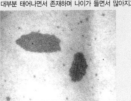

axillary freckle (겨드랑이 주근깨)	• 사춘기가 지나면서 뚜렷해진다 
Lisch 결절	• 눈홍채의 과오종
neurofibroma (신경섬유종)	• 대부분 사춘기이전에 발생. • 그러나 plexiform neuroma는 사춘기이전에 발생하며 드물게 악성종양으로 진행하여 조기에 수술이 필요하다. 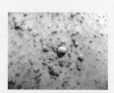

(2) 중추신경계증상

- 학습장애, 간질, 정신지체, 주의력결핍, 과다활동 등의 증상
- 시각신경아교종 (optic nerve glioma)
  : 약 12%에서 나타나며, 그 중 75%이상이 10세전에 발현. 대부분 양성종양이나 20%에서 는 악성이다.

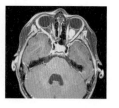

Neurofibroma on optic nerve

(3) 순환기증상
- 고혈압

(4) 근골격계증상
- kyphoscoliosis

2) 신경섬유종증 2형
- 보통 AD 유전질환으로 1형과 달리 피부증상이 경미하고, 청소년기까지는 신경계 침범이 없는 경우가 많아 조기진단이 어렵다.
- 임상진단기준 (3가지 중 1가지 이상)
  - bilateral vestibulocochlear nerve tumor
  - neurofibromatosis 1형 + unilateral vestibulocochlear nerve tumor
  - F/Hx., neural sheath tumor, neurofibroma, meningioma, neural glioma, 청소년백내장 중 2개 발견

2. 결절경화증 (Tuberous sclerosis)

- AD로 유전

□ 징후

주요 징후	비주요 징후
피지샘종	치아의 다발함몰
손발톱밑섬유종	잘록창자의 과오종폴립
멜라닌저하반(3개 이상)	뼈낭
shagreen반	백색질 방사이동선
다발망막과오종	잇몸섬유종
겉질결절	콩팥 바깥쪽의 과오종
뇌실막밑결절	망막의 무색소 반점
뇌실막밑거대세포별아교세포종	뭇주머니콩팥
심장가로무늬근육종	"Confetti" 피부 병터
림프관평활근종증	
콩팥의 혈관근육지방종	

1) 피부 증상

adenoma sebaceum (피지선종)	• 가장 흔하게 발견되는 피부소견 • 얼굴의 혈관섬유종 • 대부분 사춘기 이후에 나타나므로 유소년기에는 보이지 않을 수 있다.
depigmented nevi	• 나뭇잎모양(ash leaf) 반점이라 하는 멜라닌저하반이 원형 또는 색종이 조각을 뿌려놓은 형태(confetti paper)로 나타난다. • 몸통, 사지에 나타난다.
Shagreen patch	• 정상피부보다 약간 오랜지색조를 띄고 귤껍질의 촉감이 느껴진다. • 등, 허리, 둔부에 나타난다.
periungual fibroma	• 손발톱 주위 섬유종

2) 신경계 증상

- <u>epilepsy</u>, <u>autism</u>, <u>mental retardation</u>이 대부분 유소년기에 시작된다.
- 영아기에 infantile spasm이 흔하고 이는 Lennox-Gastaut syndrome으로 발전한다.
- MRI : 대뇌피질의 여러곳에 결절이 관찰되며, 석회화가 발생하는 경우도 많다.
  glotic tuber가 hemisphere, 특히 ventricle 주위에 발생하여 이들 결절이 ventricle내로 돌출
  되면 전형적인 <u>dripping candle wax</u> 소견이 보인다.

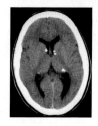

3) 종양

- angiomyolipoma가 흔하게 발견되며 이는 renal carcinoma로 발전한다. (50%)
- cardiac rhabdomyosarcoma
- retinal harmatoma
- rhabdomyosarcoma

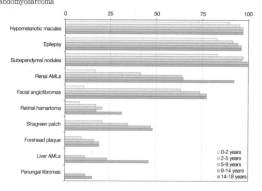

3. Sturge-Weber syndrome

- 가족력이나 유전형태는 없다.

1) 원인

- 태생 6주 정도에 머리쪽 신경관과 외배엽 사이에 fetal vascular plexus(태아혈관얼기)가 발생 하였다가 9주경에 소실되는데, 소실되지 않고 남아있게 되어 발생.
- 태아혈관은 성인혈관보다 투과성이 높고 혈전발생이 쉽다
  → 혈관종이 있는 뇌부위에 심한 허혈손상과 괴사
  → 반신불완전마비, 한쪽시야결손등의 신경학적 이상과 난치부분발작

2) 증상

(1) 피부증상

- **Vascular nevus** (혈관모반)★
  : port wine stain(적포도주색반점)으로 불리우며, 보통 forehead, eyelid 등의 한쪽 안면 의 trigeminal nerve 분포영역에 발생한다.

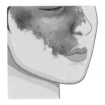 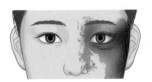

- 연수막의 모반 : 보통 vascular nervus와 같은쪽에 발생하나 드물게 양측을 침범하는 경 우도 있다. 대부분 parietal, occipital, temporal lobe를 침범한다.

(2) 신경계 증상

- epilepsy (75~80%)
- 반신불완전마비 (30~50%)
- headache (50~60%)
- mental retardation (50~75%)
- glaucoma (30~70%)

3) 진단

- 특징적인 얼굴반점, 두개골 X-ray, CT, MRI로 쉽게 진단할 수 있다.
- 두개골 X-ray : parallel lines of calcification (<u>tram-line sign</u>)

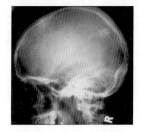

- MRI : 연수막의 혈관종 관찰

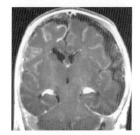

4) 치료

- epilepsy에 대한 치료 (난치간질인 경우 수술적 치료)
- 모반이 넓으면 기능성 빈구절제술, 모반이 작으면 국소피질절제술

4. 모세혈관확장실조 (Ataxia-telangiectasia)

- 보통 AR 유전
- 진행성소뇌실조, 무도병, 피부의 모세혈관확장, 재발감염, 악성림프종 등이 특징
- DNA repair에 중요한 역할을 하는 phosphatidylinositol-3 kinase의 이상으로 신경세포, 특히 소뇌의 Purkinje cell, basal ganglia 신경세포, 면역세포의 손상발생
- **Cerebellar ataxia** : 대개 1~3세에 시작하여 걷지 못하게 되며, 10세 이전에 대부분 휠체어에 의존하게 된다.
- mental retardation : 소뇌실조보다 늦게 시작하여 서서히 진행
- **안구결막의 혈관확장** : 소뇌실조보다 늦게 나타나고 대부분 3~7세에 시작
- 수의 안구운동장애 동반
- 면역체계(특히 IgA)의 저하로 바이러스에 의한 상기도와 부비동 감염이 자주 나타난다.

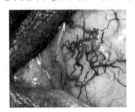

5. von Hippel-Lindau disease

- 보통 AD로 유전하며, 신경계를 비롯하여 각종 장기에 양성 및 악성종양이 발생하는 신경피부 증후군
- 20대 초반~40대까지 다양한 연령에서 나타난다.
- CNS tumor : cerebellum, brain stem, spinal cord 순으로 발병
- 안구증상 : 망막의 혈관모세종종, 녹내장, 백내장, 망막박리 등
- 다른 부위의 종양 : renal cell carcinoma, pheochromocytoma, pancreatic cyst 등

▶ 진단기준

하나 이상의 CNS 혹은 망막의 혈관모세포종
하나의 CNS 혹은 망막의 혈관모세포종과 다른 장기의 종양
확실한 가족력과 한 장기의 종양
VHL유전자의 병리적 변이 확인

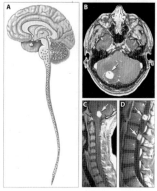

[hemangioblastomas including the cerebellum
(B), brainstem (C) and spinal cord (D)]

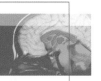

20 두부외상 Head trauma

1. 뇌좌상 (Contusion) 및 열상 (Laceration)

- 뇌좌상은 주로 전두엽이나 측두엽에서 발생하나 소뇌 또는 뇌간을 포함한 어떤 위치에서도 발생 가능
- 경막하혈종 환자의 대부분이 뇌좌상을 동반한다.

coup contusion (충좌상)	• 충돌에 의한 접촉현상에 의해 발생 • 충돌부위의 두개골이 안쪽으로 휘어 뇌가 눌리거나(압박), 두개골이 원상복귀될 때 충돌부위의 뇌 모세혈관에 당기기가 작용하여 발생
countercoup contusion (반충좌상)	• 주로 관성력에 의한 가속이 원인 • 충돌로 인한 접촉부위는 뇌압이 증가하나 반대편은 음압(negative pressure)이 형성되어 팽창 또는 견인 장력이 발생하여 2차적인 좌상이 발생 (공동설)
intermediatecoup contusion (간충좌상)	• 뇌의 가운데 부분의 손상 • 충돌시 발생된 충격파가 집중되거나 비교적 단단한 경막인 falx cerebri나 편평하지 않은 두개저부에 뇌가 부딪혀 발생

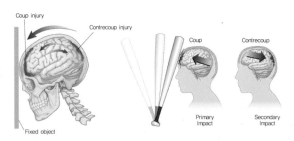

- 열상(laceration) : 뇌좌상이 발생하면서 pia matter와 arachnoid가 찢어지는 경우
- parenchymal hemorrhage, necrosis → brain edema

- deteriorated consciousness
- DTR : 보통 hyperactive
- CSF : bloody, pressure ↑
- neurologic deficit가 있을 수 있다.
- pathology : axonal swelling, retraction ball, microglia의 cluster, gliosis

2. 뇌진탕 (Concussion)

- brain function이 일시적으로 장애를 받는다. (transient reversible change)
- no organic change (anatomical, pathological)
- unconsciousness : 대부분 수초~5분
- retrograde amnesia : 외상 직후의 기억소실★
- 의식소실은 뇌간의 이동에 의한 ascending reticular activating system(ARS)의 기능소실에 의한다.
- CSF : clear, normal pressure
- 대부분 사고와 연관된 기억상실 이외에는 후유증이 없다.

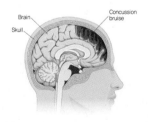

3. 두개골 골절 (Skull fracture)

골절 모양에 따른 분류
- 선상골절 (linear fracture)
- 이개골절 (diastatic fracture)
- 분쇄골절 (comminuted fracture)
- 함몰골절 (depressed fracture)

해부학적 구조에 따른 분류
- 두개관 골절 (skull vault fracture)
- 두개저 골절 (basal skull fracture)

형태에 따른 분류
- 개방성 골절 (open fracture)
- 폐쇄성 골절 (closed fracture)

1) 선상골절 (linear fracture)

- 두개골을 통과하는 단일 골절선
- 경막외 혈종의 빈도증가

  meningeal vascular groove(뇌경막 혈관구)나 dural venous sinus(정맥동)을 가로 지를때는 혈관파열로 인하여 epidural hematoma(경막외 혈종)의 원인이 될 수 있다.

- 감염 : paranasal sinus나 mastoid process로 연장된 경우 감염의 우려
- 장상 혈관구(vascular groove)와의 감별
  - line이 distal로 갈수록 가늘어 진다
  - 분지나 주변의 높은 음영 halo가 없다

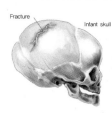

Fracture

Infant skull

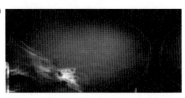

(1) 이개골절 (diastatic fracture)

- 선상골절이 suture를 따라 발생하여 suture의 폭이 2mm 이상 벌어져 있는 경우
- 주로 infant나 childhood에서 호발
- lambdoid suture 〉 coronal suture

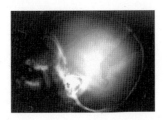

(2) 성장 두개골 골절 (growing skull fracture)

- 영아나 소아에서 드물게 선상골절이 유합되지 않고, 골절변연을 따라 골침식(bone erosion)이 일어나 골절선이 벌어지는 경우
- 골절이 4mm이상 벌어졌을 때 성장성 골절의 발병위험이 있으며, 경막이 골절과 함께 파열되어 지주막 낭종(leptomeningeal cyst)이 병발될 수 있다.

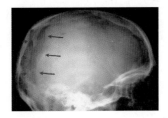

2) 분쇄골절 (comminuted fracture)
- 한 개 이상의 선상골절이 있는 경우

3) 함몰골절 (depressed fracture)
- 골절 가장자리의 1개 이상의 외판(outer table)이 주위 정상 두개골의 내판(inner table) 아래로 함몰된 경우
- 수술 적응증
  - 뇌성장기의 소아
  - 성인에서 5mm이상 함몰된 경우
  - 개방성 함몰골절 (골수염, 수막염의 위험)

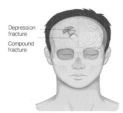
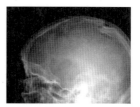

4) 두개저 골절 (basal skull fracture)

- 대부분 두 개판 골절의 연장으로 나타나며 전두와에서는 orbital surface, 중두와에서는 측두골의 petrous portion, 후두와에서는 후두골의 기저부에서 잘 발생한다.
- 단순촬영으로 진단이 어려워 골절부위와 관련된 동반 임상증상이 있는 경우 두개저 골절을 의심한다.

(1) 전두와 부위의 손상

- CSF rhinorrhea

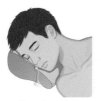

- ecchymosis

Raccoon eye sign★ (panda-bear) : 안와주위의 반상출혈 및 부종

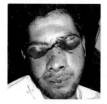

- anosmia

(2) 중두와 부위의 손상

- 혈고실 (hemotympanum)

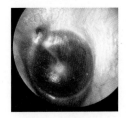

- 외이도부의 혈액, CSF otorrhea
- 안면신경 혹은 청신경 마비
- <u>Battle's sign</u>★ : 유양돌기 주의의 반상출혈

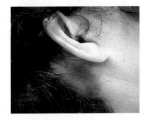

(3) 치료

- 뇌척수액루는 80% 정도가 손상 후 48시간내에 발생하므로 뇌척수액 누출이 없는 두 개저 골절의 경우에는 2~3일간 누출여부를 반복검사를 하면서 안정가료
- 뇌척수액루의 70% 이상은 1주일 이내에 자연 폐쇄되므로 급성기에는 보존적치료를 하면서 지켜본다.
- 보존적요법으로 자연치유가 되지 않으면 10~14일후 누공을 폐쇄시키는 것이 좋다.

4. 외상성 두개강내 혈종 (Traumatic intracranial hematoma)

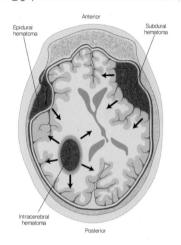

1) 경막외혈종 (Epidural hematoma)
- 혈종이 두개골의 내면과 경막(dura mater)사이에 형성되는 경우

(1) 원인
- 외력(접촉현상)에 의해 두개골의 변형이나 골절이 생기면서 동반된 혈관손상에 의해 혈종이 형성된다.
- 손상혈관
  - 중경막동맥 (<u>middle meningeal artery</u>)* : 가장 흔하다 (〉 50%)
  - 중경막정맥 (middle meningeal vein)
  - 판간층 정맥 (diploic vein)
  - 뇌막정맥
  - 정맥동 (venous sinus) : 손상시 출혈량이 많다
- 호발부위
  주로 측두와, 측두-두정부에 호발하며(70~80%), 후두부는 경막이 비교적 두개골에 단단히 붙어있기 때문에 드물게 발생

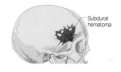

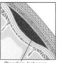

Bleeding between
the dura mater
and the skull

(2) 증상

- 흔한 증상 : 두통, 오심, 의식의 변화, 편마비(hemiparesis), 동공 산동(mydriasis)
- hematoma 진행의 단일징후는 의식의 악화, 혼수의 지속이므로 의식변화를 잘 관찰하는 것이 중요
- 뇌의 충격으로 처음 의식소실 → 의식회복 (**의식명료기**, lucid interval) → 혈관이 파열 된 경우 출혈이 되면서 혈종형성하여 뇌의 압박으로 다시 의식소실★
- 의식명료기(lucid interval)는 20~50%에서 관찰됨.
- hematoma가 frontal lobe에 있는 경우에는 대량의 출혈에도 의식이 명료할 수 있으며, posterior cranial fossa에 있는 경우에는 medulla compression으로 sudden death할 수 있다.
- 동공의 변화 : temporal lobe hernia가 있는 경우 oculomotor nerve의 압박 → 동측의 동공 산대(mydriasis)
  (10%에서는 Kernohan's notch에 의해 반대측 oculomotor nerve 압박되어 반대측 동공산대가 나타나는 경우도 있다)
- 편마비 : temporal lobe hernia에서 cerebral peduncle이 천막절흔에 의해 동측에서 압박 → 반대측의 마비

(3) 진단

- brain CT : 두개골 내면에 접한 경계가 명확하고 양측으로 **볼록한 렌즈모양 (lentiform)** 의 고밀도 음영★

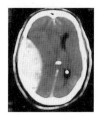

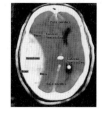

(epidural hematoma, subdural hematoma 모두 급성기에는 <u>high density</u>, 2~3주 후에는 <u>isodensity</u>, 그리고 점차 <u>low density</u>로 변화한다)

(4) 치료
- 대량의 혈종이 진행되어 뇌압박증상이 심한 경우 응급수술
  : 감압성 두개골 절제술(decompressive craniectomy), 개두술(craniotomy)

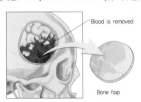

2) 급성 경막하혈종 (Acute subdural hematoma)

(1) 원인
- 충돌시 두개골과 뇌와의 가속의 차이에 의해 운동방향이 반대가 되며, 이때 당기는 힘이 교정맥(bridging vein)을 파열시켜 혈종을 형성
- 또는 외력에 의한 직접적인 충격이나 반충손상에 의해 뇌표면의 혈관이 손상되어 좌상이나 피질열창과 동반되어 발생

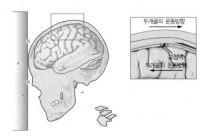

[경막하 혈종의 발생 기전]

- 호발부위 : 대뇌 반구 외측면의 중심부 (측두-두정-전두엽이 접하는 부위)
- 주로 손상받는 혈관 : **교정맥(bridging vein)**★, 경막정맥동, cortical vessel

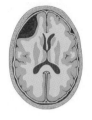

Bleeding between
the arachnoid mater
and the dura mater

(2) 증상

- 증상은 혈종의 크기, 발생부위, 형성속도 및 동반병변의 유무에 의해 결정
- 의식수준

  ┌ 명료~혼수까지 다양
  ├ 50%에서 수상초기부터 혼수 → decerebrate rigidity, 양측 동공산대 (Px. poor)
  └ 비교적 경한 환자에서는 의식명료기가 있다.

- 동공이상 (28~78%)
- 편마비(50%) : 대개 강직성으로 나타나며, 주로 혈종의 반대측으로 나타난다.

(3) 진단

- brain CT

  혈종은 두개골 내면을 따라 **초생달 모양(crescent form)**의 균질의 고밀도 음영병소를 보
  이며, 혈종에 의해 주위 뇌조직의 압박소견을 보인다.★

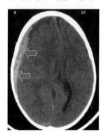

(4) 치료 및 예후

- 일반적으로 수술로 혈종을 제거하는 것이 원칙이다.
  천공술(burr hole trephination), 두개골 절개술(craniectomy), 개두술(craniotomy)
- 어떤 방법으로 치료를 해도 예후가 좋지 못하여 사망률은 50%, 생존하더라도 심한 후유
  장애를 남기며, 14%에서는 재수술이 필요하다.
- 예후가 좋은 경우★
  ① 나이가 어릴수록 ② 수술시 의식이 명료할수록 ③ 수반된 뇌실질 손상정도가 적을 수록

3) 만성 경막하혈종 (Chronic subdural hematoma)

- 두부외상 후 **3주 이상**이 경과되어 두통, 편마비, 착란, 의식장애 등의 증상이 나타나거나 증
  상은 이미 나타났지만 경미하여 대증치료를 받아오다가 증상이 악화되어 추적검사상 혈종이
  확인된 경우를 말한다.

(1) 원인

- 대부분 <u>외상</u>으로 발생되나, 약 50%에서는 두부외상의 병력을 기억하지 못하거나 아주 경
  미하여 환자자신은 외상을 받았다고 생각하지 않는 경우가 많다.
- <u>만성알코올중독자</u>, <u>간질환자</u>, <u>노년층</u>에서 발생빈도가 높다★

(2) 증상

- 대개 노년층에서 발생하고 고유증상이 없기 때문에 **치매**, 뇌혈관질환, 뇌종양 및 정신병
  으로 오진하기 쉽다.
- 초기증상으로 지속적인 <u>두통</u>, <u>구토</u>, <u>유두부종</u>과 경미한 편마비, 언어장애등을 보이며, 노
  년층의 경우 정신착란, 기억력장애가 주증상으로 나타날 수 있다.
- 점차 ICP가 상승하여 temporal lobe herniation으로 의식장애, 동측의 oculomotor nerve
  마비, 대측의 편마비 등을 나타낸다.

(3) 진단

- brain CT
  - 생성 1주이내 : 고밀도 음영 (hyperdense)
  - 2~3주 : 등밀도 음영 (isodense)
  - 3주 후 : 저밀도 음영 (hypodense), 만약 재출혈시 혼합밀도 음영
    조영제를 주입하여 조영증강하여 관찰하는 것이 좋다.

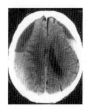

(4) 치료 및 예후
- 아주 드물게 자연치유 될 수도 있으나 진단이 되면 조기에 수술하는 것이 바람직하다.
- 수술방법 : 천공배액술(burr hole drainage), 소천공배액술(twist drill drainage), 개두술 (craniotomy), 경막하-복강 단락술(subduro-peritoneal shunt)
- 예후는 비교적 좋은 편으로 수술사망률은 10%이하
- 수술 후 간질발작이 약 10%에서 발생

4) 뇌내혈종 (Intracerebral hematoma)
- 뇌실질내 직경 2cm 이상의 비교적 경계가 명확한 혈종을 말한다.

(1) 원인
- 대부분 가속손상으로 인한 뇌실질의 좌상이 원인이며 혈종의 발생은 반충손상(counter-coup)이 중요한 역할
- 두개강내 다른병변 (특히 뇌좌상)과 자주 동반되어 나타나며, 수상초기에는 소량이거나 관찰되지 않았던 혈종이 시간이 경과하여 지연성으로 나타나는 경우도 있다.
- 혈종의 호발부위 : 측두엽과 전두엽의 white matter (80~90%), 약 20%는 다발성

(2) 증상
- 증상은 두부 외상시 충격의 정도, 혈종의 크기와 위치등에 의해 결정
- 약 33~50%가 혼수상태로 내원하며, 국소신경학적 증상은 혈종의 위치에 따라 다양하다.
- 대부분의 환자는 IICP 소견을 보인다.

(3) 진단
- 단순 두개골 촬영상 50%이상에서 골절소견
- brain CT
  뇌실질에 고밀도 음영의 비교적 경계가 명확한 공간점유병소로 혈관주위의 뇌와 뇌실의 압박 소견 및 혈종주변부의 저음영의 뇌부종 소견을 보인다.

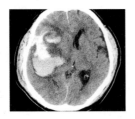

- CT상 외상성 뇌내출혈이 자발성 뇌내출혈과 다른 소견
  - 혈종의 모양이 불규칙
  - 밀도가 균일하지 못하다
  - 다발성으로 생기는 경우가 많다
  - 혈종의 위치가 흔히 전두엽이나 측두엽의 전방에 호발

(4) 치료 및 예후
  - 보존적 치료, 수술적 치료 및 혈액 용해제를 이용한 도관 배액술 등이 있다
  - 수술적 치료 : 혈종의 양이 많고, 경계가 분명하며 접근이 용이한 위치인 경우

5) 경막하 수종 (Subdural hygroma)
  - 경막하강에 무색, 황색 또는 혈성의 액체가 고이는 것을 말한다.
  - 주로 소아나 고령층에서 발견되며 대부분 전두엽 및 인접한 측두-두정부에서 나타나며, 70~80%에서 양측성으로 발생한다.
  - 원인 : 확실치 않으나 외상으로 지주막이 파열되고, 파열된 지주막이 one-way valve역할을 하여 지주막하강에서 CSF가 뇌의 박동을 따라 경막하강으로 이동하는 유입되는 것으로 설명
  - 대부분 증상이 없으나 양이 많아지면 ICP항진 증상을 보이며, 뇌를 압박할 정도가 되면 의식장애와 운동마비 등을 보일 수 있다.
  - brain CT : 두개골 내면을 따라 초생달모양의 뇌척수액과 같은 저밀도 음영병소를 보인다.

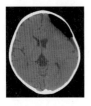

- 치료 : 증상이 없으면 치료가 필요치 않으나 증상을 나타내는 경우 천공배액술(burr hole drainage) 등으로 배액시키고, 재발되는 경우는 subduroperitoneal shunt를 고려한다.

6) 외상성 지주막하 출혈 (Traumatic subarachnoid hemorrhage)

- 외상으로 인한 SAH의 빈도는 높은 편이나 CT에서 발견할 수 없는 정도의 작은 양은 임상적으로 유의성이 없다
- 원인 : 외상에 의한 뇌피질 위에 있는 작은 혈관들이 파열
- 증상 : 심한 두통, 불안, 경부강직 등
- 진단

　　┌ lumbar puncture : 혈성 뇌척수액의 확인 (급성기에는 hernia의 위험으로 하지 않는다)
　　├ brain CT : gyrus, interhemispheric fissure, sylvian fissure, ambient cistern, suprasellar cistern 등에 고밀도 음영의 출혈관찰
　　└ angiography : 기존 동맥류 파열이 의심되는 경우 시행

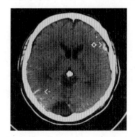

5. 두부외상의 합병증

1) 외상성 기뇌증 (Traumatic pneumocephalus)

　(1) 정의

- 두부 외상으로 인해 두개강내 공기가 유입된 상태로 공기는 주로 뇌지주막하 또는 뇌실내에 나타난다.

　(2) 원인

- 외상으로 paranasal sinus 또는 mastoid cell이 포함되는 두개골 골절

- 뇌경막의 손상을 입은 후 재채기, 기침 등에 의해 부비동의 압력이 증가 → 공기의 두개 강내 유입
- 전사골골절 후 뇌경막하 및 뇌실질내에 발생하는 것이 가장 흔하다.
- 두부 외상 후 수시간내에 발생한다.

(3) 진단
- 단순 두개골 촬영에서 두 개강내 공기의 존재 확인
- brain CT에서는 소량의 공기도 확인 가능하다

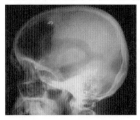

(4) 치료
- 대부분 수상 후 1주일 이내에 공기가 자연스럽게 흡수되므로 특별한 치료는 필요없다.
- 누공이 자연적으로 폐쇄되지 않고 공기의 양이 증가하거나, CSF의 누출이 지속되는 경우에는 뇌기저부 골절부와 뇌경막 손상 부위를 수술로 폐쇄해야 한다.

2) 외상성 뇌척수액루 (Traumatic CSF fistula)

(1) 정의
- CSF가 두부외상으로 두개저 골절 및 지주막과 뇌경막의 손상에 의해 비강 또는 외이도를 통해 체외로 누출되는 것
- 뇌척수액 비루(CSF rhinorrhea), 뇌척수액 이루(CSF otorrhea)

(2) 빈도
- 전체 두부 손상의 2~3%, 뇌기저부 골절이 동반된 두부손상의 5~11%
- 비루(CSF rhinorrhea)의 지속시간은 <u>70% 이상이 1주일 이내</u>
- 소아는 전두동 및 부비동의 발달이 늦기 때문에 외상성 비루(CSF rhinorrhea)의 발생빈도는 성인에 비해 낮다.

(3) 증상

- **두통** : CSF의 누출에 의해 통증이 경감되지 않는다★
- 뇌척수액 이루(CSF otorrhea) : 중이를 포함한 중두와 골절에서 고막천공이 수반될때
- paradoxical rhinorrhea : 측두골의 추체골절 후 고막 천공이 되지 않아 CSF가 이관 (E-tube)을 통하여 비루로 나타나는 경우 (전두와 기저골 골절로 오인할 수 있다)
- 때때로 이출혈, 혈고실, 안면신경마비, 난청, 현훈 등이 동반된다.

(4) 단순비루와 감별

- glucose 〉 30mg%
- 앞으로 숙인 자세에서 양의 증가
- lumbar puncture시에 양이 줄어든다.
- 알러지비염의 누출액에는 호산구가 존재, CSF는 면역 고정법상 β 2-fraction of transferrin(+)

(5) 치료

- 70% 이상이 1주일 이내에 자연폐쇄 되므로 급성기에 보존요법을 하면서 지켜본다.

▶ 보존요법

- 절대안정
- CSF는 자연배출되도록 하며 머리는 약 20° elevation
- 코와 인후의 균배양검사시행 → 균검출시 항생제 투여
- 비강이나 외이도를 가능한 막지 않는다.

▶ 수술 적응증

- 6~8일 동안 CSF의 양이 감소하지 않는 경우
- 초기에 CSF 양이 줄었으나 10~12일 이상 지속되는 경우
- 두개강내 기뇌증(pneumocephalus)이 있는 경우
- 수막염이 있는 경우 (수막염이 치유된 후 수술시행)
- 부비동을 포함한 광범위한 두개골 골절이나 수술을 요하는 두개골 복잡골절이 동반된 경우

3) 감염 (Infection)

- 일반적으로 두부외상의 합병증으로 발생하는 두개골 및 두개강내 세균감염은 흔하지 않다.
- 개방성 골절이나 창상이 손상된 경우 감염의 기회가 증가한다.
- 외상성 meningitis의 흔한 원인균 : diplococcus pneumoniae★

6. 두부외상의 후유증

1) 뇌진탕 후 증후군 (Post-concussion syndrome)

(1) 정의
- GCS score 13~15인 경한 두부 손상 환자에게 다양한 후유 증상이 지속되는 경우로 증상 지속기간은 보통 1~6개월 사이

(2) 증상
- 두통 : 긴장성두통, 편두통, 군집성두통, 후두 신경통, 상안와 및 하안와 신경통 등
- 현기증, 이명, 청력감퇴, 시력장애, 복시, 주시장애, 빛과 소음에 대한 이상감각, 미각 및 후각 장애 등
- 신경계 불안정 : 정서과민, 불안, 우울, 인격변화, 피로, 수면장애, 성욕감퇴, 식욕감퇴 등
- 인지장애 : 기억장애, 집중력 및 주의력 장애, 반응시간의 저하, 정보처리속도의 저하 등

2) 외상성 간질 (Post-traumatic epilepsy)

(1) 조기간질 (early post-traumatic epilepsy)
- 수상 후 7일 이내에 발생하는 간질 (두부손상의 2~5%)
  (1/3은 외상 후 1시간 이내, 1/3은 1~24시간 사이, 1/3은 1~7일 사이)
- 연령이 낮을수록 간질의 발생위험이 높다
- 위험인자
  - 두부손상이 심할수록 발생위험이 높다
  - 경막하출혈, 뇌내출혈, 함몰성골절에서 빈도가 높다
  - 그 외 경막외혈종, 출혈성 뇌좌상, 24시간 이상 지속되는 외상성 기억상실 등
- 60~80%에서 국소성 발작을 보인다.

(2) 후기간질 (late post-traumatic epilepsy)
- 수상 1주일 후에 나타나는 간질
- 위험인자 : 관통상, 조기간질, 뇌내혈종, 경막하혈종, 함몰골절 등

7. 소아두부외상

1) 특징

(1) 소아 뇌손상이 적은 이유*
- 유아기에는 두피연조직과 두개골 사이가 밀착되어 있지 않다.
  → 대신 외상에 의해 쉽게 박리되어 모상건막하혈종, 골막하혈종 등 호발

- 뇌가 미성숙상태여서 탄력성이 있어 외부 압력에 잘 견딘다.
- 두개골도 유연하여 외부에서 가해지는 외력이 두개골에 흡수된다.

(2) 소아의 두부손상 후 성인보다 구토증상이 많은 이유
- 구토중추에 대한 충격
- 신경수초형성(myelinization)이 미성숙
- vasovagal reflex가 불안정

2) 두피손상

산류 (caput succedaneum)	• 분만시 자궁경부에 의한 두피압박으로 인해 생기는 두피부종 • 두개골 봉합선을 넘어서도 발생할 수 있다 • 대부분 저절로 없어진다 
모상건막하 혈종 (subgaleal hematoma)	• 경한 두부외상으로 모상건막과 골막사이의 공간에 생기는 출혈 • 두개골 봉합선의 경계를 넘으며, 두피하에서는 물렁거리는(fluctuating) 종물로 발견된다. • 석회화는 되지 않으며 유아에서 드물게 수혈이 필요할 수도 있다. • 대부분 자연히 흡수된다.
골막하 혈종 (subperiosteal hematoma) **두혈종** (cephalohematoma)	• 골막과 골사이에 생기는 혈종 • 봉합선의 경계를 넘지 않는다 • 모산건막하 출혈보다 단단하며 가끔 석회화되는 경우가 있다.

3) 두개골 골절

(1) 함몰골절
- 신생아에서 주로 발생하며 두개골의 유연성으로 인해 선상골절없이 탁구공의 일부분이 함몰된 것과 같은 모양의 greenstick fracture은 <u>탁구공 골절</u>(ping-pong ball fracture)이라고도 한다.
- 뇌손상이 없는 두정-측두부의 함몰골절은 두개골이 자라면서 대부분 복원, 전두부의 함몰골절은 외형상의 문제로 수술이 필요하다.

4) 두개강내 혈종
- 경막외혈종, 급성 및 아급성 경막하 혈종은 소아에서 드물다.

(1) 만성 경막하 혈종
- 소아의 경우 1세 이하의 유아에서 흔히 발생한다.
- bridging vein 파열에 의한 정맥성 출혈이므로 증상이 늦게 나타난다.
- 유아의 ICP항진 증상인 두위증가, 두개봉합선 분리, 대천문긴장(tension of anterior fontanelle) 등을 볼 수 있다.